運動しても痩せないのはなぜか

代謝の最新科学が示す
「それでも
運動すべき理由」

BURN
NEW RESEARCH BLOWS THE LID OFF
HOW WE REALLY BURN CALORIES, LOSE WEIGHT, AND STAY HEALTHY

HERMAN PONTZER
ハーマン・ポンツァー
小巻靖子＝訳

草思社

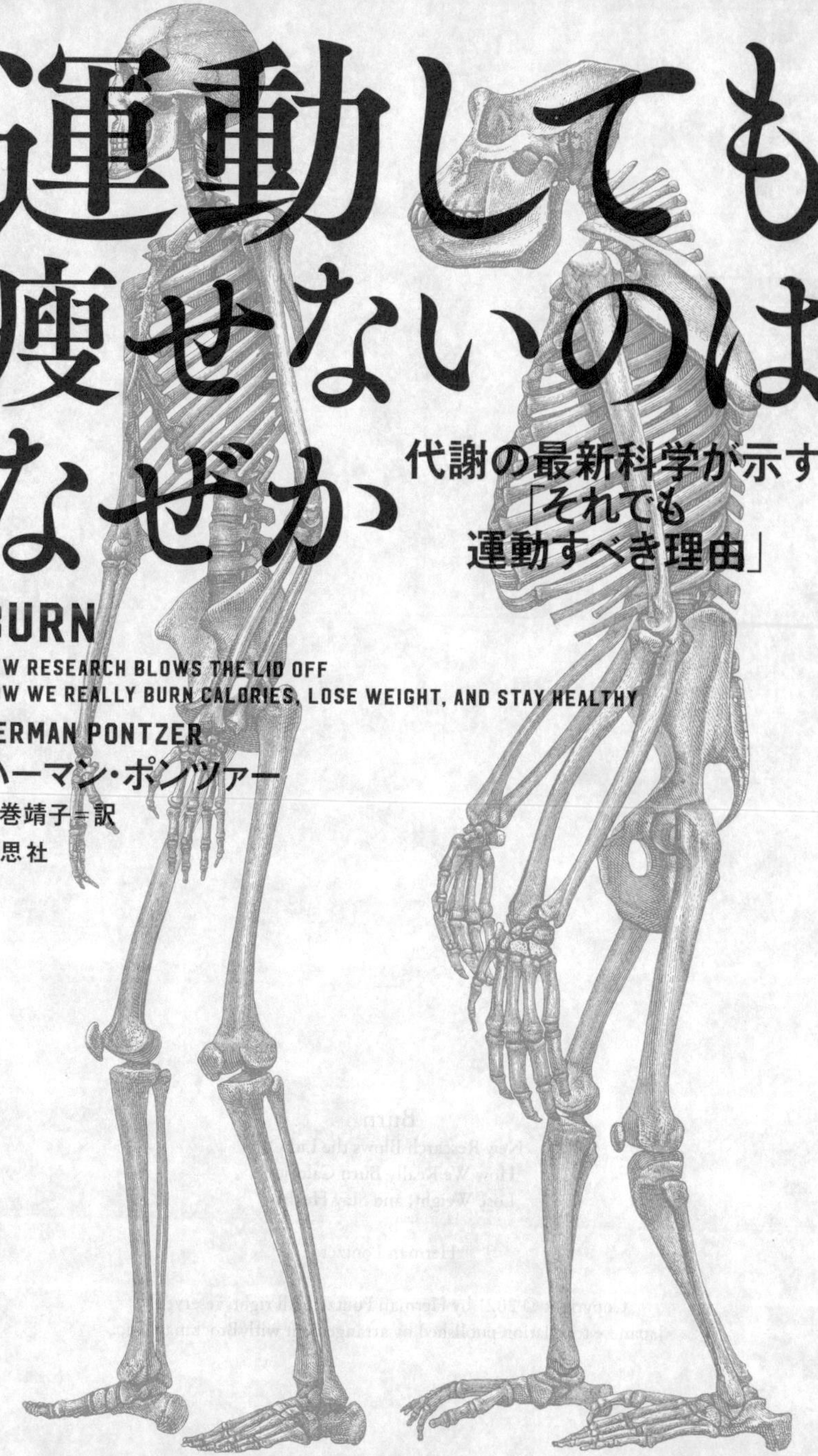

Burn
New Research Blows the Lid Off
How We Really Burn Calories,
Lose Weight, and Stay Healthy
by
Herman Pontzer

運動しても痩せないのはなぜか——代謝の最新科学が示す「それでも運動すべき理由」——目次

第3章 カロリー消費量研究に起きた革命

第8章 ヒトの持久力の限界はどこにあるか

ジャニス、アレックス、クララに捧げる

第1章——ヒトと類人猿の代謝の定説が覆った

ライオンから奪ってでも、食料を手に入れる

午前2時ごろ、私はライオンの声で目が覚めた。声は大きいというほどではなかった——ゴミ収集車の油圧システムがうなるような音に、ときおりアイドリング中のハーレー・ダビッドソンのノッキング音が重なる、そんな程度だった。眠くてはーっとしていた私はまず、この場に身をおいていることに感謝したい気分になっていた。ああ、アフリカの野生の響きだ！ 見上げると、テントの極細メッシュの天井の向こうに星が見える。風が乾いた草ととげのあるアカシアの木々を渡って、薄いナイロン製のテントまでライオンたちの声を運んでくるのが感じられた。東アフリカの広大なサバンナの真ん中で小さなテントを張って野営しているなんて、なんと幸運なのか。都会から遠く離れた、何の束縛もないこの土地で、ライオンがほんの数百ヤード（数百メートル）向こうにいる。私はどれほど運がいいのか？

アドレナリンが放出され、恐怖に駆られた。ここは動物園ではないし、サファリツアーに参加しているのでもない。『ナショナル・ジオグラフィック』誌の写真やPBS（公共放送サービス）の自然番組でライオンを見ているのとはわけが違う。筋肉の発達した、体重300ポンド（約140キロ）の、ネコ科の殺人マシンがすぐそこにいる。しかも……何かを求めているようだ。もしかしたら……空腹？ もちろんライオンは私のにおいを嗅ぎとっている。何日もの野営生活で、自分でもにおっているのが

わかる。このアメリカ人の締まりのない体、乳脂肪分たっぷりの温かいブリーチーズのような肉体を求めてライオンがやってきたら、私はどうすればいいのか。丈の高い草の中をライオンがどこまで近づいてくれば、その声が聞こえるのだろう。それとも、終わりは何の前触れもなくやってきて、かぎ爪と鋭い歯が突然テントを突き破るのか。

私は冷静になろうと努めながら考え続けた。声のする方向から判断すると、ライオンはデイブとブライアンのテントのそばを通ってここにやってくる。運がものをいうこのゲームで、私のドア・ナンバーは3。これは、今夜3人に1人がライオンに食べられるということだ。いや、コップに水が3分の2入っていたら、コップが水で一杯だと考えるタイプの人なら、67％の確率で食べられないというだろう。そう考えると、気が楽になった。それに、私たちはハッザ族と一緒にいる。ここは彼らのキャンプ地のはずれ。ハッザ族に手出しするものはだれもいない。確かに、ハイエナやヒョウが残飯や一人きりにされている赤ん坊を探しながら、草で編んだハッザ族の小屋のそばを夜こっそり通っていくことはたまにある。だが、ライオンは近づこうとはしないようだった。

恐怖心が薄れていった。また眠気がさしてきた。多分大丈夫だろう。それに、ライオンに食べられるのなら、少なくともぎりぎりまでは眠っているほうがいいように思われる。私は枕代わりにしていた汚れた衣類の山をふわりと整えると、再び眠りについた。

その夏、私は初めてハッザ族を対象にした調査を行った。ハッザ族はタンザニア北部エヤシ湖周辺の起伏に富んだ半乾燥気候のサバンナで、小さな集団に分かれて暮らしている。彼らは度量が広く、才覚がある、すばらしい人々だ。私のような人類学者、人類生物学者は、ハッザ族の調査をしたいと思っている。その理由は彼らの暮らし方にある。ハッザ族は狩猟採集民で、農耕はせず、家畜も飼わず、機械も銃ももたず、電気も使わない。[1]毎日、食料は周囲の自然から調達する。使うのは自分の肉体と知恵だけだ。女たちは、多くが子どもを背負いながら、ベリー類を集め、先のとがった頑丈な棒で石だらけの土から野性のイモを掘り出す。男たちは木の枝と動物の腱でできた手製の弓を携えてシマウマやキリン、レイヨウを狩りに行き、木に小さな斧をふるって、大枝や幹の空洞につくられたハチの巣から蜜をとる。子どもたちは草の小屋の周りを走り回って遊び、グループになって薪集めや水くみに行く。高齢者は他の大人に交じって食料を探しに行くか、キャンプに残って見張りをするかのどちらかだ。

私たちホモ属は出現以来、1万2000年前に農耕が始まるまで、200万年以上にわたってこのような暮らしをしていた。農耕が広まり、町ができ、都市化、そしてついには工業化が始まると、ほとんどの文化が弓や棒を手放し、作物とれんが造りの家を選んだ。しかし、ハッザ族のように、周囲の世界が変化し、じわじわと侵入してきても、自らの伝統を守る誇り高い人々もいた。今日、私たちは人類の狩猟採集民としての過去を、こうした数少ない集団を通じて知るしかない。

私は、友人であり研究仲間でもあるデイブ・ライクレン、ブライアン・ウッド、そして研究助手のフィーデスとともにタンザニア北部のハッザランド（彼らが暮らしてきた土地を私たちはこう呼んでいた）に来ていた。ハッザ族のライフスタイルが代謝——体がエネルギーをどう燃やしているか——にどのように影響しているかを調べるためだ。これは単純だが、極めて重要な問題である。私たちの体は、成長、移動、回復、生殖など、何をするにもエネルギーが必要だ。したがって、人体がどう機能しているかを理解するには、まずエネルギー消費について理解しなければならない。ハッザ族のような狩猟採集社会では体はどう機能しているのか、私たちはそれを知りたいと思っていた。そこではまだヒトがバランスのとれた生態系のなくてはならない一部であり、そのライフスタイルは今も、重要な点においてはるか昔の人々と似ている。狩猟採集民の1日のエネルギー消費量、つまり1日に燃焼したカロリーの総量はそれまで調べられていなかった。私たちはその最初の測定を行いたいと考えていた。

日々、自分の手で食料を手に入れる世界とはまったく異なる近代化した世界に住む私たちは、エネルギー消費をほとんど気にかけていない。仮に考えるとしても、それは最新のダイエット法、トレーニング計画、減量に励んだからあのドーナツを食べていいだろうかといったことばかりだ。カロリーはある種の道楽の対象であり、スマートウォッチに表示される一片のデータである。ハッザの人々はもっとよくわかっている。食べ物とそこに含まれているエネルギーが生きるための土台であることを直感的に理解している。彼らは古くから、毎日、このむずかしい課題をこなさなければならなかった。消費カロリーを上回るカロリーを手に入れてくること。これができなければ、飢えが待っているからだ。

朝、起きると東の地平線にまだオレンジ色の弱々しい太陽が見えた。朝のぼんやりとした明るさの中で木や草が色あせて見える。ブライアンが3つの石でできた小さなハッザ式の炉で火を熾《おこ》し、水の入ったやかんをかけた。デイブと私は目が充血し、カフェインを欲してうろうろしていた。すぐに、私たちは温かいアフリカフェ〔タンザニア生産のインスタントコーヒーのブランド〕のインスタントコーヒーにありついた。そして、プラスチックのボウルいっぱいのインスタント・オートミールとゼリーを食べながら、その日の調査計画について話し合った。私たちは全員、夜中にライオンの声を聞いていた。ライオンの居場所がどれほど近くに思えたか、ぎこちなく冗談を言い合った。

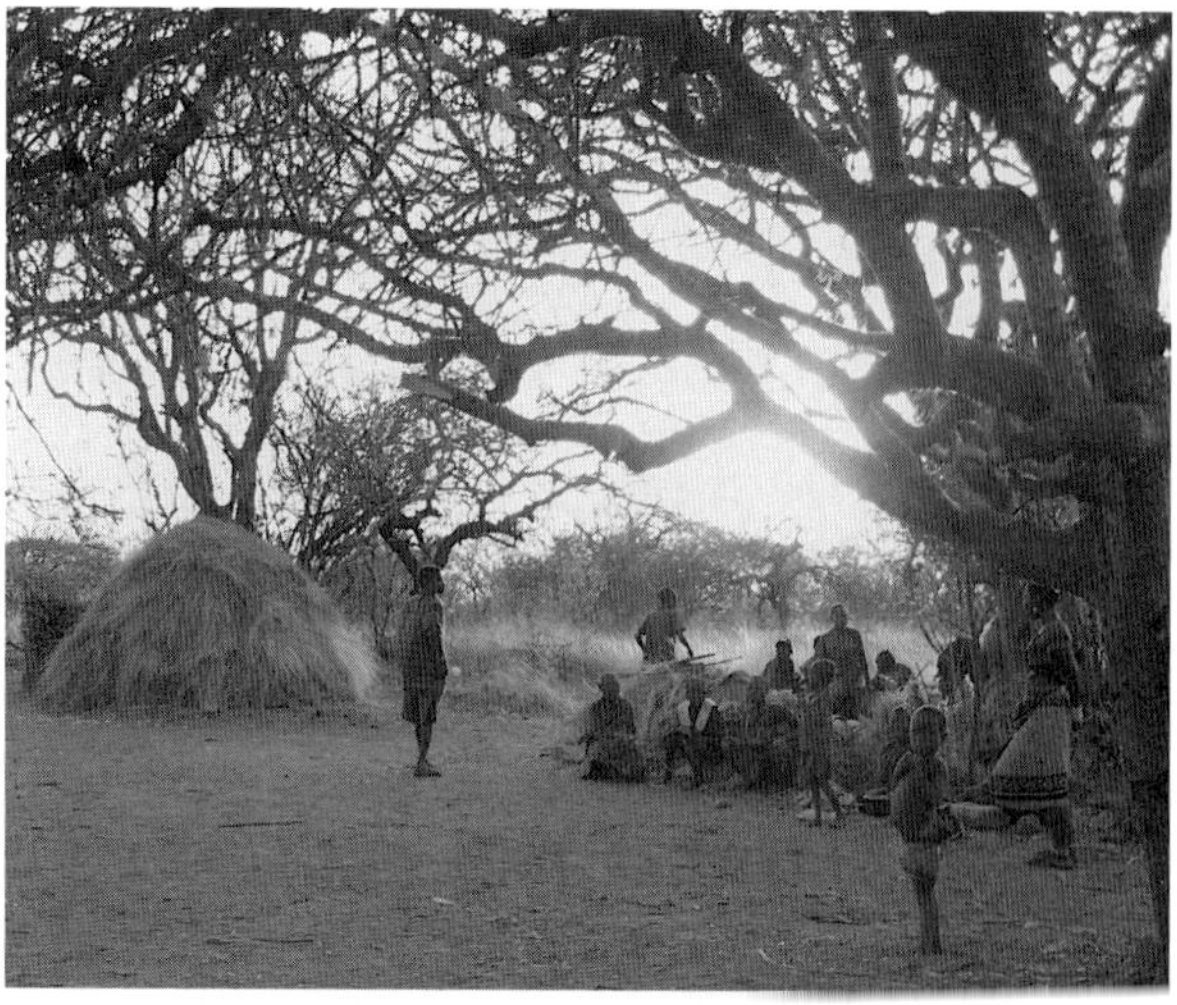

図1-1　夕暮れのハッザ族のキャンプ　アカシアの木陰がサバンナのオアシスとなる。男も女も子どももくつろいだようすで、その日のできごとを話す。左手に草で編んだ小屋が見える。

そうしていると、丈の高い枯れ草を通り抜けて、ハッザ族の男が４人現れた。彼らはキャンプではなく、反対の茂みのほうからやってきた。全員、形の崩れた大きなものを担いでいる。それが何なのかわかるまでにしばらくかかった。仕留めたばかりの大きなレイヨウの脚や尻で、血がついて毛がもつれている。４人は、ハッザの人々がどんな食べ物をキャンプにもって帰るのか、私たちが記録したいと思っていることを知っていた。だから、キャンプに戻って各家庭に分配する前に記録できるよう計らってくれたのだった。

ブライアンがすぐに反応し、体重計の上を片づけて「獲得物」と書いたノートをもってくると、スワヒリ語で話し始めた。ハッザ族との会話にはスワヒリ語を使う。

「わざわざありがとう。でも、こんなに大きなレイヨウを朝の６時に、いったいどこで？」

「これはクーズーだ」。男たちがにやにや笑いながらいった。「奪ってやった」

「奪うって？」。ブライアンが聞いた。

「きのうの晩、ライオンの声を聞いただろ？　ライオンが何か企んでいると俺たちは考えた。それでようすを見に行ったんだ。そしたらライオンがこのクーズーを仕留めたところで……それを俺たちが奪ったってわけさ」

こうしてライオンの件は落着した。ハッザランドではこんな日がよくある——脂肪とタンパク質がたっぷりの大きな獲物を朝一番にものにした最高の日。その日の昼近く、子どもたちは焼いたクーズーの肉を食べながら、父親が仲間と一緒に暗闇の中でどうやって腹をすかせたライオンを追い払い、食料をキャンプにもって帰ったかに耳を傾けていた。こうして彼らは、大切な、時代を超えた知恵を身につける。エネルギーがすべてだ、どんなリスクを冒してもエネルギー源を手に入れなければならない、と。

たとえ、ライオンのくわえている朝食を奪いとらなければならないとしても。

カロリーに関する一般的な理解はまちがいだらけ

エネルギーは、生きていくうえでのお金のようなものだ。それがなければ死んでしまう。ヒトの体はおよそ37兆個の細胞からなり、それぞれの細胞が極小の工場のように毎日1秒も休まずに機能している。[2] すべての細胞が24時間に燃焼するエネルギーを使うと、8ガロン（約30リットル）の冷たい水をぐらぐらと沸騰させることができる。ヒトの細胞のエネルギー燃焼は星をもしのぐ。生きているヒト

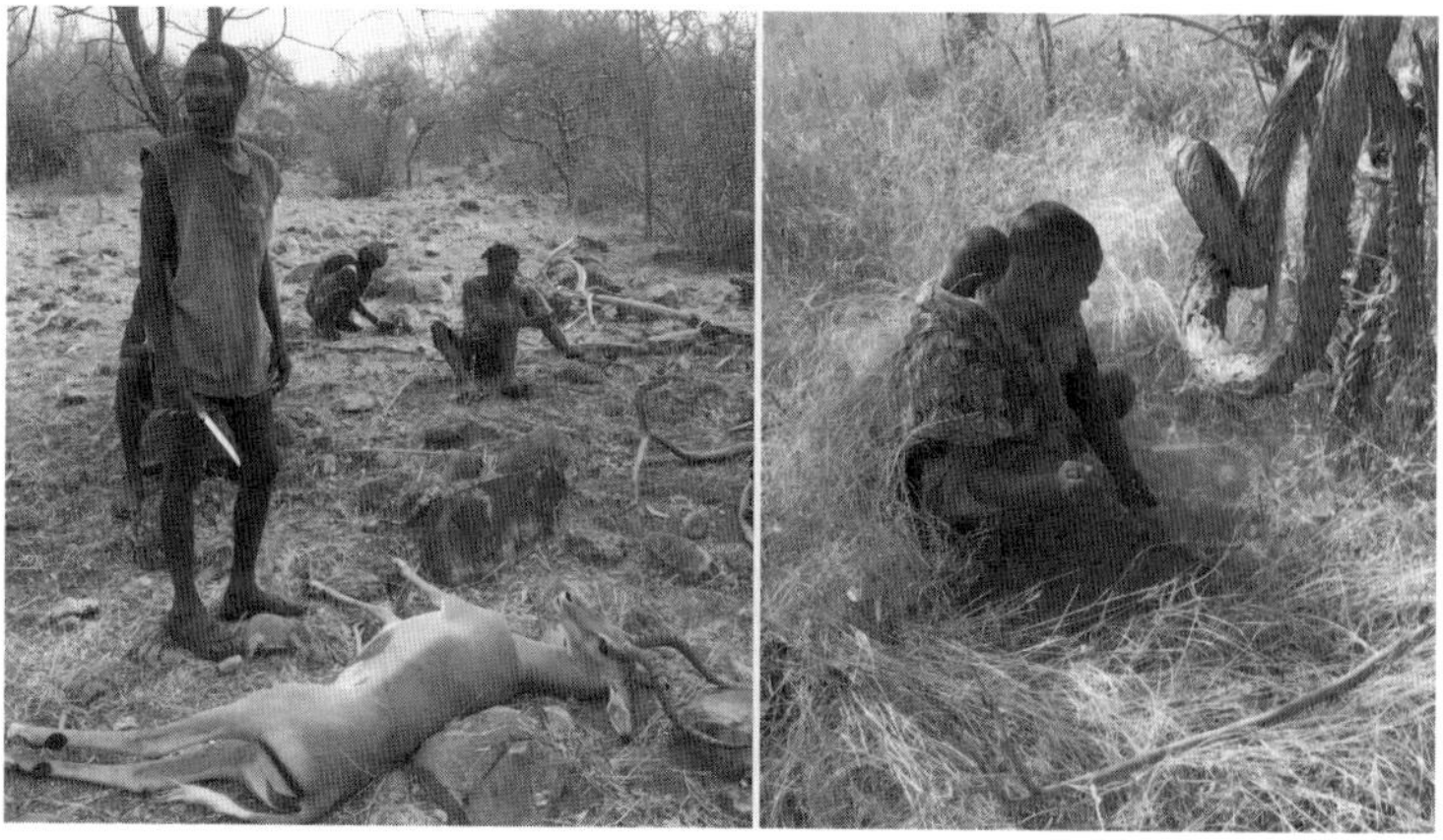

図1-2　ハッザ族の生活　男は弓矢をもって狩りに出る。あるいは、ハチミツを集める。写真（左）の男性は1時間前に弓で仕留めたインパラを解体しようとしている。インパラの追跡を助けた友人がそばで見ている。女は野生のベリー類や植物性食物を採集する。写真（右）の女性は寝た子を背負いながら、木の棒を使って野生のイモを石だらけの土から掘り出そうとしている。

の組織1オンス（約30グラム）が毎日燃やすエネルギーは、太陽1オンスが毎日燃やすエネルギーの1万倍以上だ。[3] この活動のうち、私たちのコントロール下にあるのはごく一部である――それは私たちが動くための筋肉の活動だ。心臓の鼓動や呼吸のように、かすかだが意識できるものもある。しかし、活動の大半は完全に無意識下で進んでいる。たいへんな数の細胞の目に見えないはたらきによって、私たちは生きている。私たちがそれに気づくのは、問題が生じたときだけだ。しかし、そうしたケースはどんどん増えている。肥満、2型糖尿病、心疾患、がんなど、現代社会で私たちを悩ます病気のほぼすべては、根本的に体からのエネルギーの出入りに原因がある。

ところが、代謝――体がエネルギーをどう燃やしているか――は生命と健康にとって重要であるにもかかわらず、ひどく、ほぼ例外なく誤解されている。平均的な成人の1日のカロリー消費はどれくらいだろう？　スーパーマーケットの商品についている栄養ラベルはどれも、アメリカ人の食事摂取基準を1日2000キロカロリーとしている――そして、どのラベルもまちがっている。2000キロカロリーは9歳の子どもの消費量で、成人は、体重や体脂肪にもよるが、3000キロカロリーに近い[4]（念のためいっておくと、1日のエネルギー必要量について話すときに使う正しい用語は「キロカロリー」で、「カロリー」ではない〔学術的でない文脈では、「カロリー」という言葉が実際には「キロカロリー」を表すものとして使われることがある〕）。ドーナツ1個分のカロリーを消費するには、何マイル走らなければならないだろう？　少なくとも3マイル（約5キロメートル）は必要だが、やはり体重によって異なる。ついでながら、私たちが運動をして「燃やした」脂肪はどこに行くのか？　熱や汗や筋肉に変わると考えるかもしれないが、どれもまちがいだ。その大半は二酸化炭素になって呼吸で放出され、ごく一部は水（汗とは限らない）に変わる。こうしたことを知らなかったとしても、それは当然。大半の医者もわかっていない。[5]

　私たちはエネルギーについて知らないが、その主な原因は教育システムと人の脳の性質とのずれにある。私たちの脳はテフロン加工を施したかのように、使うことのない詳しい情報をはじいてしまうのである。アメリカ人の4人に3人はアメリカ連邦政府の3つの部門の名前〔立法府、行政府、司法府〕――12年間の学校教育で毎年しっかりと教え込まれた情報――をいうことができない。[6] それを考えると、高校の生物で習ったクレブス回路の細かい点を思い出せる人はほとんどいないかもしれない。そんな無知な私たちを助けてやろうというのがたくさんのいかさま師やネット上の押し売りで、たいていは自分の利益のために誤った考えを吹き込んでくる。健康でいたいと願いながら知識のない人には、ほぼ何でも、いかに馬鹿げていようと、売り込むことができる。あなたの代謝を高めます！　彼らはそう約束する。脂肪を燃やす簡単なコツ！　太らないために避けるべき食品！　高級雑誌はセンセーショナルに書きたてるが、たいてい根拠も科学的裏づけもない。

しかし、エネルギーについて誤解が生じているもっと大きな構造的理由は、エネルギー消費に関する知識体系が根本的にまちがっている点にある。20世紀になるころに近代的な代謝研究が始まって以降、私たちは人体を単純なエンジンと考えるよう教えられてきた。ヒトは食べ物という形で「燃料」をとり込み、運動によってエンジンを回転させ燃料を燃やす。燃やされなかった燃料は脂肪として蓄積する。エンジンの回転数が高い人は、毎日より多くの燃料を燃やすことから、使わなかった燃料が蓄積して太るといったことにはならないだろう。すでに不要な脂肪を溜めている人は、もっと運動をしてそれを燃やさなければならない。

これは単純で魅力的な考え方であり、実際的な知識がないのに口を出したがる人の見方だ。確かに次の2点はきちんと押さえてある。ヒトの体は燃料として食料を必要としている。使われなかった燃料は脂肪として蓄えられる。しかし、それ以外はでたらめだ。人体は燃料を燃やして動く単純な機械とは違う。それは人体が工学に基づいてつくられた製品ではなく、進化の産物だからだ。

科学による解明は始まったばかりだが、500万年にわたる進化によってヒトの代謝エンジンは驚くほどダイナミックで適応性の高いものとなった。人体は運動や食事の変化に巧みに反応できる。それは、引き締まった体と健康を保とうとする私たちの努力を無駄にするようなものかもしれないが、進化という点からは筋が通っている。この結果、運動量を増やしたからといって1日に燃えるエネルギーの量が必ずしも増えるわけではなく、エネルギーをたくさん燃やしたからといって、脂肪がつかないわけではない。それなのに公衆衛生の戦略は、現実とはかけ離れた空論を並べる人々の、代謝に対するあまりにも単純な見方に今も固執しており、死因の上位を占める肥満や糖尿病、心疾患、がんなどの病気と闘う取り組みを損なっている。人体がエネルギーをどのように燃やしているかをよく理解しなければ、減量計画は失敗し、ジムで真剣に努力しても体重計は以前と同じ数字しか示さず、盛んに宣伝されている代謝を高める最新法を試しても期待を裏切られ、私たちは当然ながら不満を募らせていく。

本書ではヒトの代謝に関して新たにわかってきたことをお話ししたい。ヒトはどのように進化してきたのか、この先どう進化するのか、人類学者である私はこの点に関心をもち、10年以上にわたってヒトと類人猿の代謝研究の最前線に立ってきた。ここ数年の間にわくわくするような驚くべき事実が明らかになり、エネルギー消費、運動、食事、病気の関係についての私たちの考え方も変わってきている。こうした新しい発見と、それが健康長寿に対してどのような意味をもつのかを詳しく見ていこう。

この新しい知識の大半は、ハッザ族と彼らのような人々——今もその土地の生態系に組み込まれている小規模な非工業化社会——を対象にした調査によって得たものだ。彼らの文化は発達した社会に住む私たちに多くのことを教えてくれる。だがその教えとは、狩猟採集民の生活を誤って模倣したにすぎない今はやりのパレオ・ムーブメント〔旧石器時代のものとされるライフスタイルへの回帰運動〕のものとは異なる。彼らは、近代化、都会化、工業化した国に広まる「文明病」と無縁だが、食事と日々の身体活動がそのこととどう関係しているのかについて、私と同僚はこの数年間に多くを学んだ。本書を通して彼らを訪ね、そこでの日常生活（そして実地調査）がどのようなものか、そこから何が学べるかを確かめよう。また、世界中の動物園や熱帯雨林、考古学的発掘現場を巡って、現生類人猿と化石人類の研究が代謝を理解するうえでいかに有用かを知ってほしい。

だが、まず、私たちが生きていくうえで代謝がいかに大きなはたらきをしているかを知っておく必要がある。エネルギー消費の重要性を本当に理解するには、健康や病気といった日常的な関心を超えたところに目を向けなければならない。地球のプレートのように、代謝はすべての根底にある目に見えない基盤であり、ゆっくりと変化しながら私たちの人生を形作っている。ヒトが最初の約9カ月を子宮の中で過ごし、80年ほどの生涯を地球上でまっとうするまでの、ありふれた人生の起伏も体内の代謝エンジンによって決められている。ヒトの大きなよくはたらく脳や丸々と太った赤ん坊は、類人猿とはまったく異なる代謝の仕組みによって生み出され、支えられている。最近ようやくわかったことだが、ヒトは代謝の進化によって今日のような独特の、すばらしい存在となったのである。

ヒトは哺乳類の中で特別に成長と老化が遅い

「ウナ・ミアカ・ンガピ」

私は20代と思われるハッザ族の男性と話をしながら質問をしていた。これはキャンプを訪れ、健康に関する基本的情報を集める年次調査の一環だった。私は流ちょうではないにせよ、なんとか通じるスワヒリ語を話そうとしていた。何歳ですか《ウナ・ミアカ・ンガピ》。

彼は困ったような顔をしていた。言い方が悪かったのだろうか。もう一度同じ質問をした。

「ウナ・ミアカ・ンガピ」

男性が笑みを浮かべた。「こっちが聞きたいよ《ウナセーマ》」

私のスワヒリ語はまちがっていなかった。問題は質問の中身だった。

ハッザ族と一緒に生活しているとさまざまなカルチャーショックを受けるが、時間に追われるアメリカ人の典型のような私にとっていちばんの戸惑いは、彼らが時間に無関心なことである。時間という概念がないのではない。明るい、暗い、暑い、涼しい。彼らは1日のこうしたリズムや、月の満ち欠け、雨季、乾季という季節の移り変わりに合わせて暮らしている。成長と老化、そして人生の節目となる文化的、生理学的できごとについても十分認識している。研究者をはじめとする部外者がこの土地を訪れるようになって数十年がたち、分、時間、週、月という西洋の時間の単位をぼんやりと理解するようにもなった。わかっているが、気にしていないようだ。時間の経過を追う気はまったくないらしい。ハッザランドには時計がない。カレンダー、スケジュール、誕生日、祝日、月曜日もない。

「自分の年齢を知らなかったら、今の自分を何歳と思うだろうか」。プロ野球選手のサチェル・ペイジ〔59歳まで現役だった〕はこういったが、ハッザの人々にすれば、同じ問いでも深い内省から生まれた考えではない。これが日常なのだ。研究者にとってこのキャンプで暮らす全員の年齢を把握するのは、歯医者で歯石をとってもらうようなもの。それは1年に一度こなさなければならない、必要だが、厄介で、少しつらくもある作業だ。

アメリカに住んでいてハッザ族のように時間に無関心だと、あきれられるだろう。アメリカでは、どの親もわが子がどの程度成長していなければならないかを知っていて、権利と責任は年齢によって決まる。1歳で歩き、2歳でおしゃべりをし、5歳で幼稚園に入り、13歳で思春期を迎え、18歳で法定成人年齢に達する。そして21歳になると人生の節目を、お酒を飲んで祝うことが法的に認められる。それから結婚、子どもの誕生、閉経、退職、老衰、死と続き、すべてが予定通り。そこからはずれると、心配の種ができ、世間から何かいわれたりもする。だが、マンハッタンに住むミレニアル世代のようにそれぞれの成長段階で不安に駆られイライラしようと、ハッザ族のおばあさんのように達観して時が過ぎゆくままに任せようと、人生のペースは皆同じで、全員が一つの心地よいリズムを共有している。

ところが、ヒトの生きるペースは他の動物とはまったく異なっている。「ライフサイクル」、つまり、成長、生殖、老化を経て死に至るまでの過程を考えると、ヒトは動物界のはみ出し者だ。私たちはゆっくりと人生を生きている。ヒトが同じ大きさの典型的な哺乳動物のように生きたとしたら、2歳にならないうちに思春期を迎え、25歳までに亡くなる。[7] 女性は、体重が5ポンド（2千数百グラム）の赤ん坊を毎年出産する。6歳なら普通は孫がいる。日々の生活は今とはまったく異なるだろう。

私たちは、ヒトが変わった存在であることを直感的に自覚している。しかし、いつもの人間中心的な考え方によって、まったく逆の受け止め方をする。ペットは哺乳類の通常のスケジュールに従って生きているのに、私たちは、動物たちは速いペースで生きていると感じる。イヌの1年はヒトの7年に相当するが、私たちは、変わっているのは動物のほうであるかのように考え、イヌの一生について「イヌ年齢《ドッグ・イヤー》」で語る。しかし、おかしいのはヒトである。自分の年齢をイヌ年齢に換算してみるとよい。そうすれば、自分がどれほど特異な存在かがわかるだろう。私だと300（イヌ）歳近くになるが、その割には快調だ。

ライフサイクルの研究をする生物学者は、どのようなペースで生きるかは天の判断によって決められたものではないことを以前から知っていた。成長のペース、出産のペース、そして老化のスピードは進化の過程で変化する可能性があり、実際、変化している。また、何十年も前から、ヒトをはじめとする霊長類（共通の祖先から進化したグループで、原猿、サル、類人猿を含む）が他の哺乳動物に比べ、非常にゆっくりしたペースで生きていることも知っていた。[8] なぜそうなったのか、説明もできそうだ。捕食動物などによってまだ幼い時期に殺される可能性が低い環境にいる種は、ライフサイクルがゆっくりしている。[9]

ヒトも含め、霊長類のライフサイクルがゆっくりになったことはわかった。それは、はるか昔の進化の過程で死亡率が低下した（おそらく、樹上に移動したことで、幼い霊長類が捕食動物に捕らえられにくくなった）からだろう。しかし、それはどうやって起こったのか？ だれもこの疑問に答えられなかった。霊長類はどうやってすべてのペースを落とし、成長を減速して寿命を延ばすことができたのか。多分、それは代謝と関係がある。第3章で述べるが、成長と生殖はたくさんのエネルギーを必要とする。しかし、それがどう関係しているのか、そこが不明だった。その答えを見つけるには、世界中の動物園や霊長類の保護区をまわり、「普通」の一生を他の動物とこうも違うものにした代謝の進化がどのようなものだったかを確かめなければならなかった。

類人猿を対象とする実験が非常に困難な理由

サルと類人猿は利口で、愛嬌があり、信じがたいほど危険だ。さまざまな数字があげられているが、ヒト以外の霊長類はヒトに比べ、同じ体重の場合、2倍ほど力があるといってまずまちがいないだろう。[10] ほとんどの種が長い槍のような犬歯をもち、威嚇や、ときには攻撃のために実に効果的に使う。飼育されているものは、とくに不機嫌なときなど、能力を発揮して人を徹底的にやっつけようとする。私たちだって、医学研究室やひどい動物園、あるいはガレージのようなとんでもない場所で飼われていたら、きっと退屈したり、いらいらしたり、憤慨したりするはずだ。テレビで演技をするサルを見ると（ありがたいことに、以前ほどは見ない）、かわいいと思ってしまう。そうしたサルは子どもで、小さくて無邪気なことから、ときには力ずくで操ることができる。しかし、10歳になるころには、類人猿は想像もつかないほど凶暴になる。飼育されているものはとくにこの傾向が強い。のんびりくつろいでいると思っていたら、突然、あなたの顔を引き裂き、睾丸を引きちぎるのだ。かわいい子役が衝動的、破壊的人物になるのは、ヒトとサルに共通して見られる傾向の1つである。

こうした事実を知っていた私は、目の前のようすを信じられない思いで見ていた。2008年の夏の終わり、アイオワ州にあるグレイト・エイプ・トラストでのことだ。この広くて近代的なオランウータンの施設で、私は、飼育エリアに続くドアについた小さな窓をのぞいていた。中ではロブ・シューメーカーが同位体を加えた無糖のアイスティーをエイジーの大きく開いた口に静かに注いでいる。エイジーは体重が250ポンド（110キロ）はどの大人のオスのオランウータン。顔はキャッチャーミットのようで、ロブの腕をもぎとるだけの力がある。もちろんロブはよく心得ている──間には頑丈なスチール製のフェンスがあった。とはいえ、エイジーはアイスティーを喜んで飲んでいるようで、目には親しみのようなものさえ浮かんでいた。これまで多数の類人猿の研究者からありえないこととして繰り返し聞かされてきたことが、目の前で展開していた。飼育している類人猿を研究に協力させるのはむずかしい。エイジーのようにおとなしいものでも、事情は同じだ。類人猿飼育施設の施設長で類人猿を試しに研究に参加させてみようなどという、思いあがった、あるいは馬鹿げた考えをもつ人はいないだろう。ところがロブは1000ドルにもなる二重標識水（日々のエネルギー消費量を測定するために使われる安定同位体濃度を高めた水。第3章参照）を、部屋の鉢植えに水をやるかのように、簡単にエイジーに飲ませていた。

私は大きな驚きを覚えるとともに、まったく新しい取り組みが始まることに興奮していた。これは類人猿の毎日のエネルギー消費（1日の総消費カロリー）を測定する初めての研究だった。科学の世界で従来とまったく異なることをする機会、重要な初の測定をする機会を得るのはまずないことだ。これは極めて重要なことに思えた。私たちは類人猿の代謝エンジンに関する初の包括的研究を行うのだ。類人猿の代謝はヒトに似ているのか？　他の哺乳動物に似ているのか？　それとも、オレンジ色の毛の下に新しいわくわくするようなことが隠されているのか？

興味深い発見は何もないかもしれない。そう考えて私は興奮を抑えようとした。動物の基礎代謝率（BMR　安静時における1分当たりのエネルギー消費量）に関する研究は1世紀以上にわたって行われてきた（第3章）。1980年代、1990年代には、霊長類のライフサイクルがゆっくりしているのは代謝率の低さ、したがってBMRの低さと関係しているのではないかという考え方を検証する、いくつかの研究が行われた。ブライアン・マクナブのようなこの仮説の支持者は、哺乳動物において、ライフサイクルのほぼすべての側面と、食物がそれぞれに異なっていることとは相互に関係しており、さらにそれらはBMRに直接結びついていると論じた。[11]これはありえそうな見方だった。成長と生殖は多くのエネルギーを必要とし、速いペースで生きるには、おそらく高速の代謝エンジンが必要になると考えられるからだ。[12]しかし、さらに綿密な統計に基づいた分析によって、マクナブのすばらしいと思われた考え方は否定された。霊長類のBMRは他の哺乳動物と変わらないことがわかったのだ――これでは、霊長類のライフサイクルがなぜ他と大きく異なっているのか説明がつかない。この結果に基づいて他の研究が進められ、ヒト、類人猿、その他の霊長類、そしてその他の哺乳動物も、体内は、少なくとも代謝という点では基本的に同じであるという考え方が生まれた。[13]車体は違うがエンジンは

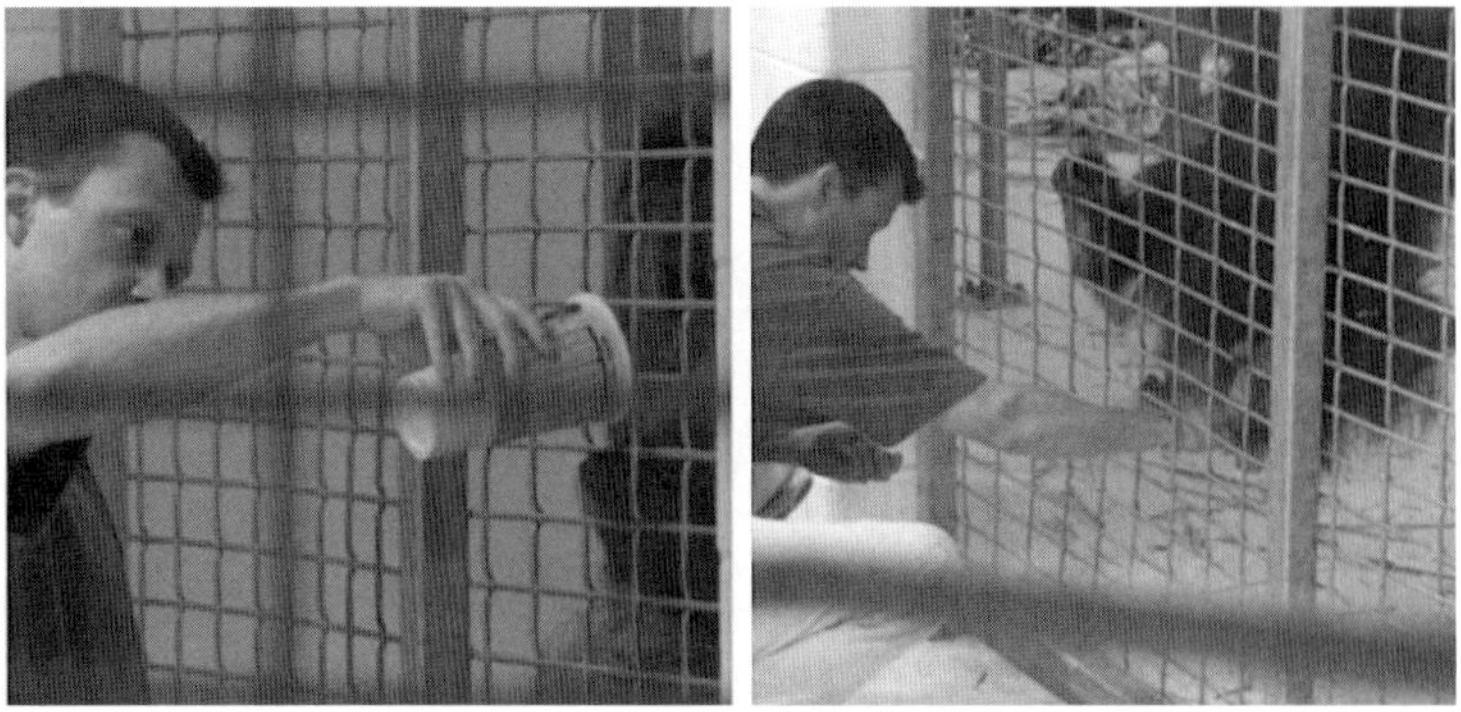

図1-3　類人猿の1日のエネルギー消費量の初の測定　頑丈なフェンス越しにロブ・シューメーカーが無糖のアイスティーと混ぜた二重標識水をエイジーに飲ませている(毛で覆われたエイジーの横顔が右端に見える)。その後、足でフェンスをつかんでいるオランウータンの尿が採取される。

同じというようなもので、それぞれの種は単に形が違うだけなのだ。

私は1990年代にペンシルベニア州立大学で、2000年代にはハーバード大学の大学院でこの考え方を学んだ。そして従順に論文にもそれをとり入れた。しかし、ほとんどの科学者がそうだったように、私は直感的に疑問を抱き、違う考えをもつようになった。哺乳動物のエネルギー消費量は基本的に同じという考え方はBMRの測定に基づいたもので、私にはそれが大きな問題に思えた。BMRは安静時（ほとんど眠っている状態）の値で、その個体が1日に消費するエネルギーの一部にすぎず、すべてではない。それに、BMRの計測には注意が必要である。被験者が動揺していたり、低温、病気、あるいは若くて成長中だったりすると、値が高く出ることがある——そして当然ながら、霊長類のデータの大半は、非常に若くて扱いやすいサルや類人猿のものである。

研究者の中には、さまざまな種を対象に、同位体を使った二重標識水法を用いて1日の総エネルギー消費量を計測する、興味深い研究をしている人がわずかながらいた（第3章）。彼らの研究によると、同じ哺乳類でも動物によってエネルギー消費量は大きく異なり、それには進化や環境が関係しているようだった。私はあれこれ考え始めた。ヒトの代謝の仕組みがヒト以外の類人猿とは異なっていたらどうだろう。1日のエネルギー消費量が違っていたらどうなのか。そこから、ヒト、類人猿、そして、その他すべての霊長類の進化の歴史について何がわかるだろうか。残念ながら、類人猿、霊長類を対象とした調査はとてもむずかしく、こうした疑問に答えるために必要な測定を行うのは無理な話と思えた。

グレイト・エイプ・トラストを初めて訪れたとき、私は本当に貴重な体験をした。大きな最新式の施設が2つあり、一方にロブのオランウータン、もう一方にボノボがいた。どちらも広い屋内エリアと屋外エリアに分かれている。スタッフは常勤で、研究設備もよく整っていた。ここではオランウータンたちの幸福と生活の質が最優先されていた。研究プロジェクトは彼らを引きつける楽しいものになるよう考えられ、一部は日課に組み込まれているが強制はしない。侵襲的処置や苦痛を伴うものなど、害になるプロジェクトは論外だった。

施設を訪問中、私は雑談で次のようなことを話した。二重標識水法やヒトをはじめとする霊長類の代謝と進化についてや、類人猿の1日のエネルギー消費の測定ができたら最高だが、まだだれもやっていない、など。そして、二重標識水法が絶対安全で、ヒトの栄養に関する研究では常にこの方法が使われていることをロブに説明した。飼育されている類人猿の食事やカロリー摂取の管理についても何か実用的なことがわかるかもしれません！　測定を受ける側は水を飲めばいいだけで、私たちは1

日おきに1週間ほど尿を採取することになる。その測定をここで、オランウータンを対象にやらせてもらえませんか？

「いいですよ」とロブがいった。「健康チェックのためにほとんどのオランウータンの尿をほぼ定期的にとっているんです」

「えっ、そうなんですか。でも、どうやって？」。そう私は聞き返した。信じられないくらいすばらしい話だった。

「彼らに頼めばいい」。ロブはそう答えた。屋外エリアの1つでフェンスの横に立って私たちは話をしていた。ロブがロッキーのほうに目をやる。ロッキーはオスの4歳のオランウータンで、遊んだり、休憩したり、こちらを見たりしている。「ロッキー、こっちにおいで」。ロブはイヌを呼ぶような口調ではなく、自分の甥に話しかけるようにいった。ロッキーが私たちのいるフェンスまで歩いてくる。「口の中を見せてくれるかな」。ロブにいわれてロッキーが口を大きく開ける。「耳はどうかな」。ロッキーが耳をフェンスにあてる。「もう一方も」。すると、首を回して違うほうの耳をこちらに向ける。「ありがとう」。ロブがそういうと、ロッキーは急いでそこを離れて遊びだした。

「頼めば、カップの中におしっこをしてくれる」。ロブがいった。私は今見たばかりの類人猿と人の会話に興奮していた。「でも、1つ問題が……」

「何でしょうか」。ああ、やっぱり。私は思った。現実はそう甘くはない。これでおしまいだ……。

「尿が少しこぼれても大丈夫でしょうか」

「まったく問題ありません。数ミリリットルあれば分析できます」

「よかった。ノビという大人のメスなんですが、いつもカップを自分でもちたがるもので。足を使ってね」
私はオズの魔法の国で目を覚ましたドロシーのような気分だった。私がいるのはカンザスではない〔『オズの魔法使い』のドロシーは竜巻でカンザス州から魔法の国に飛ばされる〕。どういうわけかアイオワにいて、魔法使いと話をしていた。オレンジ色の毛で覆われた四手獣はマンチキン〔ドロシーが飛ばされた地に住む人々〕だった。

オランウータンの消費カロリーは非常に少なかった

その秋の終わりに、私は二重標識水を飲ませて採取したオランウータンの尿サンプルをすべて回収し、ドライアイスを詰めた箱に入れてビル・ウォンに送った。ウォンはベイラー医科大学子ども栄養研究所の教授である。エネルギー学、二重標識水法の専門家で、標識された水の投与量や尿サンプルの回収スケジュールを決めるなど、プロジェクトの立ち上げ時にもたいへんお世話になった。ヒトの栄養と代謝について数十年、興味深い、有意義な研究をしてきたウォンは、従来とは少し異なる類人猿の尿の分析を楽しみにしているようだった。

分析結果とともに送られてきたウォンのメールを読んで、私たちは何か興味深い発見をしたのだという感触を得た。データに問題はなさそうだが、分析結果を見るとオランウータンの1日のエネルギー消費が少ない、あまりに少ない、と彼は書いてきた。そして、もう一度、分析したいので、手元のサンプル（私たちは分析に必要な量を上回る尿を採取していた）をすべて送るようにいわれた。無料でやるから、という。彼は数字が正しいかどうか確かめようとしていた。

再度分析が行われたが、結果は同じだった。オランウータンの1日のエネルギー消費量はヒトより少なかった。[14] その差は大きい。エイジーは体重が250ポンド（約110キロ）のオスで、1日の消費量は2050キロカロリー——ヒトでいうと、体重が65ポンド（約30キロ）の9歳の少年と同じだ。メスのオランウータンはさらに消費量が少なく、体重120ポンド（約55キロ）で1600キロカロリー。同じ体重のヒトに比べ30％ほど少ない。オランウータンは当然BMRも低く、ヒトの値を大きく下回っていた。二重標識水法による測定中、私たちはオランウータンの日々の活動を注意深く観察していたが、彼らは野生のオランウータンと同じように歩いたり木登りをしたりしていた（つまり、あまり活発ではない。オランウータンは見事なまでの怠け者だ）。1日のエネルギー消費量が少ないのは飼育されているからではない。その数字はオランウータンの生理機能の進化について、何か根本的なことを私たちに伝えていた。

科学者はこのような瞬間のために生きている。何かよくわからない水をカップですくってみたら、思ってもみなかったものが含まれていたのだ。類人猿のエネルギー消費に関する従来の見方は、少なくとも一部は誤りだった。ヒトと、少なくとも1種類の類人猿の間には、代謝率に大きく重要な違いが見られた。ヒトとオランウータンは、1800万年ほど前に生きていたサルのような共通先祖から分岐した。その後の長い年月の間に、進化によって両者の代謝率に差が生じた。ヒトと類人猿は姿やプロポーションが違うだけではなかった。体の中も違っていたのだ。

しかし、私が本当に驚いたのは、オランウータンと他のさまざまな種とのエネルギー消費の違いだった——齧歯動物、肉食動物、有蹄動物……。私は1日のエネルギー消費量の測定結果が公表されているすべての有胎盤哺乳類（生理機能がまったく異なる有袋動物は除外した）と比較してみた。すると、オランウータンの消費量は、同じ大きさの有胎盤哺乳動物が消費すると思われる量のわずか3分の1にすぎなかった。有胎盤哺乳類全体で見ると、少ないほうから数えて1％内に入っていた。体の大きさを考慮すると、消費量がオランウータンを下回るのはミユビナマケモノとパンダだけである。[15]

オランウータンのライフサイクルや生態環境についてそれまでにわかっていたことが、これですべてうまくつながったように思えた。[16] オランウータンのライフサイクルは、霊長類の基準から見ても、とてもゆっくりしている。自然界では、15歳になるころオスはようやく成熟し、メスは子どもを産む。メスの生殖ペースは非常に遅く、出産間隔は7〜9年。哺乳動物の中では最も長い。インドネシアの熱帯雨林にすむオランウータンは、いつ生じるともわからない深刻な食料不足に対処しなければならない。主に果実を食べるが、何カ月もの間、それがほとんど手に入らないことがある。そんなときは木の皮を剝ぎ、中の柔らかい部分を食べて命を保つ。このような食料不足が彼らの社会行動に影響を及ぼしているようだ。類人猿の中で単独で生活しているのはオランウータンだけである。それは、グループに行き渡るだけの食べ物がいつもあるわけではないからだ。

こうした事実はすべてオランウータンのゆっくりとした代謝と関連し、生理機能の進化につながっている。オランウータンの代謝は種の存続にとっても重要な意味をもっている。予想のつかない熱帯雨林で暮らしていると、飢えという脅威に繰り返しさらされることから、毎日のエネルギー必要量を最小にするための適応が進んだ。オランウータンの代謝エンジンはゆっくり回転するよう進化し、エネルギーの消耗や死を回避するために燃料の節約が図られた。だが、その結果は厳しいものだった。成長と生殖はエネルギーを必要とするため、代謝率を下げるということは必然的に、ライフサイクルをゆっくりしたものにするからだ。これはつまり、自然災害や人災が生じるとオランウータンの個体数はなかなか回復しない、ということである。低い代謝率は厳しい環境で生き延びるための明快な進化的解決法だったが、居住環境の破壊や人の介入といった問題を前に、オランウータンは絶滅の危機にさらされるようになった。

類人猿の1日のエネルギー消費量を調べる最初の測定で、代謝の進化のまったく新しい世界を見ることができた。これは生態環境や健康、存続にとって大きな意味をもっている。この先、どんな発見があるのか？　ヒトについてはどうなのか？　一握りの霊長類の測定結果だけでは、まだ何もわからない。私たちはもっと多くのデータを必要としていた。霊長類全体のさらに多くの種からデータを得なければならなかった。

霊長類の代謝の速さは他の哺乳類の半分にすぎない

霊長類のエネルギー消費を調べるプロジェクトには数年を要した。多数の人々の協力を得て、プロジェクトは少しずつ形をなしていった。霊長類の認知の専門家で、大学院時代の旧友でもあるブライアン・ヘアはアフリカの2つの霊長類保護区で研究をしていた。コンゴ共和国のチンポウンガ・チンパンジー・リハビリテーションセンターとコンゴ民主共和国のローラ・ヤ・ボノボである（旅行者のための注意書き：2つのコンゴはきちんと区別しておく必要がある。一方はかなり危険な状況に陥ることが多く、もう一方は極めて危険な状況に陥ることが多い）。グレイト・エイプ・トラスト同様、これらの施設はチンパンジーとボノボにとって安全で有用な研究だけを行う、類人猿第一の施設である。同じころミッチ・アーウィンも、年に一度行う野性のカンムリシファカ〔マダガスカルに生息するキツネザルの仲間〕の健康評価にエネルギー消費量の測定をとり入れることに同意してくれた。アーウィンは霊長類学者、自然保護活動家で、マダガスカルを拠点に研究をしていた。

スティーブ・ロスに出会ってから、プロジェクトは一気に進んだ。シカゴにあるリンカーンパーク動物園フィッシャー類人猿研究保全センターのセンター長を務めるロスは、とても親しみやすく、前向きで、頼りになる人物だ。カナダ人と聞いて納得がいった。ロスはこの動物園でのゴリラ、チンパンジーの保全の仕事や研究に加え、研究室や「ロードサイド・ズー」と呼ばれる私設動物園、ガレージなどの悲惨な場所でみじめな生活をしているチンパンジーを保護して、環境のよい動物園や保護区に移す活動をしている。彼の献身的な取り組みによって、アメリカにいるチンパンジーは国から、ゴリラ、ボノボ、オランウータンと同様の保護を受けることが可能になった。ロスはヒーローだ。

ロスの協力で、私たちはリンカーンパーク動物園のアレンモンキー、テナガザル、チンパンジーをプロジェクトに加えることができた。二重標識水がシカゴ、コンゴ、もう1つのコンゴ、マダガスカル、さらには世界各地に送られ、分析のための尿サンプルがぽつぽつと戻ってきた。他の研究所からもエネルギー消費量の測定結果がいくらか発表されていて、それを合わせると、多種多様な霊長類のエネルギー消費を比較検討することが可能になった。そこには体重が2オンス（60グラム）足らずのネズミキツネザルから、480ポンド（210キロ）を超える成熟した大きなオスのゴリラまで含まれている。また、暮らしている環境も、研究所、動物園、保護区、自然界と、さまざまだった。

2014年にはデータがそろった——さて、霊長類の代謝エンジンは他の哺乳動物と違うのだろうか。

結果は驚くべきものだった。霊長類は他の有胎盤哺乳動物の半分のエネルギーしか消費していない。[17] これをヒトで見てみると、成人の1日のエネルギー消費量は、第3章でも述べるように、通常2500~3000キロカロリー。ところが、ヒトと同じ大きさの典型的な有胎盤哺乳動物は、1日に5000キロカロリーをはるかに超えるエネルギーを消費することが私たちの分析でわかった。これは過酷なトレーニングをしているときのオリンピック選手の消費量と同じである！　しかし、他の哺乳動物の身体活動が非常に活発かというと、そうではない。1日の移動距離はせいぜい数マイル（数キロメートル）で、ほとんどの時間が食事と休息にあてられている。これらの動物は霊長類よりはるかに速いスピードでエネルギーを燃やしているだけなのである。

ヒトをはじめとする霊長類のライフサイクルがどのようにしてこれほどゆっくりしたものになったのか、私たちはついにその答えを見つけた。6000万年ほど前、霊長類の進化の初期の段階でエネルギーの消費量が大幅に減少した。霊長類の代謝エンジンは大きく速度を落とし、他の有胎盤哺乳動物の半分ほどのスピードになった。進化圧がはたらいてライフサイクルがゆっくりしたものになったのか、食や環境の変化によって代謝が低下し、成長、生殖、老化に影響が及んだのか、はっきりしたことはまだわからない。だが、霊長類の代謝の大きな変化がライフサイクルの変化に対応しているのは確かだ。霊長類の成長、繁殖、老化に時間がかかるのは、1日のエネルギー消費が少ないことを考えると納得がいく。この代謝を受けついだヒトやその他の霊長類は今、ゆっくりと時間の流れる長い一生を享受している。

おかしなことだが、霊長類の1日のエネルギー消費量は他の哺乳類と大きく異なるのに、BMRは、それまでの研究で示されていた通り、似たようなものであることがわかった。BMRと1日のエネルギー消費量にこのような違いが見られるのは、霊長類の脳（脳は大量のエネルギーを消費する）が大きいからだと私たちは考えている。エネルギーとライフサイクルの関係については今もさまざまな研究が行われており、議論の余地がある。こうした点については第3章などで掘り下げて考えることにしたい。そして、ここでは霊長類のエネルギー消費の進化における最後の謎に目を向けよう。本書で繰り返し述べることになるこの謎とは、ヒトの代謝戦略の進化である。

ヒトだけが飛び抜けて他の霊長類より代謝が速い

霊長類のエネルギー消費を比較するためのデータ分析を進めながら、私たちはさらに大きな難問を解き明かしたいと考えていた。オランウータンをはじめとする霊長類のデータによって、代謝率が進化の過程で変化すること、代謝率は環境やライフサイクルと複雑に結びついていることが示された。では、エネルギー消費から、ヒトの進化については何がわかるのか。私たちは当然、その点を明らかにしたいと考えた。先に述べたように、1日のエネルギー消費量は類人猿もヒトも似たようなもので、霊長類の歴史の中でそれはほとんど変わっていないというのがそれまでの一般的な見方だった。

この考え方は、1995年にレスリー・アイエロとピーター・ウィーラーが発表した画期的な論文で提示された[18]。彼らは過去の研究からヒトと類人猿の臓器の大きさの計測データを集め、ヒトは類人猿より脳が大きく、肝臓と消化管（胃と腸）が小さい点に注目した。臓器はどれも同じようにエネルギーを消費するわけではない。脳、肝臓、消化管は多くのエネルギーを必要とする――これらの臓器は細胞の活動が極めて活発なために、わずかな組織でも大量のカロリーを燃焼する。これについては第3章で詳しく述べよう。アイエロとウィーラーは計算の結果、ヒトは肝臓と消化管を小さくすることによって節約したエネルギーで、脳の大型化に伴い必要になったエネルギーを完全にまかなっていることを突き止めた。この重要な発見と、ヒトと類人猿のBMRは他の哺乳類とほぼ同じという結果に基づいて、彼らはこう論じた。ヒトの進化の過程で生じた代謝上の重要な変化は、脳に回すエネルギーを増やして消化管に回すエネルギーを減らすという配分の仕方に見られる、と。この考え方でいくと、1日のエネルギー消費量は変わらない。ヒトは類人猿より多くのエネルギーを消費するのではなく、エネルギーの使い方を変えたのだ。

アイエロとウィーラーが発見した、脳と消化管の間に見られるような進化におけるトレードオフは、近代生物学の基礎である。トマス・マルサスの著作〔『人口論』〕にヒントを得たチャールズ・ダーウィンが自らも述べているように、自然界の住人の間では資源を巡る闘争が常に行われている。全員に行き渡るだけの資源はない。その結果、すべての種が、不足という状況のもとで進化する。しかし、進化には負の影響がつきものだ。進化してある形質が発達しても――たとえば強力な後ろ肢と、鋭い歯がずらりと並ぶ大きな頭を手に入れても――他は妥協が必要で、前肢は貧弱になる……すると、ほら、ティラノサウルス・レックスだ。ダーウィンが『種の起源』で（ゲーテの言葉を引用して）述べたように、「自然は一方に投資したら、もう一方への投資を控えなければならない」[19]のである。

脳と消化管のトレードオフについては、すでに1890年代にアーサー・キースが東南アジアの霊長類に関する研究の中で述べていた。[20]彼は、トレードオフという考え方でヒトとオランウータンの脳の大きさの違いに説明がつくことを示そうとさえした。しかし、彼の考えは時代の先を行くもので、数学の力が追いついていなかった。彼は、哺乳類では体の大きさに応じて臓器の大きさがどう変わるのか、基本を理解していただけで、脳と消化管のトレードオフに関する予測を示すことはできなかったのだ。1900年代にはトレードオフが繰り返しとりあげられた。たとえばキャサリン・ミルトンは栄養に関する深い知識をもつ人類学者で、中南米に住むヒトをはじめとする霊長類の調査を数十年にわたって行っている（そして1978年には野生の霊長類――ホエザル――を対象にした、二重標識水法を使った初めての研究を行った）。[21]ミルトンは、葉を食べる霊長類は、繊維質の多い食べ物を消化するために大きな消化管をもち、同じ森にすむ果実を食べる種に比べて脳が小さいことを明らかにした。[22] チューリッヒ大学のカレル・ヴァン・シャイクとカレン・イスラーは２０００年代、２０１０年代に一連のすぐれた研究を行い、大きくなった脳のエネルギー消費に注目すると、霊長類の間に生じたライフサイクルの違いを説明できるかもしれないと論じた。[23]

トレードオフは重要だが、ヒトを独特の存在にしている、エネルギーを食う諸形質について説明するにはそれでは不十分といわなければならなかった。第４章で述べるが、ヒトはどの類人猿よりもゆっくりと成長して長生きをする。それなのに、なぜか生殖ペースはどの類人猿よりも速い。また、エネルギーに飢えた巨大な脳をもちながら、身体活動は活発だ（少なくとも、現代の技術に甘やかされていない人々は）。そして、どの類人猿よりも多くのエネルギーを体の維持に使うのに、長命である。どういうわけか、トレードオフを原則とする自然の秩序に反して、ヒトは進化の結果、あらゆるものを手に入れたようだ。

多くのエネルギーを消費するヒトの一連の形質は、代謝速度を上げ、毎日のカロリー燃焼を増やしたことによって支えられているのだろうと私たちは考えた。ヒトのデータは手元に大量にあったが、適切な比較をするには多数の類人猿のデータが必要だった。私はスティーブ・ロスとともに、アメリカ中の動物園の協力を得る計画を立てた。数カ月のうちに私たちは全米の動物園と一緒にデータ収集のスケジュールを立てていた。リンカーンパーク動物園のインターン、メアリー・ブラウンを雇い、14の動物園を回ってもらった。彼女はスティーブ同様、快活な行動派で、すべての調整を行い、測定対象の類人猿の行動データを集めた。ほどなく尿サンプルが送られてきた……黄金の液体だ。

結果は期待以上に興味深いものだった。ヒト科の4属（チンパンジーとボノボ、ゴリラ、オランウータン、そしてヒト）は1日のエネルギー消費量がすべて異なっていた。[24] 最も多いのはヒトで、体の大きさによる影響を補正すると、チンパンジーとボノボに比べて約20％、ゴリラ、オランウータンと比べると、それぞれ40％、60％ほども上回っていた。BMRもこれと同じ割合で異なっていた。体脂肪の違いにも驚いた。私たちのデータに入っていたヒトは類人猿（体脂肪率約9〜23％）の2倍もの脂肪（同約23〜41％）があったのだ。類人猿で脂肪が最も多いのはオランウータンで、チンパンジーとボノボはかなり少なかった。第4章で述べるが、ヒトは飢えに備え、代謝率を高めるのと並行して、エネルギー源となる脂肪を蓄えていったものと考えられる。

このように代謝と体脂肪に違いが見られるのは、ライフスタイルが異なるからではない。私たちは、研究対象となった動物園で暮らす類人猿と比較するために、身体活動レベルの低いヒトを注意深く選んだ。違いは、それぞれの種のもっと深い、根幹部分に関わっている。長い進化の過程で、代謝率はコンロの火加減のように変化した。その火加減に影響を与えたのは、食料をどれだけ入手できるか、捕食動物に食べられないかなどの状況だ。他にも何かあるだろうか？ オランウータンの場合、代謝率が低く体脂肪が多いのは、食料不足に備えるためである。毎日のエネルギー消費を抑え、脂肪という形でエネルギーを蓄えているのだ。アフリカ類人猿――チンパンジー、ボノボ、ゴリラ――の間に見られる代謝の違いについては、まだ解明されていない。

ヒトの場合は、より多くはたらき、より多くの仕事をこなすために、細胞がより多くのエネルギーを燃やすよう進化した。このような代謝適応は、この他にも私たちの体のはたらき方や行動の仕方に大きな変化をもたらした。これについてはのちの章で述べたい。代謝は、食べ物や、食べ物の獲得法、調理、分け合いなどの大きな変化とともに進化した。代謝が高速化すると、脂肪を蓄える能力が高いほうが有利になった。今日、進化した代謝の仕組みによってスポーツ、探検から妊娠、成長まで、あらゆることに「限界」が設けられている。そしてもちろん、ヒトが大きな脳をもち、ライフサイクルが他の動物とまったく異なるものになったのには、代謝の根本的変化が大きく関わっている。そう、トレードオフは重要だが、私たちがヒトという存在になったのは代謝の進化のおかげなのである。

狩猟採集民と先進国の人では代謝はどう違うのか

こうした発見の興奮や新しい経験への期待が、私をハッザ族のキャンプでの調査へと強く駆り立てた。タンザニア北部の奥地トリイカ・ヒルズにあるキャンプで、ライオンの声を聞きながらエネルギー消費量の測定をしよう。私たちは、類人猿をはじめとする霊長類の研究によって、何十年もの間正しいとされていた考え方を覆し、進化がヒトと類人猿の代謝戦略をいかに大きく変えたかを示した。今度はヒトに焦点をあて、文化が異なり、ライフスタイルがまったく違う人々の代謝について調べたら、どんな発見があるだろうか。ハッザ族のような人々を調査の対象にすれば、何を知ることができるだろう。彼らの生活様式は、ヒトが狩猟採集生活をしていた時代に今も多くの点で似ている。サバンナにテントを張って測定を行っていたときにはわからなかったのだが、ここでの調査は最大といってていいほどの驚きをもたらすことになった。エネルギー消費とライフスタイルの関係に関する従来の考え方がすっかり変わったのだ。

本書ではエネルギー消費、運動、食事について進化という観点から検討し、健康関連の雑誌やライフスタイル関連の本の表紙でよく見るうたい文句とは異なる視点で、現代人がかかえる健康問題や代謝性疾患について考えてみたい。私たちの代謝エンジンが数百万年の年月をかけて進化したのは、ビーチでビキニ姿になるためでも、元気でいられるためでも、あるいは健康でいられるためでさえない。代謝の仕組みは、ダーウィンのいう通り、生存と繁殖に有利になるよう進化してきた。ヒトは代謝速度が上がったことで、（机上の空論に基づいた代謝モデルが示すような）スリムな体型になるのではなく、むしろどの類人猿よりも多くの脂肪を蓄えるよう進化した。これは直感に反しているし、意に反している進化だが、このようなヒトの形質は他にもある。のちほど述べるが、ヒトの代謝はまた、運動や食事によって減量しようとしても、その努力の成果が出にくいような仕組みになっている。それに、ハッザ族を見ればわかることだが、ヒトは何としても食料を手に入れようとする。ヒトの食欲が進化したせいで、飢えたライオンから朝食を奪うこともためらわないようになっているのなら、どうして冷蔵庫から離れることができようか。

近年、肥満や代謝性疾患が増加しているが、その流れを変えるには進化という視点が非常に重要である。先進国に住む私たちは贅沢な「食の園」、フードトピアを築き上げた。「食の園」には手を出さずにはいられないような食べ物がふんだんにあり、私たちは何の苦労もせずにそれを手に入れることができる。一日中活動するよう進化した体を、快適な椅子やソファーにだらしなくあずけ、世界のことを映し出す明るいスクリーンの光を浴びているその姿は、加熱ランプの下のフライドポテトのようだ。そして、こうしている間に問題をかかえる人が増えていく。肥満、糖尿病、心臓疾患、がん、認知症——すべて増加中で、どれもエネルギーの消費、燃焼と密接に関連している。この流れを変え、こうした病気にかからないようにするためには、ヒトの体がどのようにはたらき、エネルギー消費、運動、食事がどう関連しているかをもっとよく理解する必要がある。代謝について空論ばかりを並べる人々が示すあまりにも単純な考え方から一刻も早く抜け出し、ダーウィンの考え方を受け入れれば、見通しは明るくなる。

さあ、進化したヒトの代謝の仕組みをしっかりと確かめ、すべての部分がどのように組み合わさってうまくはたらいているのかを理解しよう。代謝管理を効果的に行うには、代謝がどう機能しているかを理解する必要がある。

第2章——代謝とはいったい何か

知っているつもりで、実は説明できないこと

「音楽はどうやってラジオの中に入るんだ?」

そんな質問をされるとは思ってもみなかった。私はブライアン・ウッドとその妻カーラ、そして野外調査アシスタントのヘリースとともに、低いアカシアの木の下にテントを設営したばかりだった。ここはエヤシ湖と岩だらけのトリイカ・ヒルズの間に広がる乾燥した平原で、ハッザキャンプに近い。ブライアンと私はほこりっぽい地面にキャンピングチェアをおいて座り、夕暮れのぼんやりとした光の中で仕事の話をしていた。そばではハッザ族のバガヨとギガが地面に腰をおろし、ハッザの言葉で熱の入った議論を交わしている。2人は小さな乾電池式のラジオをもっていた。娯楽の限られているハッザランドでは貴重なものだ。議論の途中で彼らは私たちをそこに引き込み、言葉をスワヒリ語に切り替えてこう聞いた。

「音楽はどうやってラジオの中に入るんだ?」

なんてこった、そんなことは知ってて当然のはずなのに……。

新しい考え方や知識に触れるのは、旅の醍醐味の1つである。ハッザ族との間ではいつもそれが双方向で行われる。彼らの自然界に対する深い理解には驚くばかりだ。子どもでも数十種類の動物の体の特徴と習性をいえるのが普通で、目に入るすべての低木、草、木の用途——食料、燃料、家、道具

――も教えてくれる。ハッザの男は傷ついたインパラをはっきりとした手がかりなしで何マイルも追い、女は地面を石でたたいて、地下3フィート（1メートルほど）のところにある野生のイモの大きさと食べ頃を判断する。そのようすを見ていると魔法としか思えない。

私たちは外の世界について知っていることを彼らに伝える。本やちょっとした道具を見せる。ときどき夜の映画会を開いて、自然関連のドキュメンタリーやアクション映画をノートパソコンで上映する（『ジュラシック・パーク』はいつも好評だ）。だれもが生まれもつ好奇心は科学者の活力のもとだが、それがハッザの文化ではうまく育まれているようだった。彼らは知りたがりだ。

会話は何気なく始まるが、やがて地理学、宇宙論、生物学へと発展していくことがある。「あなたの家まで歩いて帰ると、どれくらいかかるのか？」。これは簡単な質問だが、答えるには、地球が丸くて途方もなく大きいこと、広大な陸地がいくつかあって、それが海で隔てられていることも話さなければならない（彼らにもこういう概念はあるものの、どうでもよさそうだった）。「セイウチは本当にいるのか？（もしいるなら、あれはいったい何なのか？）」。これももっともな質問だ。北極地方の野生動物を扱ったドキュメンタリーを見たばかりで、氷や海、海洋哺乳類について知らなければ、聞いて当然だ。セイウチは実在する（確かにおかしな）生き物で、ゾウの牙と魚の鰭《ひれ》の形をした脚をもつカバのようなものだ。私はそう説明してみた。でも、信じてくれたかどうかは甚だ自信がない。

本当にアインシュタインがいったのかどうかは確かではないが、よく彼の名言とされる言葉にこんなものがある。「何かを簡単に説明できなければ、それを本当に理解しているとはいえない」。ハッザの人々と話をしていると、この状況に陥る。調査用のそれぞれの機器はどんな仕組みなのか、『ジュラシック・パーク』の恐竜はコンピューターでどのようにしてつくられたのか、血圧計の腕帯は何を測っているのか。私のスワヒリ語には限界があり、彼らが正規の学校教育を受けていないこともあって、こうしたことを説明するのは楽しくはあるが、むずかしかった。理解しているつもりだったのにそうではなかったことが、何度も明らかになった。賢そうな専門用語に惑わされてわかった気でいたが、それは私にとっては何の意味ももたない空虚な言葉だったのだ。

音楽はどうやってラジオの中に入ったのか。

とりあえず私は説明を始めた。ハッザにいちばん近い大都市のアルーシャ（ハッザ族のだれもが知っている町だが、そんなに遠くまで行ったことのある人はほとんどいない）に建物がある。その中でだれかがテープかレコードを使って音楽を流す（ここまでは順調だ。彼らはテーププレーヤーを見たことがある）。さて、その建物には機械がある。その機械が、聞こえてくる音楽をアンテナという長い金属の棒から空中に飛ばす。ラジオは自分のアンテナを使ってその音楽を捕まえ、スピーカーから流す。

「そうか。でも、アルーシャにある建物から何が飛んでくるんだ、こんなに遠いのに？」

「それは電波だ」。私はそう答えながら、まずいことになったと思った。

「そうか……その電波というのは何なんだ？」

いい質問だ。「えー、電波は空中を移動するけれど、目に見えないし、音もしない。それでも音楽を運べて……」。私の声は小さくなっていった。電波をどう説明すればいいのかわからなかった。私自身、よく理解していなかったからだ。私にとって電波は、漫画に描かれるような、アンテナから弧を描いて出ていく線でしかなかった。「電磁エネルギー」の一種であることは知っていたが、それも空虚な専門用語だ。電波は光の仲間である、そうだろう？　しかし、金属棒から出ていって音楽を運ぶ、目に見えない光のことを、どうやって説明すればいいのか。そもそもこの説明で合っているのか。

「あっ！」。バガヨが狩りに使う弓を拾い上げながらいった。「これと同じだ」。

そして弓の弦を引っぱった。弦から出た音は目には見えないが、空中に飛ばされて私たちの耳まで届く。すばらしいたとえだ！　そう、今話していたのは、まさにそういうことだった！　私は音波と電波が別物であることを知っていた。しかし、自分がバガヨほどうまくは説明できないこともわかっていた。

ギガとバガヨは納得した。ブライアンと私はほっとした。今度、町に買い出しに行ったら、「電波」をググってみるつもりだ。

わかりやすくいうと代謝とは何か

ヒトの代謝に関する最新の科学的知識について話をするなら、代謝とは何か、代謝の仕組みはどうなっているかをしっかりと理解しておくことが必要だろう——典型的な生物学者の電波に対する理解程度では、とても十分とはいえない。ここでは、きちんとした説明をし、専門用語を控え、不要な話は一切しない。では、一から始めよう。

代謝は、体の細胞のすべてのはたらきをカバーする幅広い用語だ。このはたらきの大半は、細胞膜（細胞をとり囲む壁）の内と外への分子のとり込みや排出と、ある種の分子の別の分子への変換を伴う。あなたの体は液体が入った歩くバケツのようなもので、そのバケツの中で無数の分子——酵素、ホルモン、神経伝達物質、ＤＮＡなど——が相互作用している。これらの分子は食物から直接、使える形でとり出せるわけではない。エネルギーや構成物質として利用するために、細胞は血液の中の栄養素やその他の有用な分子を膜を通して絶えずとり込んでいる。そして、その分子を別のものに変え、体の他の場所で利用できるよう膜の外に押し出す。子宮の細胞はコレステロールの分子をとり込んでエストロゲン——全身に作用するホルモン——をつくり、血液の中に送る。神経細胞は細胞内の電位をマイナスに保つために、常にイオン（正または負の電気を帯びた原子）の汲み入れ、汲み出しを行っている。膵臓の細胞はDNAの助けを借りて、アミノ酸からインスリンやさまざまな消化酵素をつくる。その消化酵素の名前をあげていけば長いリストができる。代謝を行うあなたの体は、今も膨大な量の仕事をこなしているのだ。

　この仕事にはエネルギーを必要とする。実際、仕事とはエネルギーである。私たちは仕事とエネルギーの測定に同じ単位を使い、この2つの言葉をほとんど同じ意味で使うことができる。野球のボールを投げてみよう。ボールが手を離れるときの運動エネルギーは、当然、あなたがボールを加速させるためにした仕事に等しい。熱もエネルギーの一般的な形態の1つだ。子どものために牛乳を電子レンジで温めるとその温度が上がるが、いくら上がったかを調べると、ミルクがどれだけの電磁波エネルギーを吸収したかがわかる。ガソリンの燃焼によって生まれたエネルギーは、車を走行させるためになされた仕事とエンジンが生み出した熱の合計に等しい。人体であれ、車であれ、スマートフォンであれ、消費されたエネルギーは常に、そのエネルギーを使ってなされた仕事と発生した熱の和に等しいのだ。[1] すべてのものが物理の同じ法則に従っているのである。

　エネルギーはまた、燃料タンクの中のガソリンのような、仕事をしたり熱を生み出したりするポテンシャルをもつものの中に蓄えることができる。引き伸ばされた輪ゴムや仕掛けられたネズミ捕りのバネは、ひずみエネルギーをもっている。高い棚に不安定な状態でおかれ、床に落ちかねないボウリングのボールは、位置エネルギーをもっている。分子をまとめている結合は化学エネルギーをもち、分子が離れるときにそのエネルギーが放出される。1ポンド（約450グラム）のニトログリセリン（化学式 $4C_3H_5N_3O_9$）の分子は爆発時に窒素（N_2）、水（H_2O）、一酸化炭素（CO）、酸素（O_2）に分かれてすさまじいエネルギー（730キロカロリー）を放出する。[2] 1ポンドあれば、体重165ポンド（約75キロ）の人を2・5マイル（約4キロメートル）上空まで飛ばす（仕事）、あるいは蒸発させる（熱）ことができ、両者を組み合わせることも可能だ。エネルギーについて最後に押さえておきたいのは次の点である。エネルギーはさまざまな形——運動エネルギー、熱、仕事、化学エネルギーなど——に変換されるが、エネルギーの総和が変わることはない。

食物に含まれている化学エネルギーであれ、火がもつ熱であれ、機械がする仕事であれ、エネルギーの標準的単位はカロリーとジュールである。アメリカで食物の話をするときはカロリーを使うのが一般的だ。しかし、その使い方が混乱している。1カロリーは1ミリリットル（小さじ5分の1）の水の温度を1度上げるのに必要な熱量と定義されている。[3] ごくわずかのエネルギーだ——小さすぎて、食物の話をするには役立たない（道路の案内標識に、目的地までの距離をインチ単位で示すようなものだ）。私たちは食物の「カロリー」というとき、実際には「キロカロリー」、つまり1000カロリーの話をしている。チェリオ〔シリアルの商品名〕の1食（28グラム）当たりの熱量は、箱に示された栄養成分表示によると100カロリー。しかし、これは実際には100キロカロリー、または10万カロリーを意味している。

では、なぜ「カロリー」ばかりを使い、「キロカロリー」といわないのか。1800年代の終わりに科学者たちは食品に含まれるエネルギーの推奨単位に「カロリー（calorie）」を選んだが、このとき、アメリカの栄養学の先駆者で大きな影響力のあったウィルバー・アトウォーターが、古くからの不可解な慣例にこだわって、キロカロリーといいたいときは「Calorie」と、「calorie」の語頭を大文字で書くことを決めた。[4] これは、「mile（マイル）」といいたいとき、語頭を大文字にして「Yard（ヤード）」と記すようなものだ。以来、私たちは食品ラベルの紛らわしいカロリー表示に煩わされている。もちろん、これはアメリカの長く、恥ずかしくなるような測定の歴史の1コマにすぎない。計量用の小さじやインチ、華氏をいつまでも使い続ける国は、自国の単位について話し合うことに対して、明らかに深い心理的問題をかかえている（なお、文明世界を旅行していて食品ラベルのジュール表示をカロリーに換算したいときは、ジュールの数値を4で割ればいい[5]〔欧州諸国など、食品のエネルギー表示単位にジュールを使っている国は多い〕）。

仕事とエネルギーは同じコインの裏と表である。したがって、ヒトの細胞がするすべての仕事とヒトの細胞が消費するすべてのエネルギーは、同じものを2つの方法で測定していると考えればよい。「代謝」と「エネルギー消費」は同じ意味で使うことができる。私のような進化人類学者や医師、公衆衛生に携わる人々がエネルギー消費にこだわる理由はそこにある。代謝率を知ることで代謝測定ができる。代謝測定は身体活動量の基本的測定方法である。代謝率は1分間に消費されるエネルギーで、細胞が行う仕事のスピードによって決まる。あなたの体内で細胞がこなしている仕事をすべて合わせると、あなたの体の代謝率がわかる。代謝率とは、顕微鏡でしか見えないほど小さな37兆人の音楽家が総力をあげて奏でる複雑な交響曲である。

体を維持する洗練された代謝の仕組みを私たちは当然のもののように思っているが、これは進化の驚異だ。今日見られる単細胞生物の最も単純な代謝システムの基本となる形が地球上に現れるまでにおよそ10億年——その間に膨大な数の生命体が現れ、出だしで失敗する、最後に行き詰まるということが繰り返された——を要した。試しては（ほとんどの場合）失敗という状態が延々と続いたわけだ。

そして、組織化された代謝システムと役割分担がなされた最も単純な多細胞生物が現れるまでに、さらに20億年かかった。その間に生命体は基礎化学に関するいくつかの難題に突き当たった。まず、油を水と混ぜなければならなかった。さらに、酸素は燃焼を起こし生物を殺す化学物質だが、生きるためにはそれをうまく利用する必要があった。脂肪と糖は1グラム当たりのエネルギーがニトログリセリンを上回るため、生物自身が爆発したり生きたまま茹でられたりしないよう、注意深く燃料として燃やす必要もあった。

おかしな話はさらにある。私たちの体が行うあらゆる仕事のためのエネルギーを供給するのは、もとは別の生命体だったミトコンドリアで、私たちの細胞に住み着いている。ミトコンドリアは自身のDNAと20億年に及ぶ進化の歴史をもち、その歴史には地球上のすべての生き物を絶体絶命のピンチから救ったことも含まれる。また、食べたものを利用できる形になるまで分解する仕事の大半を担っているのは、消化管の中に広がる生態系である。この微生物叢《そう》（マイクロバイオーム）は何兆もの細菌からできていて、それらは私たちの消化管の端から端までをすみかとしている。口とお尻をつなぐ長いヘビのような通路のすべてを、だ。

私たちは、一部は人間、一部はその他の生命体という歩くキメラであり、命を失った食物を生きた人間に変えるという奇跡を、何も考えずに毎日行っている。これについてはすでにお聞きのことと思うが、多分、教科書にはこの魔法のようなはたらきが何の面白味もないこととして書かれているのだろう。だから、もう一度聞いてみる価値は十分ある。食事が健康にどのような影響を及ぼすのか、体はエネルギーをどのようにして燃やすのか——つまり生命はどう機能しているのか——、それを理解するための基盤となるのがこの話である。

「あなたはあなたの食べたものでできている」

　少なくとも古代ギリシアの時代から１６００年代まで、人々は——アリストテレスのような頭の切れる人たちも含め——ハエやネズミなどの生き物は泥や腐った肉のような無生物から自然に生まれてくると考えていた。当時としては自然な話だ。納屋のすみにひと山のぼろと干し草をおいていたら、ある日そこにネズミがいた。ウジはだれの手も介さずに、古い死体からわいてくるように思えた。微視的世界に対する知識も厳密な実験法もない時代には、こう考えるしかなかったのだ。この考え方は、１８５９年にルイ・パストゥールが画期的な実験を行うまで残っていた。彼はスープを煮立て、そこにほこりや虫を入れなければ何も発生しないことを示した（それ以来、パストゥール法と呼ばれる低温殺菌法が食品に施されるようになった）。今日、「自然発生」という考え方は、人がいかに無知だったか、科学がどれほど進歩したかを小学生に教えるための典型的な例となっている。

　ハエが死体から自然に姿を現すなんて、もちろん馬鹿げた話だ。しかし、20世紀の科学的な代謝研究の結果わかったのは、事実はさらに奇なりということだった。動物や植物をはじめとする生き物はすべて基本的には「自然発生マシン」であり、自分や子の体を食物や水、空気を使って組み立てているのだ。ハエは結局、腐った肉からハエの赤ん坊をつくりだす小さな機械なのである。[6]

　古くてかえっておもしろい『ソイレント・グリーン』は、１９７３年に公開されたアメリカのＳＦ映画で、舞台は陰鬱な未来のニューヨークである。チャールトン・ヘストンが演じる人物は、だれもが食べている緑色の食品が実は人からつくられていることを知って愕然とする。最後の劇的シーンで、彼はだれかの耳に届けばと、「ソイレント・グリーンは人だ！」と叫びながら病院に搬送される。そして、時は移って２０１８年。企業が芸術を利用して巧みに金を儲けるこの現実社会で、私たちは実際にソイレントと名付けられたフードミックスを買うことができる。このチューブ入りのどろりとした栄養食品は従来の食事に代わる栄養代替食で、忙しい人や昼食を一緒に食べる友だちのいない人のためにつくられている。どんな味かは知らないが、最近はこうしたソイレント・グリーンを思わせる食品が売られている。今日ネットで買うことのできるソイレントが、人からつくられたのではないのは確かだが、重要なのは、それは不可能な話ではないということだ。あなたはただそれを食べればいい。

あなたの体の細胞も、骨も筋肉も、脳も腎臓も、爪もまつ毛も、体内を巡る6クォート（5・5リットル）ほどの血液も、すべてあなたの食べた食物のかけらを組み合わせてつくられている。あなたが活動し、生きていくために必要なエネルギーも、すべて食べ物からつくられる。あなたはあなたの食べたものでできている。言い古された言葉だが、これは生命の実際の仕組みをよく伝えている。かなりの数のアメリカ人が、文字通り、歩いて話をするビッグマック（ただし構成し直されたもの）だと思うとぞっとする。私の子どもたちはほとんどすべてチキンナゲットとパスタ、ヨーグルト、ニンジンからできていて、エネルギーもそこから得ている。私のエネルギー源はほとんどがプレッツェルとビールだ。この仕組みはいったいどう機能しているのだろう。

昼食に食べたピザは体の中でどうなるか

昼食の話から始めよう。あなたの目の前に光沢のある焼き立てのペパロニピザがある（完全菜食主義《ヴィーガン》の人はソーセージとチーズを別のものに代えて、この思考実験をしてほしい）。一口食べてかみ砕いていくと、パン、ソース、ソーセージ、チーズが贅沢に混ざり合って味蕾《みらい》の上で踊る。クラストが歯に当たり、口蓋の奥からにおいが立ち上がって鼻を満たす。最高だ。

　錬金術が始まった。食べ物とその主な構成要素である主要栄養素の消化は、かみ砕いて唾液と混ぜるところから始まる。主要栄養素は3つ。炭水化物、脂質、タンパク質だ。炭水化物はでんぷん、糖類、食物繊維に分かれ、その大半は植物に由来している——今食べているピザのクラストとトマトソースがここに入る。脂質（油を含む）は植物性、動物性の両方がある——チーズとペパロニがこの仲間だ。タンパク質は主に動物の組織や植物の葉、茎、種子（豆、ナッツ、穀粒を含む）に含まれている。タンパク質が豊富なのはペパロニとチーズ、それから上に散らされたバジルの葉である。クラストにはタンパク質も含まれている。その中のグルテンはアレルギーを引き起こすということで評判は悪いが、そのおかげで噛み応えのあるピザになる。

　ピザの中には水や体に必要なミネラル、ビタミンなども少量、閉じ込められている。しかし、大切なのはやはり主要栄養素——炭水化物、脂質、タンパク質——だ。これがあなたの体をつくり、エネルギーを供給する。代謝の原料となるのはこの3つである。

　食物からとった炭水化物、脂質、タンパク質が体の中でどこに行き、どんな仕事をするかを図2-1に示した。これを主要栄養素のための地下鉄路線図と考えてほしい——初めはわかりにくいが、各路線を出発地から目的地までたどっていくと簡単だ。それぞれの主要栄養素が決まった路線を進み、各路線には3つの駅がある。分解、生成、燃焼の3カ所だ。すぐれた交通網と同じように、ある路線から別の路線に進むルートも設けられている。では、出発だ！

◉炭水化物

典型的なアメリカ人の食生活をしている人は、1日の摂取カロリーの約半分を炭水化物からとっている。最近、低炭水化物ダイエットが人気だが、ハッザ族のような狩猟採集民を含め、世界のどの文化を見ても、炭水化物からとるカロリーが、脂質やタンパク質からとるカロリーを上回っている（第6章）。私たちは結局のところ霊長類であり、霊長類は植物——とくに熟した甘い果実——を食べる。炭水化物は私たちの主要なエネルギー源であり、6500万年の間、私たちはそれに頼ってきた。[7]

　炭水化物は糖類、でんぷん、食物繊維の3つの形でとり入れられる。糖類とでんぷんは分解され、グリコーゲンを生成して貯蔵するのに使われる。燃焼してエネルギー源となるものもある。さらに、のちほど述べるが、糖類、でんぷんは脂肪に変わることもある。食物繊維はこれとは違い、糖類とでんぷんの消化、吸収を制御する、腸内微生物叢の細菌をはじめとする何兆もの生き物の餌となるなど、消化管で重要な役割を果たす。微生物叢は食物繊維の消化にとって極めて重要で、これがなければ、私たちは困ったことになる。だが、まず糖類とでんぷんの跡を追うことにしよう。

　糖類は小さな炭水化物で、炭素、水素、酸素が鎖のようにつながっている。最も小さなものは糖分子1個の大きさである（以降、これを単糖と呼ぶ）。単糖にはブドウ糖や果糖、ガラクトースがある。単糖が2つ結合した糖類——ショ糖、乳糖、麦芽糖など——は二糖と呼ばれる。ショ糖（グラニュー糖などの砂糖）はブドウ糖と果糖、乳糖はブドウ糖とガラクトースからなり、麦芽糖は2つのブドウ糖でできている。

　でんぷんは多数の糖分子が長い鎖状に結合したものである。その数の多さから多糖、あるいは複合糖質と呼ばれている。植物に含まれているでんぷんの最も一般的な糖分子はブドウ糖だ。植物のでん

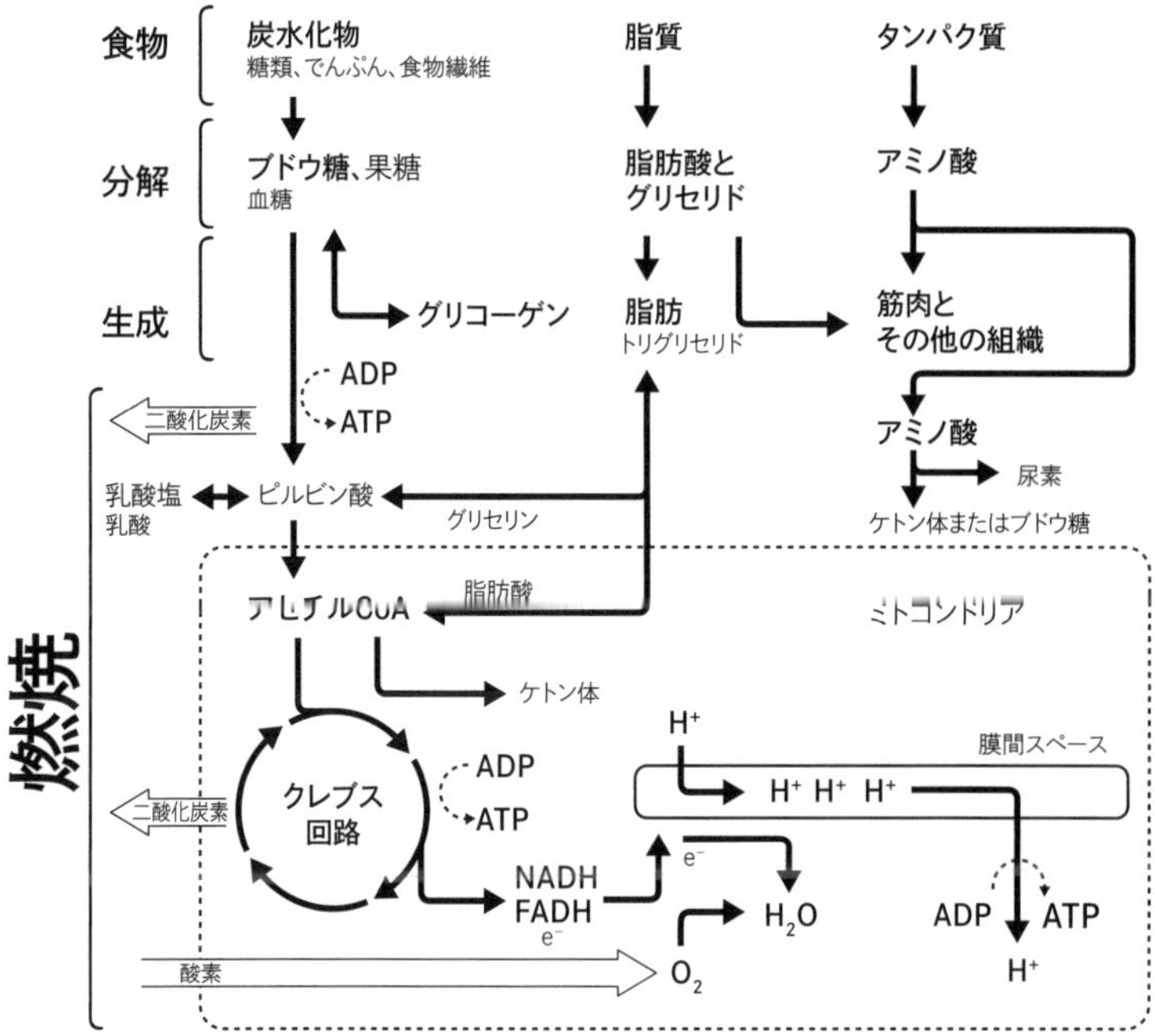

図2-1　主要栄養素のための地下鉄路線図　主要栄養素（炭水化物、脂質、タンパク質）はそれぞれ独自の路線をもち、分解、生成、燃焼という3つの主要駅がある。矢印が1つの路線は一方通行で、2つの路線は双方向通行である。わかりやすくするために、いくつかの路線を省いた。食物繊維の消化は微生物叢によって行われ、それにより脂肪酸ができると、脂肪の路線に入る。糖類はDNAのような体を構成する物質をつくるのに使われる。アミノ酸がブドウ糖、あるいはケトン体に変わる過程はさまざまだが、すべては示していない。炭水化物の分解によってできるガラクトースも一般的ではないことから省略した（e^-は電子、H^+は水素イオンを表す）。

ぷんの分子にはブドウ糖が何百もつながったものもあり、植物はこのような形でエネルギーを蓄える。ジャガイモやヤムのような植物のエネルギー貯蔵庫にエネルギーが豊富にあるのはこのためだ。植物に含まれているでんぷん（私たちの食物に含まれているでんぷん）のほぼすべては、アミロース、アミロペクチンという２つの多糖からなっている。

でんぷんと糖類はどんな食物からとり入れられるにせよ、分解されると３つの単糖の中の１つになる。でんぷんの分解は口の中で始まる。唾液に含まれているアミラーゼと呼ばれる酵素のはたらきで、長いアミロースとアミロペクチンが分解されていく。酵素はタンパク質で、分子を分解したり、化学反応を促進するなどのはたらきをする（酵素の名前はたいてい「ーゼ」で終わる）。アミラーゼのような消化酵素は食物の分子をとても細かく分解する。でんぷんがヒトの進化にとって非常に重要だったことから、私たちはどの類人猿よりも多くのアミラーゼをつくるよう進化した。これについては第６章で述べることにする。

どろどろになった食べ物は胃に送られ、食べ物と一緒に入ってきた細菌などの微生物が酸で殺される。そのあと、食べ物は胃から小腸に押し出され、ここで分解の大半が行われる。でんぷんと糖類は小腸と膵臓から分泌される酵素によってさらに細かくなる。膵臓は長さ約５インチ（十数センチメートル）の、細い唐辛子のような形をした臓器である。胃の下に位置し、胃とは短い管でつながっている。膵臓はインスリンを分泌することでよく知られているが、分解に必要な数十の酵素も大半がここでつくられている（炭酸水素塩も分泌し、小腸に入ってくる酸性の胃液を中和する）。酵素の組み立て（その酵素に特有の形や構造）と産生量（ある特性の酵素を大量につくるか、少ししかつくらないか）は遺伝子によって制御される。

たとえば、乳糖不耐症で牛乳を消化できない人がいるが、それはその人の遺伝子がラクターゼという酵素の組み立てや生産を停止しているからだ。ラクターゼは二糖の乳糖をブドウ糖とガラクトースに分解するのに必要とされる。このはたらきをもつ酵素は他にないので、乳糖不耐症の人の場合、乳糖はそのまま大腸まで届く。すると大腸の細菌は大喜びで乳糖を利用し、ガスの大量発生をはじめ、なんとも困ったさまざまな症状を引き起こす。

でんぷんと糖類の分解は、すべての多糖と二糖が単糖になるまで続く。食事でとる炭水化物の大半はでんぷんで、でんぷんはすべてブドウ糖の結合であることから、とり入れたでんぷんと糖類の約80%は最終的にブドウ糖となる。[8] あとは果糖（15%）とガラクトース（5%）だ。もちろん砂糖（つまり、ブドウ糖と果糖が一緒になったショ糖）や異性化糖（ほぼ1対1の割合の果糖とブドウ糖に水を混ぜたもの〔果糖ブドウ糖液糖〕）がたっぷりの加工食品に食事が偏っている人は、果糖の値がもう少し高く、ブドウ糖の値がもう少し低いかもしれない。

これらの糖類は腸壁から吸収され、血流に送り込まれる。腸壁には血管が張りめぐらされていて、食後は栄養を運ぶために消化管への血流が2倍以上になる。[9] 食後、とくに炭水化物の多い食事をとったとき、血糖値（ほとんどがブドウ糖）が上がるのはこのためだ。食べたものが加工食品で、食物繊維が少なく、簡単に消化できると、炭水化物がすぐに分解されて糖類が一気に血流に入り、血糖が急増する。このような食品はグリセミック指数が高いといわれる。グリセミック指数は、ある食品を食べ、その2時間後に計測した血中のブドウ糖濃度の上昇の度合いを示すもので、ブドウ糖だけをとった場合を基準としている。消化しにくい食物は分解にも吸収にも時間がかかり、血糖値は時間をかけて穏やかに上昇する——そして、グリセミック指数は低い。食事については第6章で述べるが、グリセミック指数の低い食品が体にいいという証拠がいくつか示されている。[10]
この糖類の消化における縁の下の力持ちは、食物繊維と微生物叢である。食物繊維は人体――少なくともヒトの消化酵素――では分解されない炭水化物の類いのことだ（食物繊維にはたくさんの種類がある）。この簡単には切断できない糸状の分子のおかげで、植物の各部は強度と形を保つことができる。私たちが食物からとった繊維は腸壁を濡れた毛糸のブランケットのように覆って格子状のフィルターとなり、糖類や他の栄養素が血流に入り込むのを遅らせる。オレンジジュースのグリセミック指数――糖類の血中への流入度合い――がオレンジより25％ほど高いのはこのためである。オレンジには食物繊維が含まれているが、ジュースにはあまり含まれていないのだ。[11]
食物繊維は微生物叢の餌にもなる。微生物叢はヒトの消化管に住んでいる微生物の集まりで、食物の消化を助けてくれる。その大半は大腸か結腸に生息し、食物繊維のような小腸で消化できないものをすべて処理する重要な役目を果たしている。微生物叢がいかに大切かはまだわかり始めたばかりだが、そのスケールには驚かされる。細菌の数は何兆にも及び、それぞれが数千の遺伝子をもっている。[12]微生物叢は人体に生息する重さ4ポンド（2キロ）近くの超個体のようなものだ。[13]これらの細菌は、ヒトの細胞ではつくることのできない酵素を使って食物繊維の大半を分解し、短鎖脂肪酸を生成する。その脂肪酸を私たちの細胞が吸収し、エネルギー源として利用する。微生物叢には、小腸で見逃されたものを分解する、免疫システムの活動やビタミンなどの必須栄養素の生成を助ける、消化管を適切な状態に保つ、などのはたらきもある。肥満から自己免疫疾患まで、ヒトの健康に及ぼす微生物叢の影響は広範囲にわたり、毎日のように新しい発見がなされている。今確かにいえるのは、あなたの微生物叢の元気がなければ、あなたの元気もなくなるということだ。

私たちは炭水化物を欲し、とり入れる。その主な理由、つまり私たちの細胞から見た炭水化物の存在理由は、エネルギー源という点にある。[14] 血流に入った糖類の行き先は2つしかない――今、燃焼するか、将来に備えて蓄えられるかのどちらかだ（図2-1）。このとき登場するのが膵臓でつくられたインスリンというホルモンである。いくつかの細胞は、膜を通してブドウ糖の分子をとり込むのにインスリンを利用している。

炭水化物の燃焼には2段階ある。これについてはあとで詳しく述べよう。すぐに燃焼しなかった血液中の糖類はグリコーゲンとして筋肉や肝臓に貯蔵される。グリコーゲンは植物に含まれるでんぷんに似た複合糖質だ。エネルギーが必要になったらここから簡単にとり出せるが、炭素と水が同じ割合で含まれているので（ここから「炭水化物」という言葉が生まれた）、比較的重い。缶入りのスープのようなものだ。手間いらずだが、水が入っているので重くてかさばる。

他の動物同様、ヒトのグリコーゲンの貯蔵量には限度がある。バケツがいっぱいになったら、血糖はどこかよそに行かなければならない。そして唯一残された道は、脂肪に変わることである。

エネルギーの必要量が満たされていて、グリコーゲンの貯蔵量が上限に達すると、余った糖分は脂肪に変わる。溜まった脂肪をエネルギー源として利用するのは少しむずかしい――脂肪を燃える形に変えるには手間がかかるのだ。しかし、エネルギーとして蓄えておくにはグリコーゲンよりはるかに効率的である。水が含まれておらず、エネルギーがぎゅっと詰まっているからだ。そして、だれもがよく承知しているように、人体の脂肪の貯蔵量に事実上、上限はない。

◉脂質

脂肪の行程は極めてシンプルだ——脂肪は体内で脂肪酸とグリセリドに分解され、そのあと再び脂肪が生成されて、最後はエネルギー源として燃焼する。だが、脂肪の分解はむずかしいという問題がある。これは、よく知られている化学の基本、油と水は混じらないという事実に起因している。脂肪（油を含む）は疎水性が高い。つまり、水に溶けない。しかし、地球上のすべての生き物がそうであるように、ヒトの体の基本は水である。脂肪の塊を水だけで微細に分解するのは不可能——油まみれの鍋を洗剤なしで洗うようなものだ。進化によってそれはどう解決されたのか？　答えは胆汁だった。

胆汁は四体液の1つとして人の気分や気質に影響を及ぼすと長く考えられていた。賢い人々がとんでもないことを信じるおかしな一例だ。ヒポクラテスから1700年代の医者や生理学者まで、頭の切れる人たちが、黄胆汁が多すぎると人は攻撃的になると考えた。そして、体液のバランスを失ったと考えられる人がいたら、医者はヒルを使ってその人の血を吸い出したのだ。1世紀ほど前の近代医学の始まりまで、医者は多分、救った命より多くの命を奪っているが、その理由の1つはここにある。今日では、胆汁は脂肪の分解を助けることがわかっている。

胆汁は肝臓でつくられる緑色の液体で、胆のうに貯蔵される。[15]胆のうは親指くらいの大きさの袋状の器官で、肝臓と小腸の間にあり、短い管でこの両方とつながっている。脂肪が胃から小腸に入ると、胆のうがどろどろした食べ物に胆汁を少し吹きつける。すると胆汁酸（胆汁塩とも呼ばれる）が洗剤のような役割を果たして、脂肪と油の塊を乳濁滴に分解する。[16]脂肪が乳化されると、肝臓でつくられた「リパーゼ」という酵素がそこに加わり、乳濁滴はさらに小さなミセルという粒子に変わる。その直径は人の髪の毛の100分の1だ。ミセルは炭酸飲料の泡のように、できては壊れ、またできる。そして、壊れるたびに脂肪酸とグリセリド（グリセリン1分子に脂肪酸がついたもの）を放出する。脂肪と油は基本的にこの2つでできている。

脂肪酸とグリセリドは腸壁から吸収され、またトリグリセリド（グリセリン1分子に脂肪酸が並列に3つ、吹き流しのようについたもの）に戻される。体内の脂肪は普通、トリグリセリドだ。ここで体は次の難問に直面する。トリグリセリドは水になじまず、血液のような水分の多い液体では凝集する。血液が固まると脳や肺などの小血管が塞がって、死に至ることがある。これを解決するために、トリグリセリドをカイロミクロンという球状の容器に入れる仕組みができた。こうすれば脂肪が固まらない。しかしカイロミクロンは大きすぎて毛細血管の壁を通れず、血液にのせて全身に届けることができない。

そこでカイロミクロンに入れられた脂肪の分子はリンパ管から吸収される。監視システムでもあり、不要物の回収役でもあるリンパ管は、全身を巡る独自のネットワークをもち、老廃物や細菌、その他のゴミなどをとり込んで、その処理場であるリンパ節や脾臓のような免疫系の臓器まで運ぶ。脂肪の入ったカイロミクロンのような大きな粒子を拾い上げるのにぴったりだ。リンパ管はまた、血管の外に出た血漿（1日に3クォート（約3リットル））をすべて集めて循環系に戻す。そのため、リンパ管には静脈への通関港のようなものがある。腸壁にある乳《にゅう》び管と呼ばれる特別なリンパ管はカイロミクロンをリンパ系にとり込み、カイロミクロンは心臓の上あたりで直接、静脈に放出される。

脂肪を詰めたカイロミクロンはとても大きく、脂肪たっぷりの食事をとるとたくさんつくられる。このため血液は乳白色を帯びる。しかし、カイロミクロンは最後には分解され、その中身は貯蔵、あるいは利用される。血管壁に存在するリポタンパクリパーゼという酵素が、まずはトリグリセリドを脂肪酸とグリセリンに分解する。これがトリグリセリドに戻らないうちに、脂肪酸は脂肪酸トランスポーターという機能そのままの名前で呼ばれる分子を介して、待ち受けていた細胞にとり込まれる。脂肪の大半は脂肪細胞と筋肉に蓄えられ、エネルギー不足に備えた燃料庫ができる。お腹や太ももあたりに感じられる脂肪や霜降り肉の脂肪が、このトリグリセリドだ。体が肝臓をはじめとする臓器にたくさんの脂肪を蓄え始めると問題である。肝不全などのさまざまな病気につながりかねないからだ。脂肪肝の原因は不明なケースもある。しかし、肥満はその大きなリスクファクターだ。[17]

私たちがとり入れた脂肪のいくらかは、細胞膜や、神経の外側を覆うミエリン、脳の一部などの構成成分となる。これに必要な脂肪酸の一部は他のものを組み替えてもつくることができない。そのため必須脂肪酸とされていて、食物からとる必要がある。食品会社が、自社が扱う魚や牛乳、卵にオメガ3脂肪酸（必須脂肪酸）が含まれているとしきりに宣伝するのはこのためだ。

炭水化物同様、脂肪が行き着くところ——ヒトがなぜ脂肪を欲し、人体がなぜ手間を惜しまず脂肪を分解、貯蔵するのか、その理由——は、エネルギーを得るための燃焼である。すべての動物が脂肪という形でエネルギーを蓄えるよう進化したのは、わずか1オンス（約30グラム）の脂肪に255キロカロリーという、信じられないほどのエネルギーを詰め込むことができるからだ。これはジェット燃料と同じくらいで、ニトログリセリンのエネルギー密度の5倍以上、一般的なアルカリ電池の100倍近い数字だ。[18] 幸い、脂肪はゆっくり分解されてエネルギーとなり、ダイナマイトの爆破のように一気に分解が進んだりはしない。脂肪の一部は消化直後のできたての状態ですぐに燃焼するが、ほとんどの場合、体は蓄えた脂肪を食事と食事の間に燃料として使う。貯蔵されたトリグリセリドは脂肪酸とグリセリンに分解され、エネルギーを生み出すために利用される（図2-1）。これについてはあとでさらに詳しく見ていこう。

●タンパク質

タンパク質の行程は興味深い。タンパク質は、脂質や炭水化物のような主要エネルギー源ではない（肉が大好物でない限り）。その主な役割は、筋肉などの組織をつくり、壊れた組織を再生することである。タンパク質もエネルギーを生み出すが、毎日のエネルギー消費量を考えると貢献度は低い。

タンパク質の分解は、胃でペプシンという酵素の作用を受けて始まる。胃壁の細胞でペプシノーゲンという酵素の前駆体がつくられ、それが胃酸によってペプシンに変わる。ペプシンは映画『シザーハンズ』よろしく、触れたタンパク質すべてを細かく分解する。食物が胃を離れて小腸に入っても、膵臓から分泌される酵素の力で分解は続く。

タンパク質はすべて、構成単位であるアミノ酸になるまで分解される。アミノ酸は凧のような形をした――頭からしっぽが伸びている――分子だ。どのアミノ酸も頭は同じで、窒素を含むアミノ基とカルボン酸が結合している。アミノ酸は、しっぽの違いによって区別され、しっぽは炭素、水素、酸素で構成されている。地球上には数百種類のアミノ酸があるが、生きている植物や動物でタンパク質を構成するために使われるのは21種類だけだ。ヒトの場合、このうち9種類が必須アミノ酸とされている。つまり、人体はそれをつくれず、食事からとる必要があるということだ（心配は無用――まだ死んでいないのなら、摂取できている）。それ以外のアミノ酸は、必要ならば他のアミノ酸を分解して組み替えればつくれる。だが、その話はまたの機会にしよう。

分解されたアミノ酸は、次に人体を構成する組織をつくる（図2-1）。ピザからとり入れたタンパク質はアミノ酸に変わると、小腸の壁から血流に入り、細胞にとり込まれてタンパク質をつくるわけだ。タンパク質はアミノ酸が鎖状につながったもので、アミノ酸からタンパク質をつくるのはＤＮＡ

の主要な仕事の1つである。DNAは遺伝子の本体で、アミノ酸の配列を決め、それに基づいてタンパク質が合成される[19]（遺伝子の一部は調節遺伝子で、それ自体はタンパク質を合成しないが、タンパク質を合成する遺伝子を抑制したり活性化させたりする）。DNAの塩基配列（アデニン、チミン、シトシン、グアニンが並んだもの）が異なると、アミノ酸の配列が異なり、少し違うタンパク質がつくられる。これは個体間の生物学的差異を生む一因となる。アミノ酸はエピネフリン、セロトニンなど、さまざまな分子をつくる材料にもなる。エピネフリンは闘争・逃走反応を引き起こすホルモン、セロトニンは脳の細胞が情報をやりとりするときに必要な神経伝達物質だ。

　これらの組織や物質はやがて壊れていく[20]。壊れると最終的にアミノ酸に戻り、血液で肝臓まで運ばれるのだが、ここで少し厄介なことになる。アミノ酸のアミノ基の構造（NH_2）はアンモニア（NH_3）によく似ている（アミノ、アンモニアと、名前も似ている）。アンモニアを配合した家庭用洗剤を飲むと死んでしまうが、それと同じように、アミノ酸の分解によってアンモニアが溜まっていくとたいへんなことになる。幸い、ヒトはそのアンモニアを尿素に変えるよう進化した。尿素は血液によって腎臓に送られ、尿中に排出される。尿のつんとした刺激臭は尿素のせいだ。アンモニアが尿素に変わったことを考えると、それも納得がいく。

　私たちは1日に50グラムのタンパク質を尿という形で排出している。運動をすると筋肉の壊れる量が増えるので、排出量も増える。タンパク質不足にならないよう、十分な量を補給しなければならない。しかし、必要以上にタンパク質をとると、余分のアミノ酸は尿素に変わり、尿に交じって排出される。もしタンパク質のサプリメントに頼ってこのようなことになっているのなら、なんとも高価な尿である。

タンパク質の路線の最後の駅は、アミノ酸の燃焼だ（図2－1）。窒素を含んだ爪の頭の部分が切り落とされ、尿素になって送り出されると、しっぽはケトン体かブドウ糖をつくるのに使われる（この過程は糖新生と呼ばれる）。次に見る通り、この3つはどちらもエネルギー源として利用できる。タンパク質は1日の消費カロリーの15％程度をまかなうにとどまり、それほど大きな役割は担っていない。[21] しかし、飢餓状態では、タンパク質が緊急のエネルギー源となる。これは、家を暖めるために家具を燃やしているようなものだ。これが極端なところまで進むと、ナチスの強制収容所の犠牲者たちのような、あばら骨が浮き出た姿になる。なんとかして生き続けるために、体が我が身を削っているのだ。

カロリーの燃焼とはATPをつくることである

代謝のための路線図ではどの路線も最後は同じところに行き着いている。それはエネルギー源だ。炭水化物、脂質、タンパク質。そのどれもが原子の化学結合という形でエネルギーを蓄えている。この結合がはずれるときにエネルギーが放出され、体を機能させるために利用される。

生物体は人体も含めすべて、アデノシン三リン酸（ATP）という形でエネルギーを蓄えている。ATPは極小の充電式バッテリーのようなもので、アデノシン二リン酸（ADP）にリン酸を加えることで「チャージ」できる（名前は「三」と「二」が異なるが、ATPにはリン酸が3個、ADPにはリン酸が2個ついている）。ATP1グラムにはおよそ15カロリー（キロカロリーではなく、カロリー）のエネルギーが含まれているが、ヒトの体には常時50グラムほどしか存在していない。これは、体にエネルギーを供給するために、ADPをATPに変え、またADPに戻すという営みが1日に3000回以上繰り返されているからだ。[22] そして、炭水化物、脂質、タンパク質の燃焼とは、糖類、脂肪、アミノ酸の分子が蓄えている化学エネルギーを、3番目のリン酸をもつATPの化学結合に移動させるということである。私たちは食物を食べてエネルギーを生み出すが、実際にはATPをつくっているのだ。

まず、1分子のブドウ糖から話を始めよう。ヒトの体はこの単糖を重要なエネルギー源としている（これから述べる代謝の話は、果糖、ガラクトースについても基本的には同じことがいえる）[23]。ブドウ糖には食物からとった炭水化物に含まれていたものや、グリコーゲンに形を変えて蓄えられていたものがある。炭水化物に関するセクションの最後で触れたように、糖類の燃焼には2段階ある。まず、ブドウ糖（$C_6H_{12}O_6$）は10のステップを経てピルビン酸（$C_3H_4O_3$）に変わる。これには2分子のATPが必要だが、4分子のATPがつくられるので、正味で2分子のプラスとなる。この反応は比較的早く進み、100メートル走やジムでのパワーリフティングなど、瞬間的に大きなパワーが必要なときはこうしてエネルギーを得る。

この代謝の第1段階は嫌気的代謝と呼ばれる。酸素を必要としないからだ。それはテレビでオリンピック観戦をすればよくわかるだろう。一流の短距離走者はまったく息をしていないようだし、重量挙げの選手は息を止めている。効率的な呼吸をしていないか、あるいは（こちらの可能性のほうが高いが）筋肉を速く、激しく動かしすぎてピルビン酸の生成ペースに酸素供給が追いつかないか、である。このどちらかの原因で酸素が不足すると、ピルビン酸は乳酸塩に変わる。乳酸塩がピルビン酸に戻るとエネルギー源として利用できるが、これが蓄積して恐ろしい乳酸になることもある。激しい活動をしたり自分を極限に追い込んだりすると、乳酸が溜まって筋肉が痛む。

第2段階は好気的代謝で、ここでは酸素が必要となる。細胞内に酸素が十分あると、第1段階の最後にできたピルビン酸が細胞内のミトコンドリアという小器官にとり入れられる。ミトコンドリアは通常の細胞に多数存在していて、ATP産生のほとんどを担っていることから、細胞の発電所として知られている。私たちの命を保つ魔法のような化学反応がここで起きているのだ。

ミトコンドリアの中でピルビン酸はアセチルCoA（アセチル補酵素A）に変換される。アセチルCoAは、最も重要なのにあなたが多分聞いたことのない、あるいはすっかり忘れてしまった化学物質、という地位をATPと競うほどの存在だ。アセチルCoAは乗客——炭素、水素、酸素の原子——で満員なのに、引っぱってくれる機関車がない車両に似ている。そこで登場するのがオキサロ酢酸だ。これがアセチルCoAに連結されて、クレブス回路〔クエン酸回路やTCA回路、トリカルボン酸回路とも呼ばれる〕という環状線を走りだす。[24] 列車は8カ所で停車し、それぞれの駅で炭素、水素、酸素の出入りがある。この出入りによって2分子のATPがつくられる。終着駅まで残っているのは機関車のオキサロ酢酸だけになり、それがまた別のアセチルCoAにつながれて、同じ線路を回る。

ここで重要なのは、クレブス回路では乗客の一部が乗り降りするときに持ち物を盗まれることである。電子をNADHとFADHに奪われるのだ。NADHとFADHはミトコンドリアの裏通りまで駆けていき、奪った電子を膜にある特別な受容体——壁についたドア——に渡す。ミトコンドリアの膜は魔法瓶のように二重になっていて、内膜と外膜の間に膜間スペースと呼ばれるわずかな空間がある〔クレブス回路は内膜の内側の「マトリックス」と呼ばれる空間ではたらく。電子を受けとる受容体は内膜に埋め込まれており、マトリックスと膜間スペースをつないでいる〕。電子が内膜にある受容体にあずけられると、正電荷をもつ水素イオン（豊富にある）が負電荷をもつ電子を追って、膜間スペースに閉じ込められる。水素イオンは、わな漁で捕らえられた川魚のようなものだ。電子に引かれて内膜を通り抜けた多数の水素イオンが、膜間スペースで捕らわれの身となるのだ。

正電荷に帯電した水素イオンが膜間スペースに溜まると、内膜の内と外〔膜間スペースとマトリックス〕の電荷のバランスを保とうとする電気化学的な力が水素イオンを押し出そうとする。しかし、水素イオンが膜間スペースから逃れ出る方法は１つしかない。内膜が備えている回転扉のような特別な戸口から出るのだ。水素イオンは電荷の力でこの回転扉を通って流れ出る。この回転扉が回転すると、その力でＡＤＰとリン酸が結合し、ＡＴＰがつくられる。その数はブドウ糖１分子当たり実に32に及ぶ。この内膜を介した電子と水素イオンによる複雑な合成様式は酸化的リン酸化と呼ばれ、人体に必要なエネルギーを生み出す主要システムとなっている。

では、最初にあったブドウ糖の分子、つまり炭素、酸素、水素の原子はどうなったのだろう。ここで思い出してほしいのだが、ＡＴＰのチャージに必要なのは原子の化学結合という形で蓄えられているエネルギーであり、原子そのものではない。[25] 炭素と酸素はブドウ糖の93％を構成しているが、これらはブドウ糖がピルビン酸に変わる過程とクレブス回路において、二酸化炭素（CO_2）に変わる。そして水素は、酸化的リン酸化の最後に酸素と結びついて水（H_2O）になる。私たちは炭水化物をとり入れるが、最後はそれを呼気に変え、ジャガイモの名残で周囲の空気を満たすだけなのである。そして残りの分子は、人体という大海の一滴の水となる。

脂肪の燃焼と糖質制限ダイエット

脂肪の燃焼の過程は好気的代謝とまったく同じである。ここではブドウ糖ではなく、トリグリセリドから始めよう。トリグリセリドはさっき食べたピザからとったばかりのものかもしれないし、カイロミクロンに入っていたのかもしれないし、大量の体脂肪から放出されたのかもしれない。出所がどこであれ、トリグリセリドは脂肪酸とグリセリンに分解され、アセチルＣｏＡに変わる（グリセリンは初めにピルビン酸になる。図2－1）。そしてブドウ糖の場合と同じように、脂肪酸とグリセリンを構成していた炭素、酸素、水素は二酸化炭素として吐き出されるか、水に変わる。水になったごく一部ものを除くと、私たちの燃やした脂肪は肺を出て空中に漂っていく。食べたものを息として吐き出しているわけだ。

低炭水化物ダイエットに励んでいるのであれ、飢えているのであれ、脂肪を大量に燃やすと、生み出されたアセチルＣｏＡの一部がケトン体という化合物に変わる。ケトン体の大半は肝臓でつくられる。ケトン体は、言うなれば旅するアセチルＣｏＡで、血管に入って他の細胞まで運ばれ、アセチルＣｏＡに戻り、ＡＴＰの産生に利用される。他の多くの代謝変換と同様、ケトン体の産生は肝臓で行われるが、ケトン体は全身で利用される。これに基づいて考え出されたのが、人気のケトン食だ。脂肪とタンパク質をたっぷりとって、炭水化物は極力避ける食事法である。これを実行すると、炭水化物の路線が基本的には閉ざされ、脂肪とタンパク質の路線だけを利用することになる。

ケトン体は血液の流れに乗るので、尿中に出る。好奇心旺盛な人、暇な人は、ケトン体の尿検査用試験紙を買ってみるといい。尿にケトン体が含まれていたら、それは、体が「ケトン生成」をし、脂肪が大きなエネルギー源になっているというサインである。

図2－1に脂質とブドウ糖のたどる道を示したが、これを理解すると、なぜアトキンスダイエット〔低炭水化物ダイエットの一種〕や人気のパレオダイエット（これは旧石器時代食とも原始人食とも呼ばれるが、第6章で見るように、実際の旧石器時代の食事とはかけ離れたものだ）のような極端に炭水化物を控える食事が体脂肪の大幅な減少につながりうるかがよくわかるだろう。炭水化物を一切とらないとすると、アセチルＣｏＡをつくるには脂肪を燃やすしかない。確かに、タンパク質をアミノ酸にし、それをケトン体かブドウ

糖に変換することはできる（アミノ酸の中には、長縄跳びに子どもが飛び込んでいくように、クレブス回路の中に飛び込める分子をつくるものさえある）。しかし、毎日のエネルギー源という点から見ると、タンパク質は大きな役割は果たしていない。低炭水化物ダイエットにおける主要なエネルギー源は脂肪であり、摂取カロリーが消費カロリーを下回ると、蓄えてあった脂肪が燃やされる。この脂肪は燃焼する前に一部がケトン体に変わる。たとえば脳は好き嫌いが激しく、普通、代謝にはブドウ糖しか使わない。しかし、ブドウ糖がなければエネルギー源をケトン体に切り替える。

脂肪はエネルギーに変わるが、気がかりなのは、この路線が双方向通行であることだ。図2－1に示したように、糖分子（ブドウ糖か果糖）はアセチルＣｏＡに変わり、クレブス回路に入る代わりに脂肪酸の路線に入ることができる。すると、ほら、糖類が脂肪に変わった。これは脂肪をアセチルＣｏＡに変えるルートだが、それが逆に進むとこうなるのだ。

実際、よくできた柔軟な交通システムのように、私たちの代謝は交通事情に応じて最も適したところに分子を送る仕組みに進化した。* 必要以上に糖分をとった？　そんなときは余分なブドウ糖と果糖をグリコーゲンに送る。グリコーゲンをもう貯蔵できない？　そんなときは余分な糖類をアセチルＣｏＡに送る。エネルギーがあまり必要とされず、クレブス回路を走る電車が混雑しているときは、アセチルＣｏＡを脂肪に送ればいい。脂肪の貯蔵庫はいつもスペースが十分空いている。グリコーゲンの貯蔵量は限られていて余分なタンパク質を蓄えることはできないが、脂肪の貯蔵量には上限がない。

だから、減量のすばらしい味方もしくは敵として、特定の栄養素をとりあげるダイエット法には疑いの目を向けなければならない。食べ過ぎていいものは何もない。燃やされなかったカロリーは、でんぷん、糖類、脂肪、タンパク質など、何であれ、ぜい肉となる。妊娠中とか、ジムで体を大きくしようとしているときなら、ぜい肉も、臓器や筋肉のように有用かもしれない。しかしそうでなければ、何からとったにせよ、余計なカロリーは最後は脂肪になる。食事や代謝に関する複雑な問題について話をするなら、まずこの点を理解しておく必要がある。痩せるためには何が効果的で何が効果的でないかを裏づける証拠については、第5章と第6章でお話ししよう。

植物が大量絶滅の原因となったことがある

現実を知らずに穏やかに生きるほうが幸せだろうか。そのほうが幸せだと考える人は、こういうだろう。母なる自然が自分を暖かくしっかりと抱きしめてくれる——自然界も人も基本的にはすばらしい——そう感じているほうが1日と向き合いやすい。苦しみや死は避けられないかもしれない。しかし、それは私たちが不器用で、誤りをおかしやすく、宇宙との調和を欠いているからだ。自分を解放してカルマの流れを感じ、広い心と思いやりをもてば、世界はきっとそれに応えてくれるだろう。狩猟採集生活をしていた先祖のように、自然の状態に戻ることができさえすれば。

でしょ?

サバンナでの映画上映の日。暗い中、ブライアンのパソコンの周りにはハッザの人々全員が集まっていた。画面では自然ドキュメンタリーが流れていて、みんな楽しんでいる。新しい主役の動物が現れるたびに観客から声が上がった。おー！　あのヌーを見ろよ！　なんてでかいキリンなんだ！　そ

＊うまく機能する公共交通システムのないアメリカのような発展途上の国に住んでいる人には、このたとえは理解されないかもしれない。しかし、公共交通システムは本来ならこのように機能するはずなのだ。

のあと、夜の水飲み場周辺が映る。乾季の真っ最中で、ゾウが水を求めてやってくる。ところが、そばでライオンが待ち伏せをしている。ライオンはゾウの赤ん坊に襲いかかり、怖がって逃げるその首筋にかみついた。ゾウは小さな体を起こして弱々しい悲鳴を上げる。観客は、私も含め、見入っている。大人のゾウがライオンを追い払おうとするが、無駄だ。ライオンの数は多く、次々と忍者のように襲ってくる。深い傷から血が流れ出る。攻撃はすぐに終わった。ああ、ゾウの赤ちゃんが！ なんと恐ろしいことだ。自然は過ちを犯した。こんなことがあってはならない。

ハッザの人たちが歓声をあげた。ほら！ ライオンが勝った！

私は唖然とした。ライオンを応援するなんてどういうつもりだ？*

そのあと、だんだんわかってきた。ゾウを気の毒だと思うのは、テレビでしか自然を体験したことがない都会に住む者の贅沢なのだ。自然の中で育つ、自然の中で毎日暮らすということは、自然は自分たちに寄り添ってなどくれないと理解するということだ。荘厳なドラマが展開して、精神的成長を促してくれるわけでもない。そこにはさまざまな種が集まっていて、自分もその寄せ集めの一部だ。悪意をもつものや無関心なものはいるが、友人と呼べるものはだれもいない。ハッザの人々がゾウを嫌うのは、ゾウが巨大で、気むずかしく、ときどき仲間を死なせるからである。彼らのゾウに対する感情は、ヘビに対するものと同程度だ。ちなみに彼らはヘビを嫌っている。

ハッザの人たちは狩りをして仕留めた動物のために泣いたりはしない。あなたがヨーグルトのために泣かないのと同じだ。彼らはシニカルなわけではなく、うんざりしているわけでもなく、よくわかっているのだ。生態系の一部であるということは、植物であれ、動物であれ、他のものを食べるということである。気の荒い野犬はそよ風からあなたのにおいを嗅ぎとって追いかけてきて、何の悔いる気持ちもなくあなたの腹から内臓をひっぱり出すだろう。個人的な感情からしたことではなく、これは単なるビジネスなのだ。実際に機能している生態系の中で生きるのがどういうことかを理解するには、郊外で守られながら成長した私たちが吹き込まれてきた、現実離れしたディズニー風の神話は捨てなければならない。

進化という視点から世界を理解すると、警鐘を鳴らされたときの戸惑いのようなものを覚える。ダーウィンは、種はすべて限られた資源を求めて競い合い、自分は食べられないようにしながら、食物を手に入れようとしていることに初めて気がついた。自然界には「よい」も「悪い」もない——私たちが、よい、悪いとは無関係なものに、そうした文化的評価を下しているのだ。明らかにヒトのためになされたと思われることでも、進化的には利己的動機が隠れている場合がある。樹木からの贈り物である果実には甘い果肉が詰まっているが、それは種《たね》をばらまくための賢明なやり方だからだ。イヌはヒトの感情につけ込んで、ヒトから愛されるよう進化した。[26] ヒトは餌を与えてくれるからだ。では、この地球を生命で満たしている青々とした植物は？　植物は25億年にわたって私たちに密かに害を及ぼしてきた。

生命はエネルギーを必要とする。地球上で最初にできたエネルギーシステムは光合成だった。太陽エネルギーを利用した最初期の細菌は、水ではなく、水素と硫黄を使って光合成をしていた。23億年ほど前になると、まだ若くてごつごつした地球のどこかにあった浅瀬で新しい光合成の方法が生まれ

＊同じことが、デトロイトのアメフトファンについてもいえるだろう〔デトロイトのホームチームはライオンズ〕。

た。[27] 水（H_2O）と二酸化炭素（CO_2）をブドウ糖（$C_6H_{12}O_6$）と酸素（O_2）に変えたのだ。変換に必要なエネルギーは太陽から得た――エネルギーはブドウ糖の分子結合という形で蓄えられた。

この新しいタイプの光合成は、酸素を廃棄物として放出することから酸素発生型光合成と呼ばれる。これが一大変化をもたらした。酸素発生型光合成を行う生物が地球に広がり、二酸化炭素と水をとり込んで酸素を吐き出した。私たちは、酸素は生命を支えるよいものだと考えがちだが、その化学的性質はまったくひどいものだ。酸素は電子を盗んで他の分子と結合し、それをまったく異なるものに変えたり、ばらばらにしたりする。酸素は破壊神シヴァのようなもので、触れたものすべてを徐々に壊したり（錆びさせる）、勢いよく壊したり（燃やす）するのだ。

初め、植物によって排出された酸素は泥や岩に含まれた鉄と結びつき、地殻に酸化鉄による「赤色層」がつくられた。やがて海の酸素は飽和状態となり、大気中に放出され始める。光合成をする地球上の植物がいやな酸素をそのまま何の配慮もなく吐き出すと、大気中の酸素の割合は０から20％以上に上がった。すると、酸素レベルの上昇で、地球上から生命が消え始めた。これは酸素カタストロフィとして知られている。地球は死の惑星になる一歩手前だった。

ミトコンドリアを味方にして酸素が利用可能に

想像もつかないほど長い進化の歴史の中では、ありえないようなことが繰り返し起きた。雷に打たれる可能性は、アメリカに住んでいる人なら1年で70万分の1。[28] 70歳まで生きるとしてそのような目に遭う確率は1万分の1だから安心だ。しかし、地球上の生命の歴史がどう展開するかを見ながら30億年生きるとすれば？　そこまで生きると、４２００回以上雷に打たれる計算になる。

細菌のような微細な単細胞生物の進化について考えるとなると、数字の把握はさらにむずかしくなる。1オンス（約30ミリリットル）ほどの一見「きれいな」飲み水の中には100万個以上の細菌がいるが、[29] 地球上にはおよそ3・3億立方マイル（14億立方キロメートル）の水がある。[30] だとすれば、地球上の水中の細菌（陸上のものは無視する）の数は40×10の27乗、つまり40のあとにゼロを27つけた数ということになる。この細菌が1日に1回分裂するだけでも、1年間の分裂回数は14×10の30乗。この中で突然変異が生じて代謝の仕組みが変わり、それまで利用できなかった化学物質がエネルギー源に変わる確率はどれくらいだろう。たとえ100兆回に1回だったとしても、毎年10京回生じることになる。数百万年に及ぶ進化の間に、こうした変異が生じるのは必然といえるだろう。

若い地球で長い年月をかけて徐々に酸素が蓄積していくと、それが新たなチャンスにつながった。数十億年の間に存在、変異、繁殖した無数の細菌の中にありえないような酸素への対処法を偶然見出したものがいた。酸素を使ってエネルギーを牛み出す酸化的リン酸化だ。この細菌は、膜間スペースに電子を出入りさせることで、光合成のプロセスを逆にした。酸素を使ってブドウ糖の結合を解き、その中に閉じ込められていた太陽のエネルギーを解き放つのだ。そして、その廃棄物が二酸化炭素と水――光合成の材料――だった。

これは生命の進化における画期的できごとだった。好気的代謝が自由な新しい道を切り開き、生命はそれまでになかった方法で機能することになったのだ。そして、酸素を使う細菌が地球上に広がり、新しい種や系統に分かれていった。そうした生物は、すぐに至るところに現れた。

ありえないことは他にもあった。初期の単純な生物が住む世界は、細胞が細胞を食べる敵意に満ちた世界で、新たに登場した好気性細菌はおいしい一品としてメニューに加えられたはずだ。別の細胞を食べる細胞は（ゾウリムシをがつがつ食べる裏庭の溝のアメーバであれ、侵入してきた細菌を殺す血中の免疫細胞であれ）、獲物を飲み込むと、膜の内側にとり込んで分解し、燃やしてエネルギーにする。そうして数億年の間に無数の好気性細菌が食べられたが、その中には食べられても死を逃れるものがわずかながら（多分1つか2つ）いた。それらの好気性の細胞は己を食べた細胞を宿主とすることで、困難を乗り越えて生き延びた。旧約聖書のヨナ〔大魚に飲み込まれても生き延びたとされる預言者〕の細菌版である。そして、その生き方はとてもうまく機能した。

このキメラのような細胞は地球の大海で他の細胞より優位に立った。エネルギー産生に特化する細胞を搭載したハイブリッド細胞は、エネルギーから多くの子孫を生み出す競争で他を圧倒したのだ。そして、エンジンとしてはたらく細胞を体内にもつことが標準的になった。今日の地球では、虫からタコ、ゾウまで、すべての動物がこの仕組みをとり入れている。ヒトも他の動物と同じように、地球を救ったこの好気性細菌の子孫を細胞内にもっている。それがミトコンドリアだ。

ミトコンドリアは好気性細菌から進化した。この革命的な考え方を提唱したのは、すぐれた洞察力をもつ進化生物学者のリン・マーグリスだった。[31] １８００年代に研究者はミトコンドリアと細菌の形が似ていることを顕微鏡で確認し、ミトコンドリアはもとは細菌だったのではないかと考えていた。しかし、確固たる説を打ち立てたのはマーグリスである。彼女は１９６０年代後半に画期的な論文を書いたが、とんでもない考え方だとされ、雑誌への掲載を十数回断られた。だが、彼女はあきらめなかった。そして、その後数十年の間に、そのとんでもない考え方が正しいことが明らかになった。

ヒトの細胞の中に見られるミトコンドリアは独自の奇妙なＤＮＡループをもっている。これは、ミトコンドリアが別の細菌であった名残だ。私たちは大切なペットを飼うかのように、ミトコンドリアに餌を与え、世話をしているのだ。心臓と肺は酸素を供給し、不要となった二酸化炭素を運び出す。私たちは当然のように大量のエネルギーを使っているが、ミトコンドリアと魔法のような酸化的リン酸化が存在しなければ、そんなことはとてもできない。生命体が今日のように多様化することもなかっただろう。

酸化的リン酸化で酸素が不可欠なのは、酸素が電子を奪うからだ。この特徴が酸素を破壊的にしている。電子伝達系と呼ばれる反応の最終的な電子の受容体は酸素である。電子伝達系はバケツリレーのようなもので、内膜沿いに電子を受け渡ししながら、水素イオンを膜間スペースに運び出す。酸素がなければ電子の伝達は停止し、クレブス回路は流れが止まり、ミトコンドリアは機能しない。電子が電子伝達系の最後の受容体である酸素に渡されると、水素イオンが結びついて水になる。ミトコンドリアは、あなたが吸い込んだ酸素を使って１日にコップ１杯よりも多いくらい（３００ミリリットルほど）の水をつくっている。

基礎はわかった。で、運動すれば痩せるの？

主要栄養素、ミトコンドリア、代謝の過程、ＡＴＰの産生は、どの動物（ヒトも含め）も基本的には同じである。図２－１はゴキブリにも、ウシにも、カリフォルニアの住民にも当てはまる。好気的代謝とミトコンドリアが登場してから20億年近くが経過し、生物は驚くほど多様になったが、その代謝の仕組みの基本はどれも同じだ。代謝は加速、減速、微調整され続け、無数に多様な仕方で行われる動物の移動、成長、繁殖、回復にエネルギーを供給するべく適応してきた。第１章で見たように、こうした代謝の変化がヒトをヒトという存在にしたのである。

すべての動物に共通する代謝の基礎はこれでわかった。次は、進化によってそれがどう変わったかを見ることにしよう。好気的代謝に関わるあらゆる場所を巡り、日々、代謝が実際にどのように機能しているかを見ていく。私たちは1日にどれほどのエネルギーを燃やし、何にそれを使っているのか。1マイル（約1・6キロメートル）歩くには、風邪と闘うには、胎児を育てるには、どれだけのエネルギーが必要なのか。コーヒーやダイエット、スーパーフードで本当に代謝を「上げる」ことはできるのか。体はどうやって1日にちょうど必要なだけの燃料を供給するよう調整しているのか。なぜ代謝エンジンはだんだんと機能低下を起こしたり、衰えたりするのか。死は、エネルギーを燃やすために避けることのできない代償なのか、そのような悪魔の取引をすることで、私たちは生者たちとダンスする機会を与えられているのだろうか。

だが、なんといっても重要なのは、どれだけ走ればおいしいドーナツを食べた罪悪感から逃れることができるかだ。

第3章——カロリー消費量研究に起きた革命

カロリー消費量測定が重要な研究課題である理由

ボストンから車でおよそ30分。森の奥の、冷戦時代のミサイル発射場跡地に、奇妙な生き物と、生命の謎を解き明かすために研究に励む人たちがいる。ここはハーバード大学の研究施設で、ニューイングランド地方の古い農場とマッドサイエンティストの実験室を一緒にしたようなところだ。秋になって木々の葉が色づく中、エミューが不機嫌な恐竜のように牧草地を歩き回り、ワラビーがそばの芝生で跳ねている。丘の上ではヤギとヒツジが、だれもが思い描くイメージ通りに群れている。だが、首に注目してほしい。皆、小さな黒い箱をつけている。ボーイング747にとりつけられたフライトレコーダーのように、すべての動きがそこに記録されるのだ。コンクリートのブロックでつくられた低い建物に入ると、ホロホロチョウが小さなトレッドミルの上を歩いている。カエルが計器のついた小さな台から飛び降り、加速度を測定されている。コウモリと鳥が廊下を飛び、カフェインをとりすぎの大学院生と高速赤外線カメラがその機敏な動きを追っている。

2003年の夏の終わり、ハーバード大学大学院の博士課程にいた私は、学位論文を書くために、カロリー消費量測定について何もかもを学ぼうとしていた。その施設での最初の数週間のことは今も思い出される。ジェームズ・ボンド風の秘密の研究所で——007シリーズが極悪人ではなく動物を相手にする内容ならの話だが——心の準備がないままはたらき始めたインターンのような気分だった。

ヤギは北の放牧場にいる。トレッドミルへはそのドアを通って。酸素分析計はカートの上だ。まあ、がんばってくれ。何も壊すんじゃないぞ。それから、ヤギの糞の始末を忘れないように。外国語しか使えない環境に身をおき、没入して言語を学ぶイマージョン教育というのがあるが、ここでの経験がそのようなもののように思えた日もあったし、没入というより溺れているだけのように思えた日もあった。しかし、私はここでの作業を大いに楽しんだ。

午前中はイヌのオスカーをトレッドミルにのせて、歩いているときと走っているときの消費エネルギーを測定した。私の研究のために、イヌたちはプラスチック製の大きな透明マスク――炭酸飲料の3リットルペットボトルでつくった間に合わせの宇宙飛行士ヘルメット風のもの――をかぶらなければならなかった。これで呼気が酸素分析計に流れるようにするのだ。オスカーはシェルターから引き取られたピットブルのミックス犬で、院生仲間のモニカの忠実な友だった。トレッドミルが大好きで、トレッドミル狂といってもいいくらいだった。マスクの内側にホットドッグをこすりつけておいたのが効いた。モニカの部屋はトレッドミルのある実験室から廊下を挟んだ先にあったのだが、他のイヌがトレッドミルに乗っているときは、オスカーを部屋に入れて、ドアをきちんと閉めておかなければならなかった。さもないとオスカーが嫉妬して暴れるからだ。

私は軽い気持ちで、歩いているときと走っているときのヒト、イヌ、ヤギのエネルギー消費量を測り始めたが、やがて専門的に取り組むようになり、エネルギー消費量の測定にとりつかれることになった。このあとすぐに私はカリフォルニアに行き、チンパンジーの2足歩行時と4足歩行時のエネルギー消費量を測定するプロジェクトに参加した。それから、胸の前で腕を組んで走っているヒトのエネルギー消費量を測り、腕を振るとどれくらいエネルギーを節約できるかを調べた（その差はごくわずかだった）。そして2010年と2015年にはデイブ・ライクレン、ブライアン・ウッドとともにハッザ族のキャンプで夏を過ごし、ポータブルの代謝計測システムで彼らのエネルギー消費量を測った。私たちは考えつく限りのすべての活動――歩く、木に登る、斧をふるってハチミツをとる、イモを掘る――について調べた。2019年には日本の堀内雅弘らとともに、一度の呼吸、一度の心拍でどれだけのエネルギーが使われるかを算出する研究をした。

そんな常人には理解しがたい興味に従って研究していたら、学界のはずれ者やのけ者にされてしまうのではないかと読者諸氏は思うかもしれない。しかし、消費エネルギーの測定に熱心な大学の研究室は世界中にある。これは生物学、医学の一分野で、人数は少ないものの、活発な研究が行われている。会議も毎年開催される。だが、私のようにとりつかれている人が他にもいるといっても、ますます奇妙に思うだけかもしれない。いったいなぜ、キャリアをカロリー消費量の測定に捧げるような人が私の他にもいるのか。

生命の経済学では、カロリーは通貨だ。資源は常に限られていて、ある仕事にカロリーを使ったら、他の仕事には使えない。また、進化は冷酷な会計士である。重要なのは、一生の終わりに子孫をどれだけ残しているかだ。カロリーの使い方が自然選択の視点から賢明とはいえない生物は、子孫の数が少ないだろう。次世代に多数の子孫を残すには、注意深く戦略的にカロリーを使わなければならない――最も巧みにエネルギーを得、最も効率的に各目的へ割り当てるのだ。生理機能と行動の傾向は遺伝するので、子は親と同じようにカロリーを消費することになるだろう。そして、今度はこの新しい世代が同じゲームにのぞむが、競争は激化している。最も非効率的なものがすでに脱落しているからだ。長い年月が過ぎても生き残っているのは、戦略を見事に調整しながらエネルギーの獲得、消費を行ってきた生物である。それぞれの種の姿は、環境に応じてどう代謝戦略を調整してきたかの現れだ――それが、この終わることのない生命のゲームの最新の一手なのだ。

種の生理機能が進化によってどのようにつくられてきたのか理解したい？　厳しい状況におかれたとき、生理的機能のどれが優先され、どれが後回しにされるのか知りたい？　それならば、カロリーを追えばよい。

消費カロリーの測定はどのようにされてきたか

食べることと息をすること。これが必要なのは明らかだった。しかし、代謝学の発展には長い年月を要した。第2章で述べたこと、図2‐1に示した語や矢印、その一つ一つをだれかが――いや、多くの場合、数人で――解明するのに何年もかかった。その歴史は2世紀以上に及んでいる。

代謝学の初期の突破口が開かれたのは１７００年代の半ばから終わりにかけてのことだった。ヨーロッパとアメリカの研究者が酸素と食物の役割を明らかにしたのだ。太古の昔からだれもが知っていたように、当時の科学者は、ヒトも動物も生きていくためには食べて、呼吸をしなければならないことを認識していた。ヒトも他の哺乳動物も体熱を生み出すことを知り、燃焼と代謝を結びつけてさえいた。しかし、どちらも詳しいことははっきりしなかった。私たちは厳密には空気の中の何を必要としているのか、私たちの体は食物を正確にはどのように利用するのか、だれにもわからなかった。第2章で述べたようなことはまったく知られていなかったのだ。

初期の代謝研究が始まった当時、世界についての認識はまったく遅れたものだったのだから、無理もない。１６００年代に啓蒙主義が興り、近代的な西洋科学が生まれたが、私たちは空気から重要なものは何も得ていないというのが一般的な考え方だった。科学者は、体熱（そして火の熱）は「フロギストン」という物質が体から放出されることによって生まれると考えていた。フロギストンは可燃物質に含まれる必須の物質で、燃焼とはこれが燃えて放出される現象だとされていた。[1]空気はフロギストンを吸収するが、その吸収できる量は限られている。燃えているろうそくに広口瓶をかぶせると火が消えるのはこのためだ。中の空気がフロギストンを吸収しきれなくなり、放出が止まって、ろうそくは燃えなくなる。

　酸素は1774年に、科学者のジョゼフ・プリーストリーによって発見された。[2]プリーストリーは、酸素をフロギストンの含まれない空気の純粋な形と考え、「脱フロギストン空気」と命名する。パリを訪問中、彼はこの物質のことを化学者のアントワーヌ・ラヴォアジエに話した。2人は燃焼の科学に魅せられた。ラヴォアジエは、よく近代化学の父とされる人物だ。彼はプリーストリーが発見した気体が「脱フロギストン空気」だという考え方を退け、その気体は独自の物質だと論じた。そして、物質から電子を奪って酸をつくる性質が見られる（このため酸素は酸化的リン酸化で重要な役割を果たす）ことから、「酸をつくるもの」という意味で「酸素」と命名する。燃焼が酸素を消費することを最初に認識したのはラヴォアジエだ。彼は、生命体についても同じことがいえるだろうと直感的に考えた。

　1782年、ラヴォアジエは友人のピエール＝シモン・ラプラスとともに独創的な実験を行った。それが代謝学の基本的大発見につながる。2人はモルモットを小さな金属の容器に入れ（ふたをしたが、空気孔があった）、それを氷がいくらか入っているもっと大きなバケツに入れた。[3]そして小さな容器の周囲や上にできたすき間に氷を詰めて、バケツの底にある排水孔を開いた。バケツから出てくる水の量を量れば、モルモットの放出する熱の量がわかる。その熱量とモルモットが吐き出した二酸化炭素の量の比率を計算すると、木や、ろうそくのろうを燃やしたときと同じであることがわかった。ラヴォアジエは、代謝とは本質的に燃焼であると結論づけた。

その何年かのち、フランス革命のさなかに彼はギロチンにかけられた。処刑されなければどんな発見がなされていただろう。

その後、何十年もの間実験が重ねられ、食物が火の中で燃やされて発生する熱は、体内で燃やされて発生する熱と同じで、消費される酸素の量と生み出される二酸化炭素の量も同じであることがようやく示された。こうした基本的な法則が明らかになると、科学者は２つの方法でエネルギー消費量を測定できるようになった。１つは放出される熱量を測る方法（直接熱量測定法）、もう１つは酸素消費量と二酸化炭素産生量を測る方法（間接熱量測定法）である。実際問題として、熱量を測るより気体の量を測るほうがずっと簡単だ。このため１８００年代末に、栄養学、エネルギー学という新分野の先駆者たちは、主に酸素消費量と二酸化炭素産生量を使う方法でヒトや動物のカロリー消費量を測定していた。[4]

それから１００年。私は、オスカーがトレッドミルの上を歩いているときと、走っているときのエネルギー消費量を測っていた。図２-１に示したように、炭水化物、脂質、タンパク質を燃やすと、酸素が消費され二酸化炭素が産生される。カロリー消費量を得るには、この２つの量を測定するのが一般的だ。酸素と二酸化炭素はエネルギーそのものではないが、ＡＴＰの合成とエネルギー消費に密接に関わっていることから、代謝の正確で信頼できる尺度となっている。

ここで、注意書き。間接熱量測定法では酸素と二酸化炭素が尺度となることから、考慮すべき重要な点がいくつかある。まず、身体活動を開始しても、体が一定のペースで酸素を消費し二酸化炭素を産生するようになるまでに数分かかる。定期的に運動をしている人ならすでにご存じだろうが、呼吸と心拍が一定のリズムに乗るのは運動開始後しばらくしてからだ。短距離走やパワーリフティングのような一気に力を出す運動は、安定した状態になるまで続かない。また、そのような運動は嫌気的代謝を行うので酸素が消費されず、カロリー消費量の測定はむずかしい。さらに、一定の酸素消費量、あるいは二酸化炭素産生量に対するカロリー消費量は、炭水化物、脂質、タンパク質のうちどれを多く燃焼しているかによって少し異なる。都合のよいことに、酸素消費量の二酸化炭素産生量に対する比率（呼吸交換比や呼吸商と呼ばれるもの）を測定すると、栄養素がどのような割合で燃焼しているか計算し、カロリー消費量を正確に求めることができる。

こうした困難があるにもかかわらず、研究者は、信じられないほどの種類のヒトの身体活動について、必要なエネルギーを測定している。あなたに何キロカロリー消費したかを教えてくれるフィットネス機器やカロリー計算サイトは、どれもこの測定結果を参考にしている。エリプティカルマシン〔足踏み式の運動器具〕でトレーニングしたり、スマートウォッチをつけて運動したり、スピンクラス〔インストラクターとともに集団でバイクをこぐセッション〕でひたすらバイクをこいだりしたときに示されるカロリー消費の表示も、実験室で運動をこなす被験者たちの酸素消費量と二酸化炭素産生量の測定結果に基づいたものである。少なくともそのはずだ。企業がごまかしていないか目を光らせている代謝警察はいないが。

エネルギー消費量は代謝当量（METs、メッツ）で表されることも多い。1メッツは、1時間に体重1キロ当たり1キロカロリーのエネルギーを消費する状態と定義され、安静時のカロリー消費量にほぼ等しい。バーバラ・エインズワースとそのチームが1993年以来数年おきに「身体活動のメッツ（ＭＥＴｓ）表[5]」を改訂しているので、ある活動でどれくらいカロリーが消費されるかを知りたい人はこれに当たればよい。活動の種類は８００以上に及び、日常的なもの（「タイピング：電動式と手動式のタイプライター、コンピューター」１・３メッツ）から思いがけないもの（「銛を用いた漁、立位」２・３メッツ）、妙にあいまいなもの（「性行為、一般的なもの、ほどほどの労力」１・８メッツ）、当惑するほど厳密なもの（「歩く、後ろ向き、３・５マイル（５・６キロメートル）／時、上り坂、勾配５％」６・０メッツ）までさまざまである。表３－１にいくつかの一般的な身体活動とそのエネルギーコストを示した。

「歩く」「走る」「泳ぐ」のにかかるエネルギー

「7時45分、歩行中」

まだ午前8時前というのに、日なたはすでに暑かった。ハッザランドの朝はいつも通り涼しかったが、またいつもの焼けつくような日差しの1日になりそうだった。私は、ハッザ族の女たちが日課にしている食物の採集に同行していた。その日の目当てはコンゴロビだった。豆くらいの大きさの固い実で、ほとんどが種《たね》だが、皮の部分に少しピリッとするものの甘い果肉がついていた。

私たちは7時少し前にキャンプを出た。縦1列になって、たまに通るランドローバーや小型トラックが残したかすかな車輪の跡に沿って早足で30分ほど行く。すると、わだちはエヤシ湖の東岸の平地から岩の多いトリイカ・ヒルズへと上がっていく。ドマンガの村に用事があり、サスペンションのいい車に乗っているなら、この道を行くほうが近道になる。トラックがここを通るのは数週間に一度くらいだろうか。そのおかげで、枯れ草と頑丈な低木に覆われてはいるが、道だと判別することができる。道は丘をくねくねと上がっていき、その一角にセンゲリキャンプがある。そこに住むハッザの人々

表3-1　各種活動のエネルギーコスト

1メッツ＝1時間に体重1キロ当たり1キロカロリーのエネルギーを消費する状態

活動	メッツ	注
安静	1.0	睡眠はもう少し低く、0.95メッツ
座る	1.3	読む、テレビを見る、コンピューター作業も同じ
立つ	1.8	両足
ヨガ	2.5	ハタヨガ
歩く	3.0	2.5マイル（4キロメートル）／時、硬い平らな地面
スポーツ	6.0-8.0	サッカー、バスケットボール、テニスなどの有酸素運動
家事	2.3-4.0	掃除、洗濯、モップがけなど
高強度活動	10-13	アメリカ海軍特殊部隊の訓練、ボクシング、船を懸命にこぐなど

は、出かけるときも帰るときも、主にその道を利用していた。

「7時50分、歩行中」

私たちはどこまでも広がる枯れ草の草原の中を進み、アカシアの木立やそびえるようなバオバブの木、乾燥した低木の茂みを過ぎていった。こうして、ようやくコンゴロビの藪に到着すると、女たちはランドローバーのわだちから離れ、散っていく。そして、細い茎から手際よく手にいっぱいの実をとると、コンガに入れる。コンガはビーチタオルくらいの大きさのカラフルな薄い布で、肩のところで両端を結ぶと腰のあたりに深いポケットができる。この日、私は、朝のベリー摘みに加わる65歳のミレにつくことになっていた。彼女は、私がつき従い、記録をとることに同意してくれていた。そこには、邪魔をしない、不快な思いをさせないという暗黙の了解があった。

これは「追跡」と呼ばれるが、人類学ではこの追跡が欠かせない——毎日観察を続けると、やがて、あるコミュニティの生活のようすが詳細にわかるようになる。重要なのは対象の生活に立ち入らず、いつも通りの1日が過ぎていくようにすることだ。記録にかかりきりになる、あるいは暑さにやられて倒れるのは、まずいやり方とされている。私はまずまず健康的な体型だし、バックパックには水とグラノーラバーが入っている。だから疲れて困るということもなかった。そして、ブライアン・ウッドの指示通りに記録をしていた。ウッドはすばらしい人類学者で、追跡の経験も豊富だ。私は右手にボイスレコーダーをもち、正確に5分おきに、ミレがそのとき何をしているかを吹き込んだ。

「7時55分、歩行中」

私にとって唯一の問題は自意識だった。カトリック系高校のダンスパーティーのお目付役のように、私は全員を観察しながらこっそり移動するだけでなく、世界最悪のスパイのように、5分おきにボイスレコーダーに向かって話をしている。静かにしようとすればするほど、この広大なアフリカのサバンナで小さな黒い箱に向かってささやくのが馬鹿げたことに思えてきた。しかも、いつも同じことを記録する。歩行中だ。

ハッザ族であるということは、歩くということである。毎日、歩く、歩く。ハッザの女性の歩行距離は1日に平均5マイル（約8キロメートル）。男性は8・5マイル（14キロメートル）近い。ミレくらいの年齢の女性なら、これまでに10万マイル（16万キロメートル）をはるかに超える距離を歩き、地球を4周したことになる。70代の男性なら、23万９０００マイル（約38万キロメートル）は歩いているかもしれない。月までの距離と同じだ。

「8時、歩行中」

数時間後、ようやくキャンプに戻った。追跡はどうだったかとブライアンに聞かれ、私は、うまくいったと答えた。すべて順調。問題なし。歩行中しか記録することがなくて困ったとは、決まりが悪くて話せなかった。大人としても、人類学者としても、それは私にとって不名誉なことだった。ブライアンと私はハーバードの大学院時代からの友人で、2人とも人類学科にいたものの、まったく異なる訓練を受けていた。私は研究施設でイヌやヤギをトレッドミルにのせたり、代謝生理学について学んだりした。一方、ブライアンはハッザ族と暮らし、人類学の実地調査――追跡、インタビュー、採食生態学調査〔だれが何をいつどこで食べたかなどの調査〕――のコツを習得していた。それから年月が過ぎ、ハッザ族の現地調査を進める中、私は足手まといになるようなことだけは避けたかった。ボイスレコーダーを使いながら、自分が馬鹿みたいだと思えたことを認めたくなかった。真面目な話、研究に打ち込む人類学者は虚栄心のようなものを仕事にもちこんだりしないだろう。

だが、そのあと、ブライアン、デイブと夕食を食べながらその日あったことをすべて話し、次の計画を立てていたとき、私はついに白状した。少し……違和感を覚えたんだ。5分おきにレコーダーに向かって「歩行中」と繰り返すことに。ペンシルベニア駅をうろつきながら壊れたアイフォンに向かって何か話している頭のおかしな男みたいで。

「うん……そんなことをする必要はない」。ブライアンがいった。

何だって⁉ きっちり5分間隔で現況報告をしないのは、人類学者の行動規範に著しく反するように思えた。そんなものがあればの話だが。第1条：5分おきに記録をとる。第2条：死なない（記録が台無しになる）。第3条：第1条に反しない。

ブライアンが自分のやり方を説明した。5分おきの記録がないときは、歩いていたと考えればよい。歩行は呼吸と同じで、初期設定のようなもの。歩行中と記録しても悪くはないが、歩行をいつやめたかを記録するほうがはるかに重要で役立つ。ブライアンのような実地調査のベテランにはわかりきった話だった。

「ハッザ族と出かけたときは、いつも歩いているんだから」

歩くことはハッザ族の生活の中心にあった。そこで、2009年に彼らのエネルギー消費の測定プロジェクトを開始したデイブ、ブライアン、そして私は、歩行を最初の測定対象に選んだ。この最初の実地調査では、二重標識水法で1日の総カロリー消費量を測定したが、ポータブルの呼吸計測システムも用意していた。これは重くて、値段は私のホンダ・シビックの2倍だった。しかし、ブリーフケースにおさまり、酸素消費量と二酸化炭素産生量の測定というすばらしい仕事をする。協力者は、病院でよく見る酸素マスクに似たプラスチック製の軽いマスクで鼻と口を覆う。マスクについた細い管は、センサーにつながっている。センサーは厚いペーパーバックの小説くらいの大きさで、胸に装着したハーネスにクリップで留められる。小さな代謝実験室だ。

私たちは呼吸計測システムを試すために、キャンプ周辺の平らな道を整えた。ハッザの男女の協力者に一定のスピードで5〜7分ほど歩いてもらい、その間にマスクとセンサーが酸素消費量と二酸化炭素産生量からカロリー消費量（キロカロリー／分）を算出する。ハッザ族の歩行時のカロリー消費量は他の人々と同じであることがわかった。

歩行時のカロリー消費量（キロカロリー／マイル）＝0・36×体重（ポンド）

である〔1キロメートル当たり、体重1キログラム当たりに換算すると0・49キロカロリー〕。この数式は、ジョナス・ルーベンソンとその同僚が行った大

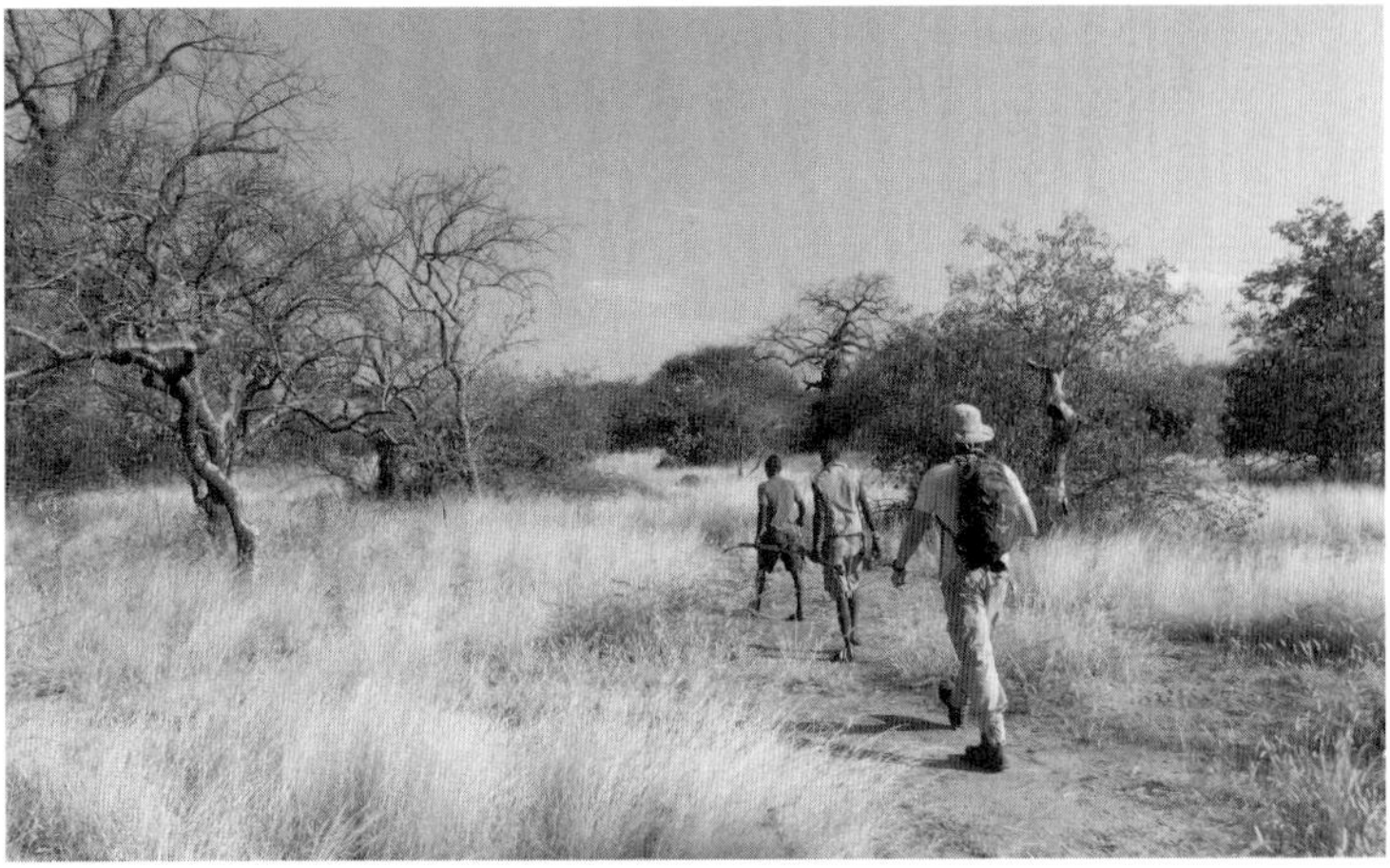

図3-1　歩く　ハッザ族と一緒に暮らしながらの調査は、長い距離を歩くことを意味する。私たちは、2時間前に射たインパラの跡を追う2人のハッザの男についていった。彼らはかすかなひづめの跡や乾いた血痕を根気よく追ったが、インパラは見つからなかった。

規模なメタ分析〔複数の同種の研究のデータを集めて行う研究〕に基づいたもので、20の研究を統合して導き出している。[6]ハッザ族の調査結果は、この分析で収集されたデータと変わりなかった。[7]生涯にわたって歩いているからといって、消費エネルギーを抑えられるわけではなさそうだ。

この数式から、体重が１５０ポンド（約68キロ）の平均的な人は１マイル（約１・６キロメートル）歩くのに54キロカロリー（０・３６×１５０＝54）消費することがわかる。小柄で体重が１００ポンド（45キロ）の人なら、消費量は36キロカロリーだ（どちらも安静時の消費エネルギーを上回っている。これについてはあとで述べよう）。バックパックを背負ったり、赤ん坊を抱っこしたりする負担も計算に入れたいときは、その重さを「体重」に加えてから０・３６をかければよい。したがって、体重１８０ポンド（約82キロ）の人が20ポンド（約9キロ）のバックパックを背負って歩くと、重さの合計が２００ポンド（約90キロ）

で、1マイル歩くのに必要なエネルギーは72キロカロリーになる。
走るほうが、歩くよりエネルギーコストは高い。ルーベンソンらは、走っているときの消費エネルギーを調べた23の研究データから、次のような関係式を導き出した。

ランニング時のカロリー消費量（キロカロリー／マイル）＝0・69×体重（ポンド）

である〔1キロメートル当たり、体重1キログラム当たりに換算すると0・94キロカロリー〕。体重150ポンド（約68キロ）の人が、1マイル（約1・6キロメートル）走ると103・5キロカロリー（0・69×150＝103・5）消費する。150ポンド（約68キロ）は成人の標準的な体重なので、おおざっぱにいうと、エネルギーコストは1マイル歩くと50キロカロリー、走ると100キロカロリーということになる。走ると、歩行時の2倍のエネルギーを消費するが、水泳に比べるとはるかに少ない。パオラ・ザンパロ、カルロ・カペリらが行った一流水泳選手を対象にした研究によると、水泳のエネルギーコストは次のようになる。[8]

水泳時のカロリー消費量（キロカロリー／マイル）＝1・98×体重（ポンド）

である〔1キロメートル当たり、体重1キログラム当たりに換算すると2・71キロカロリー〕。これは、ランニング時の3倍近い消費量である。これに比べると、自転車はわずかなエネルギーで乗ることができる。[9]

自転車に乗るときのカロリー消費量（キロカロリー／マイル）＝0・11×体重（ポンド）

である〔1キロメートル当たり、体重1キログラム当たりに換算すると0・15キロカロリー〕。歩行時の、わずか3分の1の量だ。しかし、これは時速15マイル（約24キロメートル）での話。速度が増すにつれ、消費量は急激に増える。また、風や道の状態、タイヤの設計や空気圧（転がり抵抗に影響を及ぼす）によっても左右される。とはいえ、自転車は最も環境にやさしいガソリン車にも決して引けをとらない。トヨタのプリウスは重量が約3000ポンド（約1360キロ）で、55マイル（約88キロメートル）の走行に3・8リットルほどのガソリン（2万8800キロカロリー）を必要とする〔1リットル当たり、約23キロメートル走る〕。つまり、1ポンド（約450グラム）当たりの消費量（0・175キロカロリー／マイル）は自転車より60％ほど多いということである。

ここまで人力による移動についてみてきたが、最後に、登るという移動について確かめておこう。ハチミツをとるためにバオバブの木の上のほうまで登るハッザの男、高い岩山に挑むロッククライマー、会社の階段を上がる会計士。だれであれ、登るのに必要なエネルギーと体重の関係は次のようになる。[10]

登るときのカロリー消費量（キロカロリー／フィート）＝0・0025×体重（ポンド）

である〔1メートル当たり、体重1キログラム当たりに換算すると0・018キロカロリー〕。一見すると、消費量は、とても少ないように思えるかもしれない。しかし、歩行、ランニング、水泳、自転車と違い、ここでは1フィート（約30センチメートル）当たりのカロリー消費量が示されている。他は1マイル（約1・6キロメートル）当たりの消費量だった。同じ距離を進むのに、登るときには歩行時の約36倍のエネルギーが必要で、人力による移動の中で最もエネルギーコストが高い。もちろん、歩くときや走るときに道が下っていれば、勾配が急過ぎて進むのに一苦労というのでない限り、平坦な道より消費エネルギーは少ない。うまい具合に、通常（勾配10％未満）の自然歩道や遊歩道なら、上り坂でエネルギーが余分に必要になっても、下るときにそれとほぼ同じ量が軽減される。どこか高い場所に行く場合、登った高さとほぼ同じ高さをおりてくるのなら、これに伴うエネルギーの出入りはたいてい考慮する必要がない。

●速く走ったらエネルギー消費は増えるか

歩く、走る、自転車に乗る、登る、泳ぐ。いずれも速度を上げれば上げるほど息が苦しくなり、多くのエネルギーを消費することを私たちは経験的に知っている。一方で、一流の運動選手は、私たちが息を弾ませているときに平気な顔をしているように思える。実際、速度がエネルギー消費量に及ぼす影響は2通りある。しかし、その影響は私たちの感覚通りとは限らない。そして、訓練と技術の影響は、私たちが考えるよりはるかに小さい。

速度がエネルギー消費に、主にどう影響するかは明快だ。速く動くと、筋肉は体の動きを速くしなければならなくなり、カロリーが速く燃えることになる。1マイル（約1・6キロメートル）走るのに100キロカロリー必要とすると、時速6マイル（10分に1マイルのペース）で走れば1時間当たり600キロカロリー消費する。時速10マイル（6分に1マイルのペース）なら1時間当たり1000キロカロリーだ。つまり、カロリー消費率（キロカロリー／分、または時）は速度が増すと上昇する。歩く、走る、泳ぐ、自転車に乗るときの1時間当たりのカロリー消費量の増加のようすを図3－2に示した。

この図（速度が速くなるとエネルギー消費が増える）は、おそらくあなたの直感と一致するだろう。しかし、

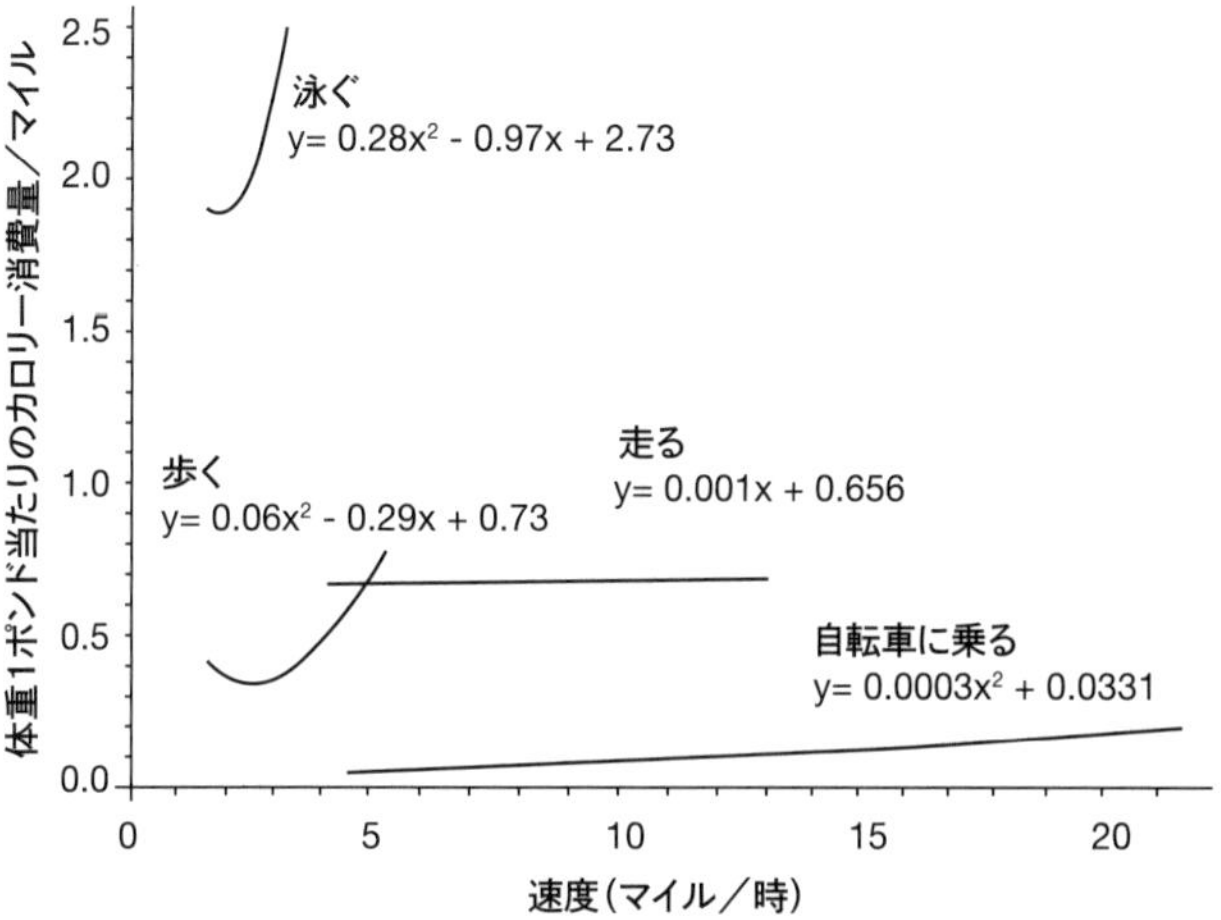

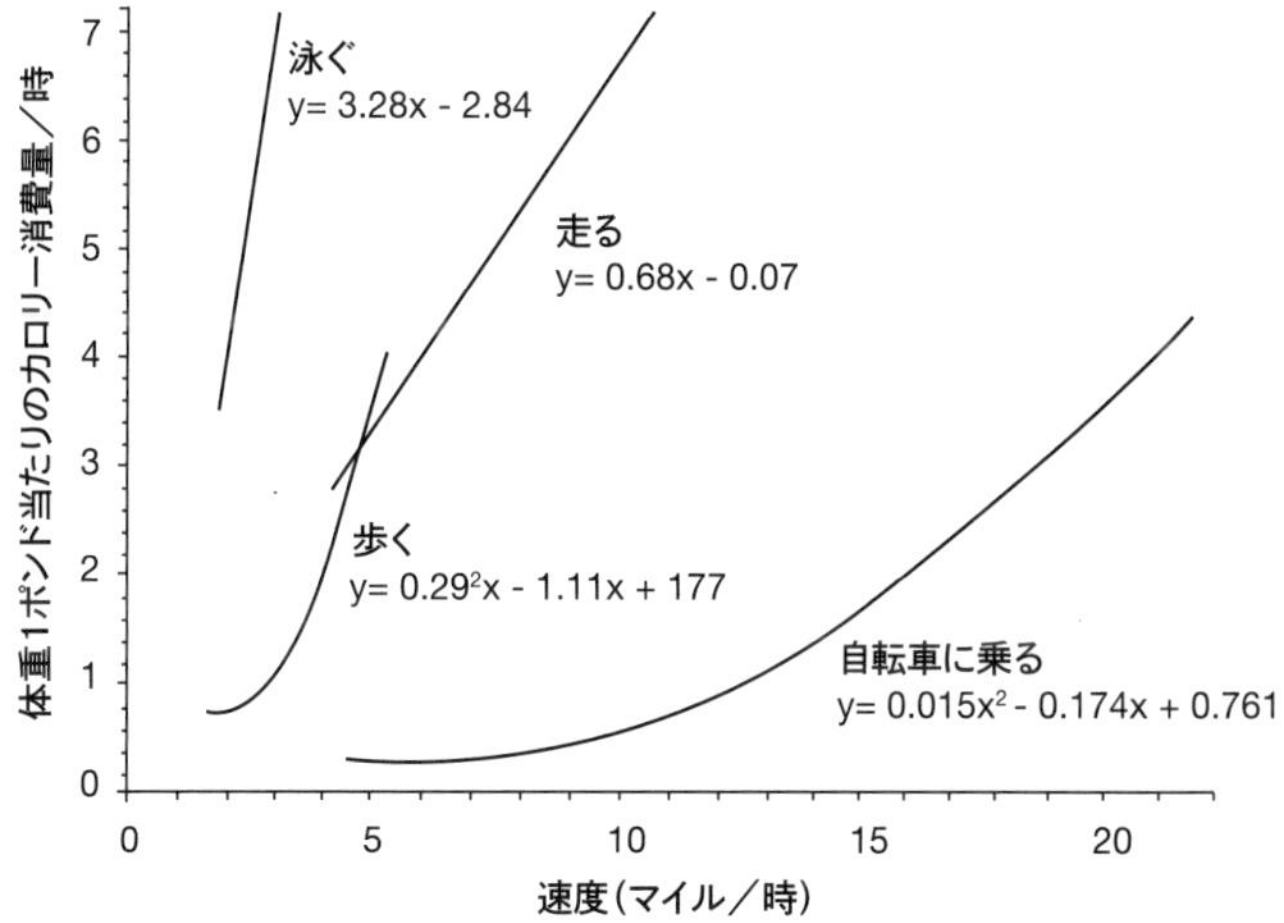

図3-2　人力による移動時のカロリー消費量（キロカロリー／ポンド）　上は1マイル当たりのカロリー消費量。下は1時間当たりのカロリー消費量〔1ポンドは約450グラム、1マイルは約1.6キロメートル〕。

ここには驚くべき意味が隠されている。どんなに速く走ろうと、1マイル（約1・6キロメートル）当たりのカロリー消費量は同じなのだ。つまり、3マイル（約5キロメートル）を全速力で走っても、ジョギング程度のスピードで走っても、必要なエネルギーは変わらない――速く走ると、エネルギーが速く燃える（そして、早く走り終える）。速いスピードで走るのがたいへんなことに思えるのは、疲労がカロリー消費量だけでなく、活動の激しさ（たとえば、1分当たりのカロリー消費量）とも関係しているからだ。耐久と疲労については第8章で述べる。ここでは、走るときの「燃費」は速度とは無関係であることを理解しておいてほしい。

だが、水泳、歩行、自転車となると、話が違う。これらの活動では、速度が燃費、つまり1マイル（約1・6キロメートル）当たりのエネルギー必要量に影響を及ぼす。図3－2に、速度と1マイル当たりのカロリー消費量の関係を示したが、これを見るとその影響がよくわかる。たとえば歩行の場合、最も燃費のよい時速2・5マイル（約4キロメートル）ほどで歩くと、体重が150ポンド（約68キロ）の人なら1マイルで約50キロカロリーを消費する。[11] 1マイル当たりの必要エネルギーが最も少ないので、これがエネルギーコスト面から見た最適速度と考えることができる。速度を上げて時速4マイル（約6・4キロメートル）にすると、必要カロリーが40％ほど増えて約70キロカロリー／マイルになる。そして時速5マイル（約8キロメートル）あたりからは、走る以上のエネルギーが必要になる。これくらいの速度になると、歩くより走るほうが安上がりである。

私たちは歩くときのエネルギーコストの変化にとても敏感に反応するよう進化してきた。だれかをトレッドミルにのせて、ゆっくりとスピードを上げる。すると、歩いていた人は、コスト面で有利になるぎりぎりのスピードで自然に走り始める。[*] 実験の被験者に通常の速さでトラックを1周歩くよう頼む。あるいは、歩道を歩いている人々を観察する。そうすれば彼らが、エネルギーコストが最小の最適速度を保っていることがわかるだろう。[12] 私たちの普段の歩行速度は目標と環境によっても決まる。ペースの速い大都市の人々や食料を探しにいくハッザ族は、最適速度より少し速いスピードで歩く。[13] 条件さえそろえば、私たちは1マイル（約1・6キロメートル）当たりの消費エネルギーを少し増やして時間を節約し、より遠くまで行こうとするようである。他の動物と同じように、ヒトはエネルギーの使い方を戦略的に選択するよう進化したのだ。

歩行のエネルギーコスト（キロカロリー／マイル）が速度とともに増加する理由は、二足歩行に固有の動力学にある。[14] 体は1歩歩くたびに上下に動くため、体の重心がジェットコースターの軌道のように移動する。速度が上がるにつれ、この上下の移動が激しくなり不可能になってくる。これをランニングに切り替えると、脚が頑丈な突っかい棒からバネのきいたポゴスティック〔ホッピング。上部にハンドル、下部に足をのせるステップとバネがついていて、乗って跳ねる玩具〕に変わり、進むたびに跳ねる。それでも体は上下するが、バネのような仕組みのおかげで、速度が増してもエネルギーコスト〔キロカロリー／マイル〕は一定になる。歩行と同様に、自転車と水泳の1マイル（約1・6キロメートル）当たりのエネルギー消費も速度の上昇とともに増加する。しかし、それは歩行とは別の理由からだ。泳いだり自転車に乗ると、体が流体（水または空気）の中を移動し、抗力を受けてエネルギーを失う。速く移動すると、さらに大きな抗力がはたらいて進むのを妨げる。水泳

＊どのような力学的、もしくは生理学的要因から歩行とランニングとの切り替えが行われているのか、この点については激しく議論されている。しかし、エネルギーコストの面から見て最適といえる速度のあたりで切り替えが行われているという見方に異論はない。

の場合、とくに影響が大きい。速度を1時間当たり2マイル（約3・2キロメートル）から3マイル（約4・8キロメートル）に上げるだけで、1マイル当たりのカロリー消費量は20％以上増加する。自転車に乗るときも抗力を受けるが、時速が10マイル（約16キロメートル）までならエネルギーの損失はそれほど大きくない（ランニングでは空気の抗力が問題にならない理由の1つはここにある）。しかし時速10マイルを超えると、抗力の影響を大きく受けるようになる。体重150ポンド（約68キロ）の人が自転車の時速を10マイルから20マイル（約32キロメートル）に上げると、消費カロリーは1マイル当たり15キロカロリー増える。20マイルから30マイル（約48キロメートル）なら、25キロカロリーの増加である。これはすべて無風を前提にした数字だ。風は乗り手への空気の流れを増減し、抗力に影響を及ぼす。時速10マイルの向かい風を受けながら時速20マイルで自転車をこぐと、無風の中、時速30マイルで自転車に乗って抗力を受けているのと同じ状態になる。

意外にも、訓練や技術が移動のエネルギーコストに及ぼす影響はごくわずかだ。一流のランナーを対象にした研究では、結果は分かれている。訓練を受けた競技者は1マイル（約1・6キロメートル）当たりのカロリー消費量が少ないという結果を示す報告がある一方で、カロリー消費量に違いは認められないとする報告もある。被験者を数週間、または数カ月間にわたって訓練し、その間、消費量を測定するという、より管理された方法で行われた研究もあった。これらの研究を見ても、訓練が1マイル当たりのカロリー消費量に影響を及ぼすことを示すものばかりではない。そして、違いが認められた研究でも影響は小さく、1～4％の差にすぎない。[15] 1秒の何分の1かの差で勝負が決まるレースなら、この程度の違いも重要だろうが、一般の人がこの違いに気づくことはないだろう。

技術と装備の影響もとりあげるほどのものではない。水泳のエネルギー学に関するカペリらの研究があるが、それによると、自由形、背泳、バタフライはどれも1マイル（約1・6キロメートル）当たりのカロリー消費量は同じだ（平泳ぎはそれよりはるかに多い）。ほぼすべてのスタイルで泳ぐことができても、プールを1往復するのに必要なエネルギーとはほとんど関係ないようである。同じことがランニングについてもいえる。走るときに腕はどうするのがよいか、微妙に異なる真面目なアドバイスがネット上にあふれているが、少なくとも消費エネルギーの観点からは、ほとんどがでたらめだ。歩いたり走ったりするときに、腕を胸の前で組んでも、背中側で組んでも、頭上で組んでも、カロリー消費量は3～13％増加するにすぎない。[16] 最新技術を詰め込んだランニングシューズとして人気を呼んでいるナイキのヴェイパーフライ〔いわゆる「厚底シューズ」〕は250ドルするが、ランニング中のカロリー消費量を4％ほど減らすとうたっている。工学のすばらしい研究成果だ。しかし、体重150ポンド（約68キロ）のアスリートにとって、4％は1マイル当たり4キロカロリーの減少にすぎない。これはチョコレートのM&M1粒と同じカロリー数だ。一流の競技者でない限り、4％は多いとはいえそうにない。1マイル走るために必要なカロリーは体重に比例して増えるので、太りすぎのアメリカ人なら、体重を数ポンド落とすほうが、ランニング（そして、それ以外のすべて）のエネルギーコストを下げるうえではるかに有効だろう。体重を1％減量すると、1マイル当たりのカロリー消費量もほぼ1％減る。

●ドーナツ1個当たりのマイル数

歩くとき、走るとき、登るときのカロリー消費量を求める式を先に示したが、これを使うとさまざまな身体活動に必要なエネルギーを知ることができる。体を動かしても、ほとんどの場合、消費するエネルギーはがっかりするほど少ない。標準的な体重150ポンド（約68キロ）の成人について考えてみよう。推奨通り1日1万歩（約5マイル（8キロメートル））歩いても、消費カロリーは約250キロカロリー――20オンス（600ミリリットル）ほどの炭酸飲料1本（240キロカロリー）、ビッグマック半分（270キロカロリー）のカロリーにほぼ等しい。[17] 階段を1階分登っても、3・5キロカロリー――M&M1粒より少ない――を消費するだけだ。チョコレートをかけたドーナツ1個分のカロリー（340キロカロリー）を消費しようと思えば、3・5マイル（6キロメートル）ほど走らなければならず、[18] マックシェイクLサイズ（840キロカロリー）なら8マイル（13キロメートル）以上にもなる。

もちろん、より厳しい競技では多くのエネルギーを必要とする。体重150ポンド（約68キロ）のアスリートがマラソンを走ると、約2690キロカロリー消費する。アイアンマン・トライアスロン（スイム2・4マイル（約3・8キロメートル）、バイク110マイル（約180キロメートル）、ラン26・2マイル（約42キロメートル））に出場し、時速25マイル（約40キロメートル）で自転車を走らせ、速く泳ぐとすると、消費量は約8000キロカロリー。ウエスタン・ステイツ・ウルトラマラソンで100マイル（約160キロメートル）走ると、約1万6500キロカロリー。これには高低差は加味していない〔このコースには、上りは5500メートル、下りは7000メートルある〕。そして、30ポンド（約13・6キロ）の荷物を背負ってアパラチアン・トレイル〔アパラチア山脈を縦断する約3500キロの自然歩道〕を歩くと、消費量はおよそ14万キロカロリーに達する。

では、ミレをはじめとするハッザの女性はどうなのだろう。彼女らは毎日食物を手に入れるために歩いている。ハッザ族は男女とも、先進国の成人より小柄である。女性の平均体重は約95ポンド（43キロ）だ。それでも標準的な人で毎日5マイル（約8キロメートル）歩き、歩くだけで年間6万3000キロカロリーを消費している。これはたいへんな量だ。

とはいえ、体内で赤ん坊を育てるのに必要なエネルギーほどではない。

安静時の体のエネルギー消費はどれくらいか

細胞の基本機能は体の生命活動を維持することであって、私たちが運動を始めても、その機能を止めたりはしない。細胞は目に見えないところではたらき続け、エネルギーを燃やしている――つまり、生きているだけでもエネルギーコストがかかるのだ。先ほど、カロリー消費量の計算式をもとにどんな活動でどれほどのエネルギーを消費するかを述べたが、それは目に見えないところで消費されているエネルギー以外に必要なものである。エクササイズやカロリー消費量の話をするとき、この陰のエネルギーコストを無視しがちだが、その量はジムのどんなプログラムよりもはるかに多い。

陰のエネルギー消費量には、基礎代謝率、基礎エネルギー消費量、安静時エネルギー消費量、安静時代謝率、標準代謝率など、さまざまな呼び方がある。この名前の違いは、代謝率の測定方法のわずかな違いからきている。研究者はどの呼び方を使うか、いつも注意深く選んでいるわけではなく、それが混乱の生じる可能性を高めている。基礎代謝率（BMR）は最も明確に定義されている。BMRとは、早朝、空腹時（過去6時間何も食べていない）に、快適な気温の中で横たわり、目は覚めているが安静状態にあるときのエネルギー消費量である。この基準を1つでも満たさなければ、安静時エネルギー消費量などに呼び方が変わり、測定条件の説明が加えられる。

BMR（とそれに類するもの）は、体が何の動作もせず、食べ物の消化も体温を温かく保つための仕事もしていないときに消費しているエネルギーの量である。さまざまな臓器がそれぞれの仕事を果たすために消費するエネルギーの合計と考えればいいだろう。体が大きいと器官も大きく、1日の仕事量も多い。体重（ポンド）が重いほどBMR（キロカロリー／日）が増えるのは当然といえよう。[19]

幼児（0～3歳）　BMR＝27×体重－30
子ども（3歳から思春期まで）　BMR＝10×体重＋511
女性　BMR＝5×体重＋607
男性　BMR＝7×体重＋551
〔ポンド単位の体重での方程式。キログラム単位の体重を0・45で割った数値を代入すればよい〕

幼児、子ども、女性、男性に、それぞれ異なる計算式が必要な理由は2つある。まず、体重と代謝量が線形の関係にはならないこと。体重1ポンド（約450グラム）当たりのエネルギー消費量は小さな生命体（小さなヒトを含む）のほうが大きな生命体より大きい。上の計算式の傾きが幼児は27と、男性（7）、女性（5）の4あるいは5倍になっているのはこのためだ。次に、成熟すると体の生理機能が成長から生殖に変わり、代謝が変化すること。体組成も思春期を迎えると変わり、女性は男性より多くの脂肪をつける。脂肪は他の組織ほどエネルギーを消費しない。このため、体重1ポンド当たりのエネルギー消費量は概して、男性（7）より女性（5）のほうが少ない。

BMRの計算式を使うと、あなたの体が目に見えないところで1日にどれくらいのエネルギーを消費しているかがわかるだろう。しかし、それはおおよその数字である。実際のBMRは計算式から算出した推定値を200キロカロリー／日ほど簡単に上回ったり、下回ったりする。その違いは主に体組成から生じている。体重の大半が脂肪で占められている人は、おそらく実際のBMRは推定値より低いだろう。除脂肪組織が体重のほとんどを占めるという人は、推定値を上回るだろう。年齢を重ねると代謝が落ちていると感じるようになるが、その大きな理由はここにある。中年を過ぎると筋肉が脂肪に変わる傾向があるのだ。

除脂肪組織の中でも、組織によって1日に消費するカロリーは異なる。それほどカロリーを必要としない臓器もあれば、3マイル（約5キロメートル）走るのと同じほどのエネルギーを毎日消費する臓器もある。臓器の大きさの個人差、とくに筋肉と臓器の重さの比率の個人差が、BMRに大きな影響を及ぼすことがある。外からはわからないさまざまな臓器の代謝のようすを見てみよう。

●筋肉、皮膚、脂肪、骨

最大の臓器は最もおとなしい。典型的なアメリカ人の成人は筋肉が体重の42%を占めているが、BMRに占める割合は24%にとどまっている。1日のカロリー消費量は380キロカロリー（1ポンド（約450グラム）当たり6キロカロリー／日〔1キログラム当たり13キロカロリー／日〕）程度である。皮膚の重さは11ポンド（約5キロ）だが、カロリー消費量はわずか30キロカロリー／日。骨はもう少し重く、消費量はさらに少ない。脂肪細胞は思ったより活発で、ホルモンをつくり、ブドウ糖と脂肪をとり込んで体へのエネルギー供給を維持する。それでも、脂肪1ポンド当たりのカロリー消費量は2キロカロリー／日〔1キログラム当たり4・5キロカロリー／日〕にすぎず、体重150ポンド（約68キロ）、体脂肪30%の標準的成人なら1日の消費量は約85キロカロリーである。[20]

●心臓と肺

心臓は筋肉でできたポンプである。心臓には独自の電気系統があり、古代マヤの支配者が生贄の胸から心臓をとり出しても、まだ鼓動していたのはこのためだ。鼓動するたびに心臓は約70ミリリットルの血液を大動脈経由で全身に届ける。1分間なら約5リットルで、全血液量にほぼ等しい。しかも、これは安静時の話で、運動時には簡単にこの3倍の量になる。そして、これだけの仕事をしながらエネルギー消費量は1鼓動2カロリーというのだから驚く[21]。キロカロリーではなく、わずか2カロリー（0・002キロカロリー）。安静時の心拍数は60回／分なので、心臓の消費エネルギーは約8キロカロリー／時になる。M&M2粒分だ。BMRに占める割合は12％程度である。肺は心臓の2倍以上の大きさだが、カロリー消費量は約80キロカロリー／日、BMRに占める割合は5％にすぎない。

◉腎臓

腎臓は体の清掃スタッフだ――休むことなくはたらき、重要な任務を果たしているのに、正しく評価されていない。体の水分量を適切に維持するだけでなく、1日に180リットルの血液をろ過して老廃物や毒素をとり除くという大きな仕事もある。数百万の微細なこし器（ネフロン）がすべての血液を1日に30回ろ過し、塩分やその他の分子を出し入れしながら悪いものを除去して、よいものを残す。それなのに、人々は体の毒素をとり除くと銘打ったはやりの「クレンズ」と呼ばれる飲み物に膨大な時間とお金を（ほとんどはトイレに流すために）かけている。こうした商品の大半は腎臓にとってゴミ掃除の仕事を増やすだけのものだ（真面目な話、やめたほうがいい）。腎臓は他にも糖新生という、乳酸塩、グリセリン（脂肪が分解したもの）、アミノ酸（タンパク質が分解したもの）をブドウ糖に変える重要な仕事もする[22]（図2-1）。これらの代謝には大量のエネルギーが必要だ。腎臓の重さは2つで2分の1ポンド（230グラム）ほどだが、1日のカロリー消費量は140キロカロリーで、BMRの9％を占めている。

◉肝臓

肝臓は人体の縁の下の力持ちだ。重さ3・5ポンド（1600グラム）ほどのこの代謝工場は、図2－1に示した主要な過程をはじめ、生命維持に必要なほぼすべての代謝に関わっている。グリコーゲンの主要な貯蔵庫であり、ブドウ糖をグリコーゲンに変え、またブドウ糖に戻すはたらきのほとんどを担う。肝臓で、果糖は脂肪に変わって貯蔵されるか、もしくはブドウ糖に変わってエネルギー源となる。使用されなかったカイロミクロンは分解され、脂肪が貯蔵される、あるいは、脂肪は他のリポタンパク質（血液検査報告書にある低密度リポタンパク質（LDL）、高密度リポタンパク質（HDL）など）に戻される。糖新生も主に肝臓が担い、脂肪とアミノ酸を必要なときにブドウ糖に変える。アミノ酸の窒素を含んだ「頭」の側は尿素に変えて尿中に送る。また、ケトン体をつくるのも主として肝臓だ。そう、それから、アルコールからヒ素までさまざまな毒がここで分解される（それでもあなたはグレープフルーツやメイプルシロップのクレンズを何としても使おうとするのだろうか……）。このように仕事を数え上げればきりがないほどで、消費されるカロリーは1日300キロカロリー、BMRの20％を占める。

◉消化管

口とお尻のある動物は皆そうだが、私たちは実のところ精巧な管にすぎない[23]。その管とは消化管で、口から胃、それから小腸、大腸を経て肛門までつながっている。第2章で見たように、消化管は食物を消化して栄養素に分解する加工工場だ。ヒトの消化管は重さが約2・5ポンド（1100グラム）で、1時間に12キロカロリー消費する。だが、これは胃に何もないときの数字である。消化にははるかに多くのエネルギーが必要で、カロリー消費量は1日の総消費量の約10％、標準的な成人で250～

300キロカロリーに達する。このうちどれぐらいが微生物叢の何兆もの細菌によって消費されているかは不確かだ。サラ・バー、ジョン・カービらのマウスを使った最近の研究が示唆するところによると、ヒトの場合、微生物叢の消費カロリーはBMRの16％を占める可能性がある。[24] つまり、消化管が安静時に消費するエネルギー（12キロカロリー／時）は、ほぼすべてが細菌によって消費されていることになる。この推定値が正しいかどうか判断するにはさらなる研究が必要だ。しかし、この推定値によって、身近な細菌が1日にどの程度のエネルギーを消費しているか、ある程度見当をつけることはできる。

◉脳

脳は、肝臓と並ぶ「最もコストのかかる臓器」である。重さは3ポンド（1400グラム）ほどだが、1日のカロリー消費量は約300キロカロリーで、BMRの20％を占めている。大きな脳をもつ動物がほとんどいない主な理由は、脳の維持コストが高いからだ。大量のエネルギーを、生存や生殖ではなく、大きな脳に注ぐ方向で進化することはめったにない。しかも、脳は気むずかしく、ブドウ糖しかエネルギー源にしない（しかし、せっぱつまるとケトン体を利用する）。ニューロンは灰白質に存在する細胞体で、電気信号を送受信して認知や制御の機能を果たすが、脳内環境を整える仕事はほとんどしない。脳にはニューロンの10倍近くのグリア細胞（白質に存在）があり、この細胞がニューロンに栄養を与えたり不要なものを除去したりする、維持や支援の仕事のほとんどを担っている。[25]

脳の活動の大半は無意識のうちに行われている。脳は体温から生殖まで、生命のあらゆる側面を制御、調整するために、休むことなく電気信号を送受信している。思考はこの仕事のほんの一部分でしかなく、したがって認知のエネルギーコストは低い。高度な思考をする前と、している最中のエネルギー消費量を測定する研究が行われているが、その差はごくわずかだ。強敵（コンピュータープログラム）と戦っているチェスプレーヤーも、高度な記憶力テストを受けている被験者も、1時間当たりのエネルギー消費量は4キロカロリー、つまりM&M1粒分、増えただけだった。[26]

だが、思考のコストは信じられないほど低いのに、学習には多くのエネルギーが必要となる。学習は脳内における物理的プロセスである。ニューロンは木の枝のように伸びた樹状突起と軸索を使って別のニューロンと新たに接合し（接合部をシナプスという）、新しい神経回路をつくる。他のシナプスや回路は壊されるか、あるいは「刈り込まれる」。私たちの脳は一生の間、シナプスの形成、破壊、刈り込みを続ける（この本を読んで新しい記憶を形成しているあなたの頭の中でも、今、これが進行している）。しかし、これが最も活発なのは周囲の世界を吸収している幼年期だ。クリストファー・クザワとそのチームの研究によると、3〜7歳児の脳はＢＭＲの60％以上を占めている。[27] これは成人の3倍にあたる数値で、この重要な幼年時代には多くのエネルギーが脳で使われるために、体の他の部分の成長は遅くなる。

ＢＭＲを超える基本的身体機能のエネルギー消費

体のすべての臓器が一日中仕事に励んでいることを思うと、ＢＭＲが1日の消費カロリーの大半、ほとんどの人の場合、60％ほどを占めているのも納得がいく。しかし、これは快適な環境で安静にしているときの、最小限必要なエネルギーである。もちろん、快適で穏やかな人生などめったにない。私たちは、一日中ベッドで横になっているようには進化していないのだ。私たちの体は、外の世界に出て感染症を撃退し、暑さ、寒さと戦い、成長し、子どもをもつようにつくられている。

●体温調節

哺乳類と鳥類は体温を維持できるよう進化した。私たちは毎日、爬虫類や魚類などの変温動物より多くのエネルギーを燃やしている。そして、このように代謝率が高いおかげで、成長、生殖のスピードが速い（左記参照）。だが、問題がある。生命を支える複雑な化学反応が適切に進むには、体温を狭い範囲に保つ必要があるのだ。正常な体温（37度弱）から数度上がる、あるいは下がるだけで、私たちは死んでしまう可能性がある。

すべての鳥と哺乳動物には熱的中性域がある。これは、努力せずに一定の体温を維持できる温度範囲のことで、ヒトなら24度から34度の間あたりになる。[28] この数値が高いと思えたら、それは多分、裸で歩き回ることがあまりないからだ。仕事用の服装（ボタンダウンシャツ、パンツ、スポーツコート）をしているときは、熱的中性域はもっと低く、18〜24度くらい。家の中はおそらくこの程度の温度に保たれているだろう。ヒトは衣服や建物を利用して、巧みに、適切な温熱環境をつくりだしてきた。天然の断熱材である脂肪によっても熱的中性域は変わる。肥満成人はそうでない成人より中性域が数度低い。[29]

人体は冷えると、2通りの方法で熱を生み出す。1つは、褐色脂肪組織または褐色脂肪と呼ばれる特別な脂肪を燃やす方法。褐色脂肪は体脂肪の一部だが、量は少ない。この脂肪はミトコンドリアの電子伝達系を変えることで熱を生み出す。膜間スペースに入れられた水素イオンがＡＴＰを合成せずに膜から漏れてくるようにするのだ。すると、ＡＴＰに閉じ込められるはずだったエネルギーは熱として放出される。北極地方に住んでいる人々は暖かい土地に住んでいる人々に比べBMRが10%ほど高い傾向が見られるが、このうちある程度はおそらく褐色脂肪の活動によるものだろう。[30] 熱はまた、震え、つまり不随意筋収縮という方法でも生み出される。室温18度の中でショートパンツとTシャツでうろうろしているような少し寒い状態では、代謝率がBMRの25%上昇することがある（大半の人にとってこれは16キロカロリー／時の増加）。極寒の中では、震えによって安静時代謝率がBMRの3倍以上になることさえある。[31] 褐色脂肪を燃やすよりはるかに影響は大きい。

体温が上がりすぎても命に関わりかねない。ヒトは地球上で最も汗かきの生物になることで暑さに対処できるよう進化した。しかし、発汗でどれくらいのエネルギーが消費されるのか、綿密な測定は行われていない。多分、消費量はごくわずかだろう。それよりも、暑さに対処するときの主要なコストは、水分補給を続けたり、熱中症を避けたりすることだろう。

●免疫機能

新型コロナウイルスの感染拡大で、世界にはたちの悪い病原体が満ちていることをだれもが認識した。しかし、効果的な医療――近代化がもたらした大勝利の1つ――を手軽に受けられるために、私たちの文化は一種の健忘症に陥ってしまった。感染症がいかに恐ろしいかをつい忘れてしまうのだ。ハッザ族では急性感染症のために、10人の子どものうち4人が15歳の誕生日を迎えずに亡くなる。[32] 他の狩猟採集民や自給自足の農耕社会でも似たような数字が出ている。子どもに投薬やワクチン接種を受けさせない先進国の親は、ハッザ族の母親から話を聞いてみるとよい。

私たちは常に細菌、ウイルス、寄生虫の猛攻撃にさらされている。これら病原体は、私たちの体をじめじめした安宿として利用してやろうとしている。屋内トイレや殺菌剤のある社会を離れ、汚い有機物の世界に一歩足を踏み入れたら、病気は避けようがない。私の友人に、インドネシアの熱帯雨林の奥深くでオランウータンとテナガザルの研究をしている男がいる。自分の見たすべての種類の鳥を長年にわたって記録しているバードウォッチャーに触発されたのか、彼は自分が感染したすべての熱帯病を「観察記録」につけている。そこには多数の病名が列挙されている。野外調査の季節が終わって帰国すると、否応なくフラジール〔抗原虫薬、抗菌薬〕の投与が始まる。彼の消化管を寄宿舎として利用していたものたちを殺すのだ。この薬の服用中は酒類が飲めない。彼としては、熱帯病にかかっていちばんたいへんなのはこの点だと考えているようだ。

　感染症にかかると免疫細胞が増え、さまざまな分子をつくりだす。この仕組みがはたらくと、カロリーが消費される。学生診療所に感染を報告したアメリカ人男子大学生25人を対象にした研究によると、彼らのＢＭＲは標準より平均８％高かった[33]。その研究では発熱中の学生は除外されていた。体温を上げて熱で病原体を殺すと――哺乳動物は太古からこうして体を守ってきた――、ＢＭＲはさらに高くなるだろう。

　マイケル・ガーヴェンとそのチームはボリビアの奥地に住むチマネ族を対象にした調査を行い、殺菌という近代的な手段をもたない人々が免疫防御のために日々消費するカロリーの測定を行った[34]。チマネ族はアマゾン熱帯雨林の奥深くにある小さな村に住んでいる。狩猟採集によって野生の食物を得るが、プランテン〔料理用バナナ〕やコメ、キャッサバ、トウモロコシの栽培もしている。少数ながら、町に近い村に住み、肉体労働をして現金を稼いでいる人もいる。チマネ族にとって日々の生活とは、森の中や川の上で自然界と関わり合い、多数の細菌、ウイルス、寄生虫の宿主である生物と関わり合うということだ。そして、それら細菌、ウイルス、寄生虫は新たな宿主を懸命に探している。当然ながら感染率は高い。人口の約70％が常に寄生虫感染症（ほとんどの場合、蠕虫《ぜんちゅう》）にかかっていて、白血球（感染から体を守るために結集する免疫細胞）の数はアメリカ人成人の10倍だった。この免疫系の活動はすべてエネルギーを必要とする。チマネ族の成人のＢＭＲは、先進国の成人より２５０〜３００キロカロリー／日多い。

子どもの場合、感染症との戦いに多くのエネルギーを消費することから、成長に深刻な影響が及ぶ。デューク大学の私の研究室にいるサム・アーラッカーは、エクアドルに住むシュアール族の子どもを対象にした調査を何年にもわたって行ってきた。シュアール族の日々の暮らしはチマネ族に近く、アマゾンの熱帯雨林で狩猟採集と簡単な農業を基盤とする生活を送っている。また、チマネ族同様、シュアール族の感染症感染率は高い。サムの調査によると、シュアール族の5〜12歳の子どもは、アメリカ、ヨーロッパの同年代の子どもに比べ、ＢＭＲが20％、約２００キロカロリー／日多い。[35] 感染症との戦いにエネルギーが必要だと、成長に十分なエネルギーが回らなくなる。免疫系が感染を認識すると、さまざまな分子（免疫グロブリン、抗体、その他のタンパク質）が産生され、血液の中を流れる――細菌、ウイルス、寄生虫との戦いが始まったことを示すサインだ。血液の中にこうしたマーカーが多数あるシュアール族の子どもは、少ない子どもに比べて成長が遅いことをトムは発見した。シュアール、チマネ、ハッザのような先住民が低身長になりやすいのは、免疫反応のエネルギーコストが高く、成長のために十分なカロリーを利用できないことが大きく関係しているのだろう。

◉成長と生殖

物質とエネルギーは形を変えたり移動したりするだけで、その総質量、総エネルギー量は常に一定である。これは自然の基本法則で、人がつくられるときにも同じことがいえる。母親が胎児を育てるのであれ、子どもが大きくなるのであれ、成長には食物とエネルギーが必要だ。もっと正確にいうなら、新たに加わった組織のエネルギー量は、その組織をつくるために使われた栄養のエネルギー量と同じでなければならない。では、肉体１ポンド（約４５０グラム）をつくるにはどれだけのカロリーが必要なのか。

人体はタンパク質、脂肪、炭水化物でできている——私たちがとり入れる主要栄養素と同じだ。体をつくるこれらの物質のエネルギー量は食物に含まれている場合と同じで、炭水化物（たとえばグリコーゲン）とタンパク質（たとえば筋肉）は４キロカロリー／グラム、脂肪（第２章）は９キロカロリー／グラムである。生きている組織には水分もたくさん含まれているが（重量の65%は水で占められている）、水にはカロリーがない。子どもの成長時につくられる新しい組織は、75%が除脂肪組織、25%が脂肪で、そこに含まれるエネルギーは１ポンド（約４５０グラム）当たり１５００キロカロリー〔１キログラム当たり３３００キロカロリー〕ほどになる。さらに、食べたものを栄養素に分解するのにおよそ７００キロカロリー／ポンド〔１キログラム当たり１６００キロカロリー〕が必要だ。したがって、成長のためのエネルギーコストは１ポンド当たり約２２００キロカロリー〔１キログラム当たり４９００キロカロリー〕ということになる。[36]

コストは、そこに加わる組織の種類によって変わる。脂肪の割合が高い組織が加わるとコストは増え、除脂肪組織の割合が高い組織（たとえば筋肉）が加わるとコストは減る。脂肪のエネルギー量はタンパク質の２倍以上だからだ。この差を理解するには、減量時のエネルギー燃焼——成長の鏡像——

について考えてみるとよい。体重を減らすために消費するエネルギーは、失う組織のエネルギー量と同じでなければならない。減量で失う組織はほとんどが脂肪であることから、一般的に1ポンド（約450グラム）落とすには約3500キロカロリー〔1キログラム当たり7800キロカロリー〕消費する必要があることがわかる。

母親にとっては、胎児や赤ん坊の成長コストより、妊娠、授乳のコストのほうがはるかに大きい。新生児の体重は平均7〜8ポンド（約3200〜3600グラム）だ。新生児の重さに匹敵する組織をつくるのに必要なエネルギーはわずか約1万7000キロカロリーにすぎない。しかし、母親自身の組織も増え（妊娠中、体重は平均25〜30ポンド〈11〜14キロ〉ほど増加する）、さらに新しい組織——胎児と自分の両方——を維持するためのエネルギーが毎日必要になる。このため9カ月の妊娠期間を健康に過ごすためのトータルの追加コストは、8万キロカロリーに達する。[37] これは、標準的なハッザ族の女性が1年間歩いて消費するカロリーを27%上回っている。

授乳はさらにコストがかかる。母乳だけ（他のものは一切与えない）で育っている子どもの母親は、母乳の産生に約500キロカロリー／日、消費する。1年なら18万キロカロリーだ——これはアパラチアン・トレイルを踏破するエネルギーより多い。そのエネルギーの一部は妊娠中に蓄えた脂肪によってまかなわれている（1ポンド〈約450グラム〉で3500キロカロリー〔1キログラム当たり7800キロカロリー〕）。そして妊娠中と同じように、このエネルギーの大半は赤ん坊の基礎代謝などで消費される。新しい組織の成長に使われるのは一部にすぎない。

エネルギーを効率よく使い子孫を多く残すゲーム

ただし、成長と生殖をコストという視点からだけ見ていると、基本的な点を見失ってしまう。それらのカロリーは単に消費されるのではなく、投資されているのだ。進化という視点に立つと、人生はエネルギーを子孫に変えるゲームである。生殖により多くのエネルギーをつぎ込めば、より多くの子孫が生まれ、ゲームの勝者となる。次世代にあなたの遺伝子のコピーを、他のだれのコピーよりも多く残すのだ。生殖と成長に多くのエネルギーを投じるということは、より大きな子孫を残すということでもある。大きな子孫は、生き残って生殖する可能性が高い。他のエネルギー消費——免疫、脳、消化——は、長期的に見てエネルギーを生殖に向ける能力を高めることにつながれば、価値が認められる。

それならば、ライフサイクル——成長、生殖、老化のペース——が代謝率と密接につながっているのも当然といえるだろう。変温動物の爬虫類が進化して恒温動物の鳥類が出現し、（それとは別に）恒温動物の哺乳類も現れたが、代謝の進化におけるこの二大飛躍によって、これらの動物の成長と生殖に変化が生じた。[38] 哺乳類と鳥類の代謝はターボチャージャーつきとなり、1日の消費カロリーが爬虫類の10倍になった。[39] そして、この代謝の高速化は、哺乳類でも、鳥類でも、自然選択を勝ち残った。高速化すれば成長と生殖のために使えるエネルギーが増えるからだ。哺乳類は爬虫類の5倍の速さで成長し、生殖に4倍のエネルギーをつぎ込んでいる。[40] 鳥類も同じような高出力で、エネルギーを成長と生殖に使っている。

自然はたとえるならチェスをしているのであって、チェッカー〔赤・黒12個ずつの駒を盤上に並べ、交互に動かして相手の駒をとり合うゲーム。チェスと比較すると可能な手の数は少なく、最善手について科学的に解明されている〕ではない。生命のゲームに勝つための戦略は、地球上の種の数と同じくらいある。最善手は、その地域の条件と周囲のものたちの戦略によって決まる。高エネルギー戦略は明らかに有利だが、低エネルギー・リスク回避型の戦略で勝者になることもできる。爬虫類、魚類、昆虫のような低代謝の変温動物は、哺乳類、鳥類の進歩にかかわらず、信じられないほどうまくやっている。6500万年ほど前、最初期の霊長類は代謝率を大きく下げる方向に進化し、ライフサイクルもゆっくりしたものに変わった（第1章）。これはとても抜け目のないやり方だった。短期的な成長と生殖は期待できない。だが、代謝率の低さは長い寿命につながり、一生という期間で見ると、生殖でも成功をおさめる可能性が高まった。霊長類は短距離走では負けを認めたが長距離走では勝利し、最も多産で成功した哺乳類グループの1つとなった。

各グループ内での代謝率の違いも、それらのライフサイクルのあり方に影響を及ぼす。脊椎動物の中の主要グループ——有胎盤哺乳類（霊長類と非霊長類）、有袋類、爬虫類、鳥類、魚類、両生類——を見ると、どれも体が大きくなるにつれ代謝率が上昇する（図3-3）。ヒトのBMRと同じように（前述）、体重増加と1日当たりの消費カロリー増加の関係は、小さな動物では急だが、体が大きくなるにつれ曲線は緩やかになる。これがクライバーの法則だ[41]。マックス・クライバーはスイスの栄養学の先駆者で、1930年代に代謝率と体重の関係について論じた学者の1人である。彼は、さまざまな種のBMRを測定し、代謝率は体重の4分の3乗、0・75乗に比例することを示した。それから1世紀近くが過ぎた今日、1日の総カロリー消費量についても同じであることがわかっている（BMRは総カロリー消費の一部にすぎない）。図3-3に示したように、曲線の高さはグループによって異なるが（爬虫類は哺乳類より低い）、どれも指数（曲線の形〔体重の何乗に比例するかの値〕）はおよそ0・75である。

図3-3からわかるように、1日のカロリー消費量は体重の関数である。体重がより重いと、より多くのカロリーを消費する。しかし指数が1未満であるということは、組織1ポンド（約450グラム）当たりのエネルギー消費量は、小さな動物のほうが大きな動物よりはるかに多いことを意味する。理

由はまだ解明されていないが、小さな動物の細胞は大きな動物の細胞よりよくはたらき、エネルギーを速く燃やす。マウスの各細胞の1日のカロリー消費量は、カリブーの細胞の10倍だ。

成長〔年当たりの体重増加〕、生殖〔年当たりに産む子の体重〕と体重の関係をグラフにしても、似たような特徴的な曲線が描かれる。鳥類、哺乳類（霊長類と非霊長類）、爬虫類では、累乗の指数はクライバーの法則の０・７５に近い０・４５〜０・８２になる。[42] これはつまり、小さな動物は体の大きさにもかかわらず、大きな動物より速く成長して、多くの子孫を残すということだ。体重２２０ポンド（約１００キロ）のメスのカリブーは、自分の体重の６％に当たる体重14ポンド（約６・４キロ）の子どもを１年に１頭産む。その間に、体重１オンス（約30グラム）のメスのネズミは７匹ほどの子どもを５回くらい出産する。この子どもの体重を合計すると、親の体重の数百％になる。この差は、ネズミの細胞の代謝率がカリブーの10倍であることと、かなりよく一致している。成長率に関しても同じことがいえる。ネズミはわずか42日で体重が出生時の30倍になるが、カリブーは15倍になるのに２年近くかかる。代謝率だけが成長率、出産率を左右するわけではない。しかし、大まかなところは代謝率で決まりそうである。

動物の寿命は代謝率で決まるのか

代謝率は、私たちがこの世でどれほどの時間を過ごせるかも決めるようである。自分の周囲にいるイヌ、ネコ、ハムスターなどの動物を見ていると、寿命は種によって大きく異なることに気づく。ハムスターは３年生きれば長生きといえる。ネコは十数年生きるだろう。ヒトは80年以上は期待できそうだ。しかし、２００歳までは生きられない。２００歳はホッキョククジラの標準的な寿命である。

私たちは事故や病気を免れたとしても、最後は必ず「自然死」する。しかし、なぜ死ぬことが自然な

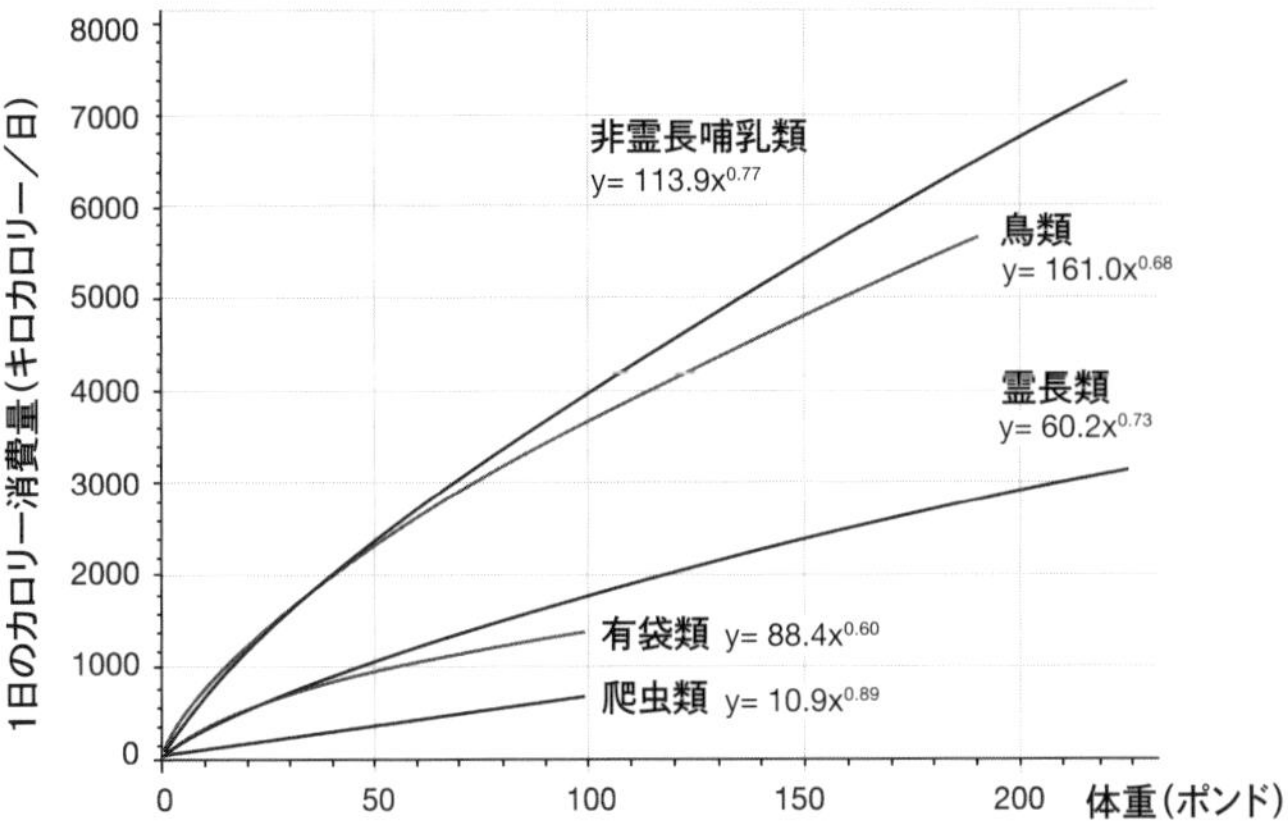

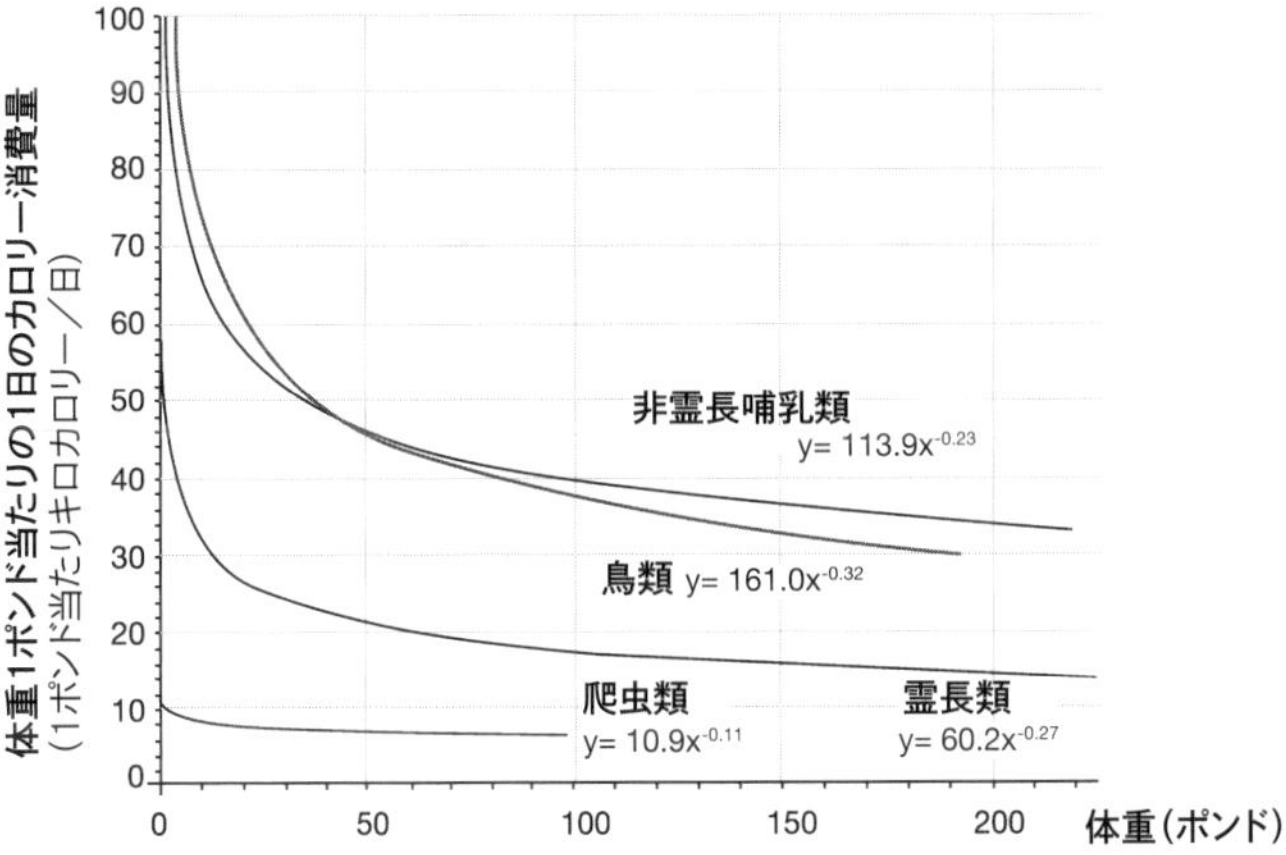

図3-3　非霊長哺乳類、鳥類、霊長類、爬虫類の1日のカロリー消費量　鳥類と非霊長哺乳類は霊長類、有袋類、爬虫類より1日のカロリー消費量がはるかに多い。体が大きいほど1日の消費量は多くなる(上のグラフ)。しかし、体重1ポンド(約450グラム)当たりの消費エネルギーは、クライバーの法則通り、小さな動物が大きな動物を格段に上回っている(下のグラフ)。1ポンド当たりのカロリー消費量が多い種は少ない種に比べ、成長が速く、多産、短命である。霊長類(ヒトを含む)は他の哺乳類より1日のカロリー消費量が少ない。これは霊長類がライフサイクルをゆっくりたどり、長命であることと一致している。

のだろう。ある種は数世紀生き、ある種は数カ月しか生きないが、それがなぜ自然なのか。

死の生物学は研究が盛んに行われている分野である。死が代謝と関連していることに、学者ははるか昔から気づいていた。エネルギーをゆっくり燃やす種ほど長生きをする。これが古くからの観察結果だった。アリストテレスは紀元前350年に『長命と短命について』[43]を著し、一生を火のついたろうそくにたとえて、こう述べている。「滋養物、すなわち煙を消費するのに（小さな炎は）長時間かかるが、大きな炎ならあっという間に使い果たす」。小さな種の細胞はエネルギーを速く燃やすので、代謝率と関連づければ、寿命がなぜ短いかを説明するのに役立つ。アリストテレスはその点にも注目し、「一般的に、大きなものは小さなものより長生きする」と書いた。しかし、その仕組みについてはまちがっていた（生き物が老化するのは乾燥するからだと彼は考えた）。そして、もちろんアリストテレスはクライバーの法則も知らなかった。しかし、死が根本的に代謝と結びついていることが、当時すでに多少なりとも理解されていたのである。

マックス・ルブナーは1800年代末から1900年代初めにかけて代謝学の分野で大きな業績を上げた人物で、代謝と老化を初めて1つの理論にまとめ上げた。彼はモルモット、ネコ、イヌ、ウシ、ウマの代謝率と寿命を比較し、動物が一生の間に消費する組織1グラム当たりの総カロリーは、体の大きさや代謝の違いにかかわらず、ほぼ同じであると論じた[44]。そして、細胞の一生の消費カロリーには本来限界があるのではないかと主張した。その予め決められた量を消費すると、ろうがなくなったろうそくのように、死んでしまうというのだ。この理論はアメリカの生物学者レイモンド・パールに支持された。パールは老化学の先駆者で、1920年代にルブナーの考え方をさらに発展させた[45]。

ルブナーの理論は洞察に満ち、初期のデータとは一致していたが、最終的には支持されなくなった。

代謝やライフサイクルに関する豊富なデータのおかげで、現在では、代謝率がほぼ同じでも寿命が大きく異なる種の存在が明らかになっている。また、代謝速度が速くても、短命とは限らない。たとえば、小さな鳥は同じぐらいの大きさの哺乳類に比べ代謝が速い傾向があるものの、ほとんどの場合、寿命は長い。

寿命と代謝の関係を説明するより有力な説として1950年代に登場したのが、フリーラジカルが老化を引き起こすとする説だった。[46] これを提唱したのは医学と化学の学位をもつアメリカ人研究者デナム・ハーマンで、彼は、酸化的リン酸化反応で生まれた有害な副産物が細胞にダメージを及ぼし、そのダメージの蓄積が老化であると主張した。電子伝達系のミトコンドリアの中で行われるATP合成の最後の過程（第2章）で、酸素の分子がフリーラジカル（活性酸素種とも呼ばれる）に変わることがある。フリーラジカルは電子を1つ失った酸素の分子だ。この変異した酸素種は貪欲で、周囲の分子から電子を奪い、DNAや脂質、タンパク質に害を及ぼす。ハーマンは、このフリーラジカルによるダメージ（酸化ストレス、酸化的損傷ともいわれる）の蓄積が老化であると論じたのだ。フリーラジカルはATP合成の過程で必ず生まれるものであり、したがって、老化の速さと寿命は細胞の代謝率（これはATP合成の速度でもある）によって決まることになる。

フリーラジカル説なら、代謝率と寿命の関係が成り立たない多くの例についても説明をつけられるだろう。フリーラジカルを中和する仕組みやフリーラジカルによるダメージを修復する仕組みはたくさんある。しかし、生理学的仕事はすべてそうなのだが、こうした対抗戦略を展開するにはエネルギーが必要だ――何にでもコストはかかる。各々の種がどのようなニッチ（生態学的地位）にあるかによって、酸化的損傷の修復にどれだけエネルギーを投じるかは異なるだろう。たとえばネズミは常に多数の捕食者に狙われているため、今すぐに生殖を行うことに多くのエネルギーを注ぎ、損傷の修復にエネルギーを使うことは控えるよう進化しているかもしれない――そんなことをして未来に備えても、未来はないかもしれないのだから。一方、スズメは、代謝率はネズミと変わらないかもしれないが、ネズミよりうまく捕食者から逃れることができるので、長寿の利点を活かすために体の維持と修復に多くのエネルギーを回すよう進化している可能性もある。

しかし、フリーラジカル説には問題がある。たとえば、ヒトや他の動物に抗酸化物質を投与しても、常に、寿命に期待通りの効果が出るわけではない。[47] 代謝と寿命の間にはっきりとした強い関係を認めるのがむずかしいため、本当に関係があるのだろうかと嘆く研究者もいる。[48] 死は確実なものなのに、生物学においてはなんともとらえどころのないテーマなのだ。はっきりした答えはまだ出ていない。

とはいえ、代謝率と寿命の関係は無視しがたい。サルやネズミをはじめとする種を対象にした実験で、食べる量を減らして代謝率を下げると、寿命が延びることが示された。[49] ヒトに対して同様にカロリー制限をする研究でも、期待のもてる結果が出ている。哺乳類、鳥類、爬虫類のそれぞれのグループ内での寿命の違いは、体の大きさの違いから生じる代謝率の違いが寿命にどう影響するかを考えたときに予想する結果と一致している。ネズミの細胞はカリブーの細胞の10倍の速さでエネルギーを燃やすが、ネズミの寿命は（「自然死」の場合でさえ）カリブーの寿命の10分の1の長さだ。第1章で述べたように、霊長類の1日のエネルギー消費量は、他の有胎盤哺乳類の半分にすぎない（図3-3）。ヒトをはじめとする霊長類が長い寿命を謳歌していることは、これでうまく説明がつく。代謝率の低い他の種も長生きをする。変温動物のニシオンデンザメ〔北大西洋の低温の海域に生息〕は400年生きることができる。[50]

成長や生殖の速さについてもそうだが、さまざまな動物の寿命の違いについても代謝率の違いだけで説明がつくわけではない。しかし、大まかなパターンは代謝によって決まるようだ。

代謝と寿命の関係が偶然の一致にすぎないにせよ、（私が考えるように）深いつながりがあるにせよ、動物の大きさやグループによって寿命と代謝率が異なるために、おもしろいことが起きる。心臓は体のすべての組織に必要な栄養と酸素を届けるために十分な血液を送り出さなければならない。このため、心拍数（1分間に心臓が鼓動する回数）は細胞の代謝率に釣り合ったものとなる。[51] つまり、小さな種は鼓動が速く、大きな種は遅い。しかし、小さな種は大きな種より寿命が短いので、一生の総心拍数は、とても小さなトガリネズミから巨大なクジラまで、どの種も同じなのだ。その数は約10億回になる。*

一般的な総カロリー消費量推定法はまちがっている

歩行、ランニング、消化、呼吸、生殖など、活動に必要なエネルギーはすべてきちんと把握されているのだから、1日の総カロリー消費量は、BMRと活動時の消費量を足しさえすれば計算できると思うかもしれない。実際、そう考える人は多いだろう。だが、まちがっている。1日のカロリー消費量を正確に把握するのは驚くほどむずかしい。半世紀以上試みられてきたが、まだうまくいかないほどだ。問題は、第1章でも述べたように、人体が単なる機械ではないところにある。私たちの代謝エンジンは動的で、適応性に富んだ進化の産物である。ゆえに、1日のカロリー消費量は、足し算をし

＊数億回の誤差はある。そして、もちろん、心拍数を一定に抑えても、死を先延ばしすることはできない。実際、運動によって心拍数を上げるのが、長生きをする最も確かな方法の1つである（第7章）。

ただけでは出てこない。

第2次世界大戦後のアメリカ、ヨーロッパには、代謝に対する単純なとらえ方が広まっていた。戦時中の飢えをはじめとする悲惨な状況をまだ鮮明に覚えていた研究者は、ヒトの1日の栄養所要量を計算してみようと考えた。当時もヒトのカロリー消費に関するデータは山ほどあった。フランク・ベネディクトや彼の同僚のJ・アーサー・ハリスのような人々が1900年代の初めから大量のデータを集めていたのだ。[52] しかし困ったことに、1日の総カロリー消費量――最も必要としているデータ――の測定結果はどこにもなかった。測定方法がわからなかったからだ。代わりにBMRの測定値はあった。BMRが総カロリー消費量の一部でしかないことはだれもが知っていたが、残りは謎だった。そこで科学者は、そうした状況におかれたときだれもがやるように、推定することにした。

実験室でのさまざまな身体活動に必要なエネルギーの測定結果に基づいて、世界保健機関（WHO）は総カロリー消費量を推定するための枠組みをつくった。まず、先にあげたような計算式を使い、体重、身長、年齢からある人のBMRを推定する。次に、その人が1日の間に何をするかを考える。どれくらい睡眠をとるのか、歩行、仕事、その他の用事、座った状態で何時間費やすのか。そして、それぞれの活動にPAR（physical activity ratio）を割り当てる。PARはエネルギーコストをBMRの倍数として表したもので、表3-1のメッツと本質的には同じである。[53] それから各活動に割り当てたPARを合計すると、BMRの倍数で表した、1日の平均エネルギー消費レベルを計算できる。たとえば睡眠（1・0PAR）に12時間、洗濯などの軽い家事（2・0PAR）に12時間費やす人なら、24時間の平均エネルギー消費レベルは1・5PAR、つまり基礎代謝率の1・5倍になる。この1・5に推定BMRを掛けると、1日の総カロリー消費量の推定値が出る。

要因加算法と呼ばれるこの計算方法はおおざっぱだが、結果は妥当と思われた。そして、この方法は現在も利用されていて、WHOはある集団の1日のカロリー所要量が必要なとき、この方法で計算している。[54] あなたの必要カロリーを身長、体重、年齢（どれも基礎代謝率の推定に使われる）と身体活動レベル（1日の平均PARを割り当てるのに使われる）から推定してくれる計算サイトで使われているのも、この方法だ。

要因加算法が生まれてから何十年もたつが、この方法は常に変わらぬ役割を果たしてきた。それは、妥当な推定、である。この方法で推定した1日の総カロリー消費量が妥当な範囲におさまるのは、体の大きさと年齢からBMRを推定できるからだ。BMRは1日に消費するカロリーの大半を占めている。したがって、BMRの推定値が適切なら、1日の総カロリー消費量の推定値も妥当なものとなる。

しかし、要因加算法に基づいて得た推定値の妥当さの裏には、根本的な欠陥が隠れている。この計算は、BMRに身体活動と消化に必要なカロリーを加えたものが1日の総カロリー消費量である、という前提のもとに行われている。この考え方が広く受け入れられているため、他の見方を想像してみるのはむずかしい。栄養や代謝について学ぶ学生は皆、このように教えられるし、医者志望の学生は医科大学でこのように学び、運動による減量プログラムはどれもそれを信じて指導を行っている。だが、第5章で述べる通り、話はそう簡単ではない——絶対に。結論をいうなら、1日の活動レベルは1日の消費カロリーとほとんど関係ないのである。

●成人の標準摂取カロリーの常識もまちがっている

大規模な革新は失敗に終わることが多い。カロリー消費量を正確に把握するための方法を大きく変える次の試みも完全な失敗に終わり、後退を余儀なくされた。この試みは、要因加算法よりさらに単純な前提のもとに始まった。それは、人が1日にどれくらいの食物を食べているかを知りたければ、本人に聞けばいい、というものだった。これはもっともな話に思えた（昨日、何を食べたか、覚えていますよね？）。データは多数の人から何の苦労もせずに集めることができるだろう。この方法なら、身長、体重、年齢を聞く、身体活動のレベルを観察する、ＰＡＲの値を計算するなどの必要が一切なかった。調査票に記入してもらえば、それですむ。

これはまったく馬鹿げたアイデアというわけではない。ほとんどの人はたいていエネルギーバランスがとれているので（毎日の摂取カロリーと消費カロリーが釣り合っている）、何を食べたか、しっかりしたデータを入手すれば1日のカロリー消費量がわかるはずだ。しかし、人の正直さや自己認識をあてにした計画の多くは初めから失敗する運命にあり、このときも例外ではなかった。

人は自分が何を食べたかうまく思い出せないことが明らかになったのだ。だれかを食事調査の対象者に選んで質問をしても、その答えはあてにならない。ブラッド・ピットに対して何度不道徳な思いを抱いたことがあるかと尋ねるようなものなのだ。つまり、だれもが少なめに報告する。5カ国の男女324人を対象にした最近の研究によると、成人は実際に食べた量を平均29％少なく答えていた。[55]これは毎日1食分忘れるのに等しい。報告された摂取量で消費カロリーを追うのは無理だった。食事調査は乱数発生器にすぎず、1日のカロリー消費量に関して提供されるデータは何の役にも立たない。これを本当のデータとして扱い、それに基づいて栄養プログラムを作成すれば、データは役に立たないどころか、悲惨なことになる。

1990年、アメリカ食品医薬品局（ＦＤＡ）は公衆栄養プログラムを食事調査に基づいて作成した。

新しい規則が設けられるにあたって食品包装に栄養表示が求められることになり、FDAはそこに1日のカロリー摂取量の基準を示したいと考えた。そして、大規模な国民健康栄養調査の調査票から、1日のカロリー摂取量が、女性は1600〜2200キロカロリー、男性は2000〜3000キロカロリーと報告されていることを突き止めた。それならば、成人の平均値は2000キロカロリーから2500キロカロリーの間あたりだ。FDAは、カロリーのとりすぎを防ぎ、切りのいい数字にするために、これを2000として表示した。標準的なアメリカ人のカロリー摂取量を2000キロカロリーだとあなたが思い込んでいるとしたら、だれを責めるべきかは明らかである。[56]

●栄養学研究に革命を起こしたネイサン・リフソン

1950年代に要因加算法の開発が進んでいたころ、ミネソタ大学の生理学者ネイサン・リフソンは、総カロリー消費量のまったく異なる測定法を考え出そうとしていた。[57] リフソンはジリスの州として知られるミネソタ州で1911年に生まれ、成人後の人生のほぼすべてをミネソタ大学で過ごした。1931年に学士号、1943年に博士号を取得し、サンディエゴ（彼はそこで陽光と暖かさが嫌いになったようだ）で過ごした2年を除き、五十余年にわたりミネソタ大学に奉職した。彼が大学院生のころにクライバーの世代によって代謝研究が大きく進展したことを考えると、リフソンが1日のカロリー消費量の測定に取り組み始めたのは当然といえるかもしれない。

リフソンの画期的な手法を理解するには、まず、人体が本質的に水を張った大きなプール（あなたの体の65％は水）であるという認識から始めなければならない。実のところ、体の水は湖と同じように出入りしている。人体というプールの水の中にある水素と酸素の原子は常に流動的で、食物や飲み物に含まれる形で体に入ってきて、尿、便、汗、そして呼気の中の水蒸気という形で体から出ていく。

リフソンはまず、人体プールの水の中の酸素原子が体外に出る経路が、他にもあることを解明した[58]。炭素を含む分子の代謝の過程で二酸化炭素（CO_2）が産生されるとき（第2章）、新しい二酸化炭素分子のうちの酸素原子の1つは体内の水分からとられる。その酸素原子はその後二酸化炭素の形で呼気として吐き出される。要するに、水素は水分として体外に出るが、酸素は水分に加え、二酸化炭素としても排出されるのだ。

彼は、体から出ていく水素原子と酸素原子の割合がわかれば、二酸化炭素の産生量を計算できることに気づいた。二酸化炭素を産生、排出しなければエネルギーは燃やせないので、二酸化炭素の産生量を測定できるということは、エネルギー消費量を測定できるということである。何よりもよいのは、この方法なら、被験者をメタボリックチャンバー〔ヒトのエネルギー消費量を長期間測定することのできる部屋型の装置〕に拘束しなくてよいことだ。水素と酸素の排出率はときどき尿サンプルで調べればよいので、被験者は好きなことができた。

問題は、体の中の水分に含まれている水素原子と酸素原子をどう追跡するかだった。リフソンは同位体を使うことを思いついた[59]。同位体は原子のうち、陽子の数が同じで、中性子の数が異なるものをさす。たとえば酸素は普通、陽子数が8、中性子数が8だが、酸素18は陽子が8で中性子が10である。重水素は水素の同位体で、中性子を1個もっている（通常の水素には中性子がない）。普段飲んでいる水にもこのような同位体が微量含まれている。これらは無害だ（同位体の中には有害なものもいくらかある。それらは放射線を出しながら別の核種に変わる）。

リフソンはマウスにこれらの同位体を投与して、酸素原子と水素原子が体内から排出される流れを追跡した。同位体は体内で通常の酸素原子、水素原子と同じようにはたらくが、追跡子《トレーサー》として使うことができた。月曜日に被験者の体内の水分に含まれる水素の10％が重水素で、水曜日にそれが５％になったとすると、月曜日にあった水分の半分が排出されて、通常の水が補給されたことがわかる。彼はこうした測定結果を使って水素の排出率を計算した。同じ方法で酸素の排出率も計算された。そして、その違いから二酸化炭素の産生量を算出できるはずだ。リフソンのマウスを使った実験で得た二酸化炭素産生量は、メタボリックチャンバーで測定された結果とぴったり一致していた。

カロリー消費には必ず二酸化炭素の産生を伴うので、リフソンの測定法を使うと、１日のカロリー消費量を正確に求めることができた。何よりもいいのは、被験者がメタボリックチャンバーの中で座っている必要がないことだ。同位体のレベルを測定するのに必要な尿か血液のサンプルを数日おきに提出すれば、あとは自由だった。リフソンは不可能を可能にした。

だが、問題は費用だった。測定に必要な同位体の量は体の大きさに比例する。そのため、マウスなどの小さな動物を使う研究はコストが比較的低いが、ヒトとなるとたいへんな費用がかかった。１９５５年には、体重１５０ポンド（約68キロ）のヒトに必要な量の同位体を手に入れようとすると、現在の価値に換算して25万ドルかかった。[60] １９７０年代に入ると、ケン・ナジ、クラース・ウェスタータープのような創造的な動物生理学者が、野生のトリやトカゲの研究でリフソンの測定法を使うようになる。ナジは霊長類学者のキャサリン・ミルトンと共同で、野生のホエザルの１日のカロリー消費量を測定した。しかし、小さな種を対象にしたいくつかの研究を除くと、リフソンの手法が採用されることはなかった。

同位体の生産法と測定法が進歩し、コスト面でもなんとかこの方法をヒトにも使えるようになるまでにさらに10年かかった。１９８０年代には重水素と酸素18の価格が下がり、１９５０年代、

1960年代のコストの1%でヒトの成人のカロリー消費量を測れるようになった。1980年代は肥満とされる人が世界的に増え始めた時期でもあり、研究者は研究室の外でカロリー消費量を測定する方法を求めていた。当時、シカゴのアルゴンヌ国立研究所にいたデール・ショレールは、酸素18を使って体内の水分量を測定する研究について調べていたとき、偶然リフソンの業績を知った。その後の技術とコストの変化によってリフソンの測定法が費用対効果の高いものになっていることを理解したショレールは、この方法をヒトに使い始めた。そして、1982年にはヒトを対象にした二重標識水法による研究に関する初の論文を発表している。[61] ヒトの代謝の新分野が誕生したのだ。

ほどなく、カロリー消費についてわかっていると考えられていたことの多くが誤りであることが明らかになった。リフソンの測定法のおかげで、ヒトの代謝という科学は新しい時代に入ったのだ。この方法が最初に発表されてから30年近くが過ぎ、リフソンは名誉教授（半ば退職した身）となって、新たな発見の時代に活躍することはできなかった。しかし長生きをし、自分の考え出した測定法が代謝研究に革命を引き起こしたことを見届け、十分とはいえないまでも、ある程度評価もされた。ショレールはヒトに関する最初の研究を始めたころ、リフソンに電話をしている。リフソンは自分のアイデアが活かされると聞いてとても喜び、熱心な支援者となった。そして、1986年にケンブリッジ大学のアンドリュー・プレンティスが二重標識水法をテーマにイギリス栄養学会のシンポジウムを開いたときには、名誉来賓として招かれた。翌年リフソンは、測定法を発見した功績を認められ、名誉あるランク賞の栄養分野の受賞者となった。その2年後、彼はこの世を去った。

二重標識水法で正確な総カロリー消費量を測定

リフソンの測定法――通常、二重標識水法と呼ばれる――のおかげで、私たちはついに1日のカロリー消費量を正確に測定できるようになった。しかも、被験者は普段通りの生活を送ることができる。私の研究室などで二重標識水法を使って1日のカロリー消費量を測定するコストは、現在600ドル程度である。ショレールがこの方法をヒトに使い始めてから30年が過ぎたが、その間に世界中のあらゆる年代の人々、数千人が測定を受けている。では、その結果は？　私たちは毎日どれくらいのカロリーを消費しているのだろう？　もちろん、人によって違う――しかし、消費量を左右する要因は、あなたが考えているようなものではない。

1日のカロリー消費量を予測するいちばんの判断材料は、体の大きさと組成だ。体の大きな人は細胞数が多く、細胞数が多いと代謝が盛んで、カロリー消費量も多い。先に述べたように、ヒトの臓器や組織の中には他より多くのエネルギーを消費するものがある。重要なのは、脂肪細胞は除脂肪組織よりカロリー消費量がかなり少ないということだ。脂肪細胞が体重のかなりの部分を占めている人は、体重は同じだが脂肪の少ない人よりカロリー消費量が少ない。女性は男性より体脂肪が多い傾向にあるので、体重が同じなら、女性のほうがカロリー消費量は少ない場合が多い。

私は、男性、女性、子どもを対象に二重標識水法で行われた数百の研究のデータをもとに[62]、1日のカロリー消費量と体重の関係を示すグラフを男女別に作成した（図3－4）。カロリー消費量（キロカロリー/日）は体重（ポンド）の増加とともに増え、グラフは曲線となる。クライバーの法則について述べたときに示した、体重とカロリー消費量の関係を種別に見たグラフ（図3－3）に似ている。

図3－4にあげた計算式を使うと、子どもも高齢者も、やせ型も肥満型も、すべての人が1日のカ

ロリー消費量の確かな推定値を得ることができる。ポンド単位の体重を計算式に代入するだけだ〔キログラム単位の体重を０・45で割るとポンド単位に変換できる〕。しかし、どちらの計算式にも対数が使われている点に注目してほしい。これは、体重の自然対数をとってから、786を掛け、1582を引く（女性の場合）、または1105を掛け、2613を引く（男性の場合）ということである。数学の力が少し錆びついてしまった人は、図３‐４のどのあたりに自分が位置するかを考え、１日の推定カロリー消費量を確かめればよい。カロリー消費量は、体重140ポンド（約63・５キロ）の女性なら2300キロカロリー／日、体重160ポンド（約72キロ）の男性なら3000キロカロリー／日と推定される。

体重がカロリー消費量に及ぼす影響は大きい。この２つの関係を示す曲線は、どの種を見てもカーブが緩くなっていく、クライバーの法則が描く曲線に似ている。子どもの場合は、体重が少し増加するだけで消費量が大幅に増える。子どもの細胞は、もっと体重が重くて年の大きい大人に比べ、消費カロリーがはるかに多い。赤ん坊を抱きしめ、その小さな胸の鼓動を感じたことのある人なら、赤ん坊の体がいかに懸命にはたらいているかを知っているだろう。標準的な３歳児の体重１ポンド（約450グラム）当たりのカロリー消費量は35キロカロリー／日だ。この数字は児童期、青年期と、年月の経過とともに減少していき、20代初めにおよそ15キロカロリーで一定化する。

体重とカロリー消費量の関係をグラフにするとこのような曲線になるのだから、個々人のカロリー消費量は慎重に比較しなければならない。体重の異なる人々の代謝率を比べるために、カロリー消費量を体重で割るということがよく行われる（もっとよくわかっていていいはずの研究者や医者までもがこうだ）。これは、体重１ポンド（約450グラム）当たりのカロリー消費量はだれもが同じであることが前提になっている。だが、この前提はまちがいだ。体重とカロリー消費量の関係がこのような曲線になるこ

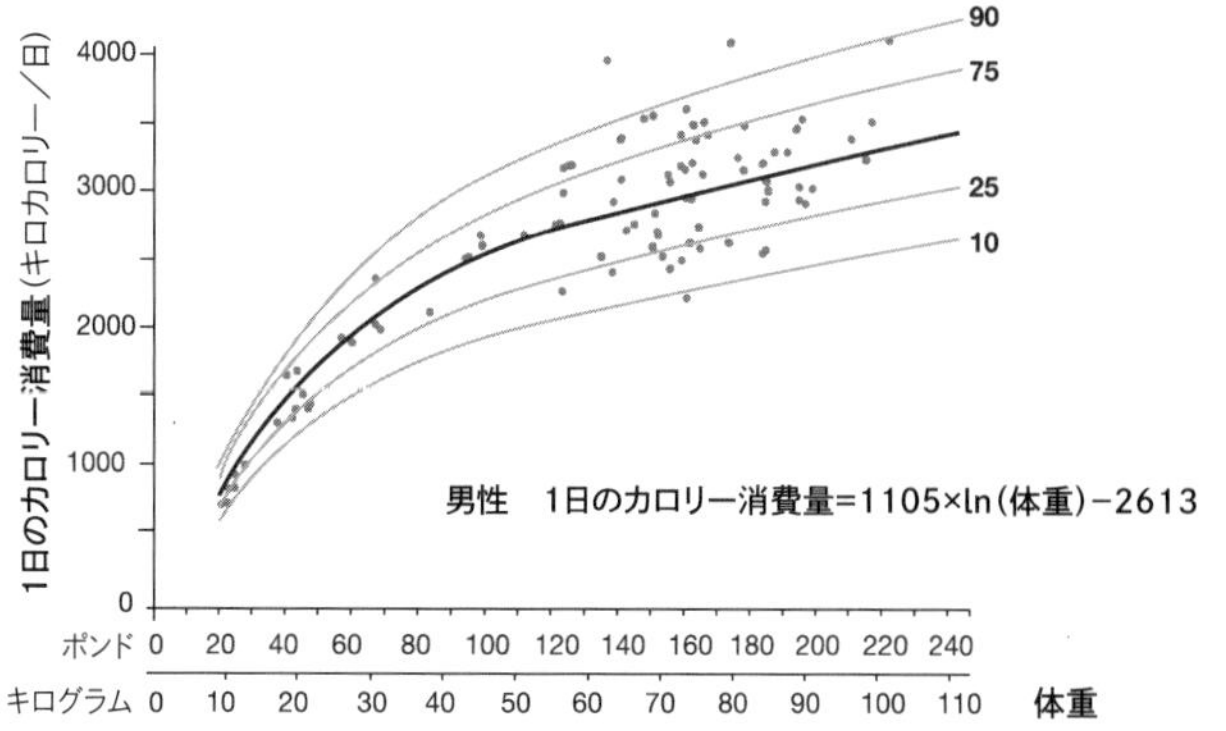

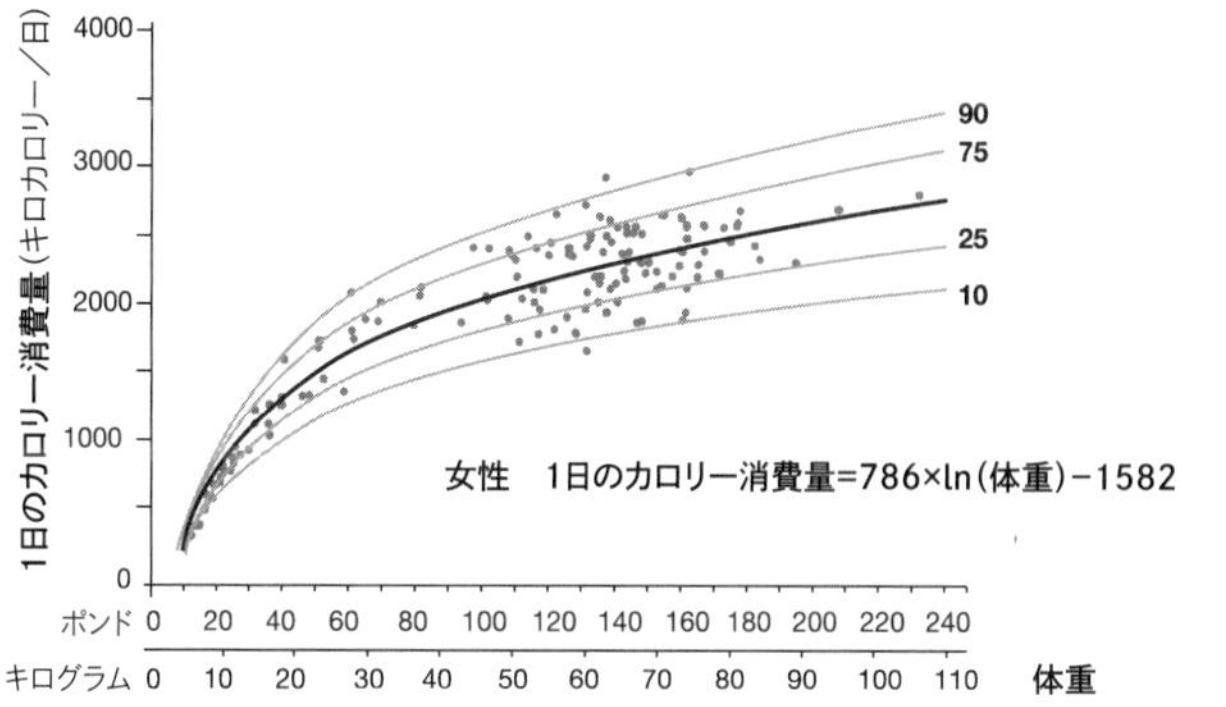

図3-4　ヒトの1日のカロリー消費量(キロカロリー／日)　太い曲線は体重別に見た1日の推定カロリー消費量で、上に示した計算式を使って算出できる〔計算式中のlnは自然対数〕。あなたの1日の推定カロリー消費量を知るには、横軸で自分の体重を見つけ、そこから真上にたどっていき、曲線に当たったら、そこで左方向に直角に折れ、縦軸まで進む。そこの値が、あなたの消費量である。計算式を使って算出してもよい。体重が20ポンド〔約9キログラム〕未満の子どもには女性のグラフと計算式を使ってほしい。この図は二重標識水法による研究の対象となった284の集団のデータをもとに作成されたが、灰色の丸は、各集団の体重とカロリー消費量の平均値を示している。ばらつきは大きい。ある人の1日のカロリー消費量が推定値より300キロカロリー／日多い、少ないというのは、珍しいことではない。細い線は、それぞれ10、25、75、90パーセンタイル〔下位から10%の人、25%の人、75%の人、90%の人の値〕の曲線である。

とから（図3‐4）、体重の軽い人は重い人より体重1ポンド当たり（あるいは1キロ当たり）の消費カロリーが本来多いといえる。生理学と数学からはそういうことになるのだ。単純に代謝量を体重で割って1日のカロリー消費量（あるいはBMR）の比較をすると、体重の軽い人と重い人の間には大きな開きがあるという誤った印象をもつことになるだろうが、実際には、基本的な関係は皆同じである。

ある人物、ある集団の代謝率がとくに高いか、あるいは低いかを知るには、図3‐4のようなグラフでどこに位置するかを確かめればいい。小児科医が子どもの身長、体重が成長曲線のどのあたりに位置するかを確認するのと似たやり方だ。成長曲線や図3‐4を見れば、予想をどれほど上回っているか、あるいは下回っているかがわかる。

図3‐4の灰色の丸は、研究対象となった男女284の集団の、集団ごとの平均値である。太い黒の曲線はカロリー消費量の近似曲線で、1日の平均カロリー消費量を体重別に示した。たいていの場合の平均値と同じように、集団の半分はこの曲線より上に位置し、半分はこの曲線より下に位置している。上の集団は1日のカロリー消費量が推定値を上回り、下の集団は推定値を下回っているといえる。

図3‐4を見て気づくのは、体重を考慮しても、1日のカロリー消費量の個人差が大きい点だ。多くの人々が曲線――彼らの予想カロリー消費量――より300キロカロリー／日以上、上か下に位置している。これは、BMRや1日のカロリー消費量を計算してくれるオンラインツールがかかえる、知られたくない秘密でもある。体重やジェンダーを考慮したうえで代謝率を計算しても、実際の値とは大きく異なるのだ。自分の情報を入力して得た1日のカロリー消費量やBMR――あるいは、図3‐4を使って得た1日の推定カロリー消費量――をそのまま受け入れてはならない。数百キロカロリ

ーの誤差は当たり前。代謝が「速い」人、「遅い」人がいるというのは、ダイエット雑誌のでたらめではない。それは事実である。

なぜ人によって1日のカロリー消費量が異なるのか、その理由を私たちは理解しているものと思っていた。身体活動、臓器のはたらき、成長、体温調節、消化などに必要なエネルギーを足していけば、1日の消費カロリーを計算できると考えていた。確かに、カロリー消費量の中にはこうしたコストをすべて含めなければならない。しかし、二重標識水法革命によって私たちは思いがけない事実に気づかされた。スーパーのレジではカゴに入れた商品の値段が一つ一つ足されていくが、代謝ではカロリー消費量の構成要素――身体活動、免疫機能、成長など――が動的かつ複雑に相互作用し、影響を及ぼし合っている。1日の消費カロリーは構成要素を単に足し算しただけでは算出できないのだ。

ヒトの代謝の科学の新時代が始まった

代謝学には長い歴史があることから、身近で確かな分野という感じがする。その歴史は2世紀以上前、ラヴォアジエをはじめとする人々が先見性のある研究を進めた啓蒙主義の時代に始まる。今から100年近く前には、2人のマックス（マックス・ルブナーとマックス・クライバー）のような先駆者によって発見の黄金時代が築かれた。そして、カロリー消費量の推定法として最もよく使われている方法――要因加算法と食事調査――ができたのが数十年前。人体がどのようにエネルギーを燃やしているかを私たちはすべて知っていると、つい考えたくなる。

だが、代謝の個体差、集団差、種による差は信じられないくらい大きく、カロリー消費に関するこれまでの考え方では説明がつかない。ヒトも含め、種の間に見られる代謝の違いは、クライバーの法則だけでは片づかないほど大きい。1日のエネルギー消費量は個体や集団によって異なる。要因加算法で単純に消費量を足し算するだけでは、私たちの体が本当のところ何をしているのか、とらえることはできない。

なぜヒトは1日に2500〜3000キロカロリー消費するのか。なぜ体重から予想される消費量以上のカロリーを消費する人と、それ以下のカロリーしか消費しない人がいるのか。代謝は私たちの健康と寿命にどう作用するのか。ライフスタイルや毎日の身体的活動、食事は、エネルギー消費や代謝にどのような影響を及ぼすのか。

このあとの章では、こうした大きな問題に取り組んでいこう。第2章、第3章でヒトの代謝の仕組みはしっかり理解した。ここからは、ヒトの代謝という科学の新しい発見の時代へと入っていく。話は、思いもよらない場所から始まる。シルクロードの北側に連なるコーカサス山脈のふもとにある、ジョージアの小さな村だ。

第4章――親切で、適応性に富み、太ったサル

トレッドミルと代謝から離れて、発掘へ

露のおりた7月のある日の早朝、小さなテントの中で目覚めた私は用心深く寝袋から抜け出し、湿った出入り口のジッパーを開けて外に出た。小さな黄色いナイロンテントの向こうにはパノラマが広がり、木が鬱蒼と繁る丘陵と薄緑の牧草地が見えた。宿舎の横の伸び放題になっている芝生には、他にもいくつかテントがあった。宿舎は2階建てのキッチンつきで、大勢の考古学者、地質学者、古人類学者の宿になっている。年に一度の野外調査の真っ最中で、私たちは石器やホモ・エレクトスの化石人骨の発掘を進めていた。

音は聞こえてこないが、どこか遠くではピネザウリ川が勢いよく流れている。そのそばには、昔、シルクロードを行く旅行者や商人が利用した浴場の跡がある。谷の向こうの遠い丘の斜面には、この土地に侵入してきたモンゴル人の壊れた墓石が散らばっていて、切り立った崖の上には中世都市の遺跡がある。そして、その遺跡の下から180万年前の原人の化石人骨が出てきたのだ。この一帯の風景は、私たちのはかない歴史を何層にも重ねた記念碑のようである。野心と愚行。これが延々と繰り返されてきた。

そのとき私の中で何かが込み上げてきた。憂鬱な胃のむかつきが上がってきた。私は小さな空き地の端までよろめきながら歩いていき、低木の茂みのうえにすべてを吐いた。天罰

を下そうとする神の手が私の体をつかみ、邪悪なものを絞り出した。両手を膝におき、涙目になりながら、熱い泡のようなものを吐く。一度吐いただけではすまず、少しずつましになるとはいえ、嘔吐を繰り返した。吐き気で体ががたがたになったようだった。目が眼孔から飛び出して、だらしなく視神経でつなぎ留められているような気がした。だが、ありがたいことに、ようやく吐き気はおさまった。中身を使い切った歯磨きチューブのようになった私は、手の甲で口を拭い、ゆっくりと体を起こした。

こういう忌まわしい経験のあとは、頭痛やむかつき、そして今にも本格的な二日酔いに襲われるのではないかという予感からつかの間解放され、どこまでも冷静になる。私は冴えわたった頭で、自分の立場について考えた。歴史のありえないような状況や偶然が重なって、この魅力に満ちた場所は生まれた。ここにいられるのは信じがたいほどの幸運なのだ。それなのに、私はありがたいとも思っていなかった。増長していた。この場にいるだけでは満足せず、好き勝手にふるまい、昨晩はワイン1杯のつもりが結局、星空のもとでの酒宴になってしまった。飲んでいたのは私だけではない。足の向きを変えて宿舎のベランダにある長テーブルのほうに歩いていくと、一緒に飲み騒いだ仲間が数人、充血した目で、勇敢にもパンと紅茶の朝食をとり始めているのが見えた。

彼らのほうにゆっくりと進みながら、私はすべてを変えようと漠然と考えた。これを機にもっと大人になって、自己破壊的な行動は金輪際やめにする。私は酸っぱいにおいのする息を吐きながら、愚かな人間がすぐ口にするこんな祈りを、声を出さずに唱えた。もう二度と同じことはやりません。こういう経験は初めてではなかったから、本当に態度を改めるのがいかにむずかしいかは知っていた。しかし、台風の目の中にいた私は、楽観的だった。ここにいる者は皆、賢い――世界各国のすぐれた高等教育機関で博士号を取得しようとしている若手科学者だ。トップクラスの教育プログラムで勝ち抜き、地球上で最も刺激的な発掘場所の1つであるこの地に来るだけの知性と気質を備えている。慎重に抑制のきいた行動をし、自分の身を守るだけの分別はあるはずだ。確かに、今のところこの中に自制能力を示した者はだれもいない。でも、しっかりしろ。きっと私たちは進化した人間の知性と集団的努力の成果を享受できるだろうし、好奇心や快楽主義に身を任せて自らを苦しめることも避けられるはずだ……。

考えはまとまらないまま、雲の形が崩れるようにばらばらになっていった。少し朝食を食べたほうがいい。化石の発掘が待っている。化石は勝手に出てきたりはしないのだから。テーブルのベンチには人が並んで座っていた。私はその隣にどさりと腰をおろすと、本当に食べたいのかどうかわからないままパンを一切れとり、バターとハチミツをたっぷり塗った。そして、紅茶を少しすする。また二日酔いが戻ってくるのがわかった。モンゴル帝国の大軍が遠くからひづめの音を響かせながらやってくるように。

私はジョージア共和国のドマニシにある前期旧石器時代の遺跡を訪れていた。院生のときは毎年、夏になると、トレッドミルと代謝から離れ、コーカサス山脈のふもとの丘陵地帯にあるパタラ・ドマニシという小さな農村に行っていたのだ。論文から1カ月離れるのは、大学院での成功をめざすうえであまり望ましいことではない。しかし発掘は非常に興味深く、楽しくもあり、この機会を逃がすわけにはいかなかった。私はヒトのエネルギー消費に関する研究をしていたが、この遺跡がその研究と深い関連があることも、ヒトの代謝の進化における重要な時代の記録がここに残されていることも、当時は理解していなかった。だが、ヒトが類人猿の世界を離れ、ヒトとして進化していった、その最初期について知る手がかりがここにあったのだ。そして、そうした進化を可能としたのが、食物の獲得法とカロリーの燃焼法の変化だった――私たちは今日、まだその変化にうまくついていけないでいる。

180万年前の人類化石がユーラシア大陸に

ドマニシはヒトの進化をたどるうえで最も重要な場所の1つだが、その割に知られていない。200万年ほど前の化石人骨は、ドマニシを除くとすべて、東アフリカ、南アフリカの乾燥した砂利だらけの荒地で見つかっている。オルドバイ渓谷、大地溝帯、南アフリカの洞窟遺跡など、『ナショナル・ジオグラフィック』をめくったことのある人にはおなじみの土地だ。これに対して、ドマニシは緑に囲まれた土地である。そして、ジョージアは豊かな歴史のある、美しい、誇り高き国だが、この地域以外のほとんどの人にとっては遠く、なじみのない場所である。しかし、ドマニシがこれほど重要な場所になっているのは、この地理的条件のおかげといえる。

ヒトは700万年ほど前にチンパンジー、ボノボと分岐した（図4-1）。だが、その後500万年間、私たちの祖先はアフリカにとどまり、類人猿のような戦略が効果的な場所で暮らしていた。そして、約200万年前に生態学的フェンスを飛び越える。ホミニン（ヒト科の中のヒト族）の知能が発達し、適応しやすくなり、どんな場所でも繁栄できるようになったのだ。人口が増えてアフリカ中に広がり、ユーラシアへの進出が始まって、南アフリカからモロッコ、インドネシアにまで拡散した。これは過去のサルらしい暮らしとの決別であり、ヒトはさらにヒトらしさを増していった。この重要な時代の最初期の記録がドマニシにある。ドマニシで見つかった化石人骨は180万年前のもので、アフリカ以外で見つかった化石の中では最も古く、そこから出土する石器や骨は、ヒトの進化の最初期に何が起きていたかを解明する手がかりを与えてくれる。そして、ホミニンが繁栄し世界中に広がっていくことができたのは、エネルギーの獲得、燃焼法が変化したからだった。

私のドマニシ行きはオフェル・バー＝ヨセフ教授との会話から始まった。ハーバード大学のヨセフ教授は、旧石器時代を専門とする白髪の謎めいた考古学者で、中東でのネアンデルタール人の墓の発掘でよく知られている。博士課程1年目の意欲満々で初々しかった私は、翌年の夏、野外調査をしたければ、ヨセフ教授を捕まえて話をしなければならないといわれていた。ある日の午後、教授がピーボディ考古学・民族学博物館の中にある自室から出てくるのを見かけて声をかけた。彼は、ハーバード・スクエアまで現像に出した写真（当時はまだフィルム写真だった）をとりに行くから一緒に来るようにいった。「歩きながら話そう。時間を無駄にしてはいけない」。イスラエル訛りの英語だった。私はもちろん同行した。

道々、教授は説明した。私が調査に参加できそうな遺跡が2つある。1つはフランス南部のネアンデルタール人の洞窟で、もう1つはドマニシ。フランスのほうが大規模で、よく組織化されていて、アクセスもはるかにいい。「食事がおいしいのはフランスだ」と彼はつけ加えた。しかし、ジョージアのほうがおもしろそうに思えた。1年前に頭蓋骨が2つ発見されたばかりで、ここでの発掘によって、ヒトの進化に関するそれまでの見方が揺らいでいたからだ。少し話をしたあと、必要な手続きをしてもらえることになった。私は、ジョージアに行くには何か特別なものが必要か、夏の野外調査の通常の装備品以外に用意していったほうがいいものはないか尋ねた。教授は立ち止まると、こちらを向いて、分厚い眼鏡越しに私を品定めするように見た。

「多分、もう1つ肝臓がいるな」

ユーラシアにやってきた侵入種・ホミニン

ちょうど185万年前、火山の大噴火があった。その後パタラ・ドマニシの村ができることになる丘陵地帯では、大地が揺らぎ、空が何マイルも先まで真っ暗になっただろう。溶岩が近くのマシャベラ渓谷を何マイルにもわたって流れ、マシャベラ川は消えた。溶岩はピネザウリ川がマシャベラ川に流れ込む地点で、その支流のある谷のほうにも流入し、川の流れを遮った。溶岩は冷めると黒い玄武岩になり、場所によっては100フィート（約30メートル）ほどの厚さとなった。そして、ピネザウリ川がこの玄武岩のダムにせき止められて、湖ができた。

その後の長い年月の間に少なくともさらに二度噴火が起きて、空が灰で覆われた。あたりを歩き回っていた動物たち——今では絶滅種となったダチョウやキリン、ウマ、ガゼル、剣歯虎《サーベルタイガー》、オオカミ、クマ、サイが含まれていた——は灰でのどを詰まらせ、いったい何が起きたんだ、と思いながら死んでいったに違いない。一帯は火山灰で覆われ、玄武岩で埋まったマシャベラ川の渓谷とピネザウリ湖の間の狭い高台にも灰は積もった。そして、これが土壌になった。

この間、勇敢な初期のホモ属ホモ・エレクトスは、湖周辺のなだらかな起伏のある森林地帯で集団に分かれて暮らしていた。彼らは侵入種だった。数千年も前にアフリカから流出して人口を膨張させ続け、旧世界へ広がりつつある最前線の者たちだった。しかし、祖先がアフリカや、あるいは今いる場所以外から来たことを知る者はいなかっただろう。脳の大きさが私たちの半分だった彼らは、多分、そういう学問的なことは一切考えていなかった。

ドマニシにいたホミニンは身長5フィート（約150センチメートル）、体重110ポンド（約50キロ）で、ハイエナ、オオカミ、剣歯虎の格好の餌食となったにちがいない。しかし、彼らは屈しなかった。機転をきかせ、簡単な石器を使い、餌食よりむしろ捕食者になることのほうが多かった。この遺跡から出土する動物の骨を見ると、石器で擦ったり削ったりしたときの痕がはっきりとついている。ドマニシのホミニンとその仲間は、アフリカの森にとどまっていた類人猿のようなベジタリアンではなかった。彼らは狩猟採集民だったのだ。

ドマニシのホミニンは、30代か40代まで生きることができれば長生きといえただろう。まちがいなく、彼らのほとんどはそれよりはるかに若くして死んだ。ときどきその遺体が、あちらこちらに散らばった動物の死体の残骸とともに雨で近くの谷に流されていった。最終的には谷は堆積物で満たされ、彼らの遺骸も地表から数フィート（約1メートル）下に埋まった。

それから悠久の時が過ぎ、ピネザウリ川、マシャベラ川は流れをとり戻して厚い玄武岩に谷を刻み、その2つの川の間にはかつてあったのとそっくりの狭い高台ができた。ドマニシのホミニンははるか昔に消え、別のホミニンが次々と現れた。この地域にはのちに、もっと体の大きなホモ・エレクトスが住んでいたと考えられるが、骨はまだ見つかっていない。石器を見ると、4万年ほど前に谷から数マイルのところでネアンデルタール人が野営していたことがわかる。その後、現生人類がやってきた。紀元数世紀には丘の上に石の教会が建設され、それを中心に石垣のある中世都市が発展し、人々は栄えた。ところがその後、さまざまな侵略者がやってくる。タイムシェアリング方式というわけでもないだろうが、ドマニシは1080年ごろから200年おきに侵略された。15世紀には華やかだった都市から人が去り、谷に住む農民だけが残った。

ドマニシで遺跡が見つかったのはまったくの偶然からだった。１９８３年に中世都市の発掘をしていた考古学者が周囲の土壌を掘ると、化石化したサイの大臼歯が出てきたのだ。失われた古代世界の跡を発見したことに気づいた彼らは、トビリシの国立博物館の同僚にこれを伝えた。そして、ジョージアの古生物学者がチームを組んで化石を中心に発掘を始めると、１年後に石器が出土し、１９９１年には最初のホミニンの化石、あごの骨が見つかった。世界中の古生物学者が興味をもったものの、懐疑的ではあった。２０００年、ジョージアの発掘チームが、２つの頭蓋骨の発見と、マシャベラの玄武岩層の年代を発表。[1] そこは、アフリカを除くと、最古のホミニン遺跡だった。そこからは美しく完璧な化石が出土した。人類が初めて世界各地に進出していった記録が、コーカサス山脈の山麓の丘にある小さな遺跡に残されていたのだ。突然、ドマニシはヒトの進化について知るうえで重要な場所として関心を集めることになった。

２００１年の夏、発掘調査が進む現場に到着すると、ジョージアの研究者とボランティア、欧米の大学院生、そして、ヒトの進化、考古学、地理学の世界的な権威が地面を掘り返し、ドマニシのホミニンの生活がどのようなものだったか復元しようとしていた。主な発掘場所は５００平方フィート（約45平方メートル）ほどの広さのほぼ長方形で、こてとブラシを使って丹念に水平にならしてある。発掘現場はどこもそうだが、縦横1メートルの正方形に区切られている。私は割り当てられた四角の中で何日も、白い化石が姿を現さないか目を凝らしながら、こてとブラシで粘土のような堆積物を払っていた。

このときの私は経験豊かな考古学者とはかけ離れていた。しかし、何日もの間、何も見つからないこともあると予想できるくらいには経験を積んでいた。期待のもてる現場でさえ、泥はたいてい泥にすぎない。だが、ドマニシは違った。たくさんの化石や石器が埋まっている「鉱脈」があるのだ。サイ、ライオン、ガゼル、ウマ。頭蓋骨などが完全な形で残っていて、どんなにみすぼらしい破片でも大切に思える他の現場とはようすが違った。隣の四角の中で作業をしている人がやけに静かになったと思って見てみると、地中から顔を出した「大物」とやりにくそうに格闘している。カーブした複雑な形の頭蓋骨が、伝説のアーサー王の剣のように、地表から一部だけ姿を現している。化石は周囲の泥より柔らかいことがよくある。これを堆積物の中から無傷でとり出すのは至難のわざだ。

もう1つの頭蓋骨が出土したのだ。それは私の初めてのシーズンが終わるころのことだった。ドマニシでは3つ目で、他の遺跡も含め、これまでに見つかったどのホモ・エレクトスよりも完全に近い状態だった。それは堆積物の中から上下逆に、口蓋が天を向く形で出てきた。これほどのものが見つかることはほとんどない。ホミニンの臼歯や頭蓋骨の一部が出土すれば、聖遺物でも見つかったかのような騒ぎになるのだ。かのルイス・リーキーと妻のメアリーも、オルドバイ渓谷で30年近く発掘を続け、ようやくホミニンの頭蓋骨を発見した。それが、ドマニシでは3年の間に頭蓋骨が3つ発見されていた。この新たに見つかったものは10代後半の男性の頭蓋骨と思われるが、極めて厚さの薄い鋸歯状の上顎の骨も眼窩底の骨もそのまま残る完全な化石だった。私たちのチームはだれもが何日もの間笑顔だった。宿舎の長いテーブルでは伝統的なジョージア風の宴会が夜更けまで続き、男たちは心に残るジョージアの民謡を突然、多重唱で歌いだした。

私はとりこになった。この先、毎シーズン、可能な限りここに戻ってくるのだと思った。そして、院生だった5年間、夏になると時間を捻出してドマニシに向かった。毎年、私たちはホミニンを発見し、祝杯をあげた（常にこの順とは限らなかった）。ワインやウォッカ、チャチャと呼ばれるブドウをベースにしたジョージアの自家製ブランデーをがぶ飲みするのだ。そして毎年、私は茂みに嘔吐し、朝の空気の中でむなしい誓いを立てた。イエローストーン国立公園の間欠泉とストーンヘンジを組み合わせたかのように、同じサイクルを繰り返すのだ。オフェルは正しかった。私にはもう1つ肝臓が必要だった。

ドマニシでの二度目の夏、また頭蓋骨が出土した。[2] これで4つ目だ。この骨には大きな特徴があった。口蓋の本来ならU字型に歯が並んでいるべきところが滑らかで丸くなっていたのだ。歯はすべて失われていた。30代後半か40代前半の男性と思われたが、歯は、まだこの人物が元気なときになくなったのだろう。歯の抜けた跡はすべて癒え、骨で埋まった。病気か加齢のためか、原因はわからないが、この気の毒な男は歯をなくしはしたものの、生き延びることができた。回復するまでは歯茎が痛み、食物を飲み込むようにして食べていたのだろう。歯槽骨の吸収がかなり進んでいたことから、男は歯のない状態で何年も生きていたに違いない。

この発見で当然、疑問が生じた。男はどうやって生き延びたのか？　野生の植物も動物の肉もほぼすべて嚙みにくい。[3] 嚙むには歯が必要だ。野生の食物で簡単に手に入るものはほとんどない。体が弱っていればなおさらだ。では、男はどのようにしてそれほど長く生きたのか？

その理由はヒトの適応にあると私は見ている。ヒトは適応によって、類人猿には見られない特質を身につけた。その行動が当たり前のようになっていることから、私たちは改めて考えはしない。だが、それがヒトの系統に大きな影響を及ぼし、食物の獲得法とエネルギーの燃焼法を変えたのだ。ドマニシのホミニンは、分け合っていた。

初期人類は利己的で怠け者のベジタリアン

ヒトは哺乳綱霊長目のヒト科に属している。霊長類は6500万年ほど前、小惑星が地球に衝突し、大量の生物が絶滅した――恐竜もいなくなった――ころに登場した。K－T大量絶滅と呼ばれるこのできごと〔近年はK－Pg境界大量絶滅と呼ばれることが多い〕で生態系に空きができ、哺乳類が繁栄することになったのだ。

初期の哺乳類はリスくらいの大きさのか弱い動物で、木をすみかにしていた。今日のヒトをはじめとする霊長類のように、器用にものをつかむことのできる手をもち、爪は鉤爪ではなく平爪だった。一説によると、初期の哺乳類は顕花植物とともに進化したという[4]。花を咲かせる植物も恐竜絶滅後に進化し始めている。このシナリオ通りなら、霊長類はこうした植物の実を食べるようになり、糞という形で無意識のうちに、その種を森中にまくことになった。より魅力的な（つまり、より多くのエネルギーが含まれている）実をつける植物は、より効果的に種を散らすことができ、子孫も増えた。果肉の詰まった甘い実をつける植物と、そうした果実を探して食べる霊長類の間で、進化的な協力関係が結ばれたのだ。

遠い祖先のおかげと私たちがいえるのは、ものをつかむことのできる手と甘い果実だけではない。第1章で述べたように、私は共同研究を行って、霊長類の1日のカロリー消費量が他の哺乳動物の半分にすぎないことを発見した。この傾向が霊長類に広く見られることから、代謝の変化はとても早い時期、つまり霊長類が分岐する前に起きたものと考えられる。初期の霊長類は長期的戦略をとっていた。カロリー消費量が少ないということは成長にも生殖にも時間がかかるということだが、一方で、長生きするということでもあった。数年のうちに生殖をすべて終わらせるのではなく(条件の悪い年にはか弱い子どもがほぼ全滅する可能性がある)、長期にわたって生殖が可能で、一度や二度ひどいシーズンがあっても、深刻な結果になりにくかった。また、成長が遅いとその間に多くの学習をし、新しいアイデアや創造性が育つ機会も増える。私は今この原稿を食卓で書いているが、向こう側では4歳の娘がシリアルとスライスしたリンゴを器用に食べながら、幼稚園やその後の学校生活のことを話している。現代人の生き方のルーツは、はるか昔までたどることができるのだ。

霊長類の代謝戦略は大成功をおさめ、何百万年かの間に霊長類は多様なグループに発展した。これは2つの系統に大別することができる。一方はキツネザル類とロリス類、もう一方はサルである。2100万年前、そのサルの系統から新しい枝が出た。類人猿、専門用語ではホミノイドと呼ばれるこのグループは栄え、1500万年の間にアフリカ、ヨーロッパ、アジアへと広がり、種類は数十にまで増えた。

ところが、理由はよくわからないのだが、彼らの運勢は変わった。系統樹の枝が数えるほどに刈り込まれたのだ。600万年ほど前から以降、類人猿の化石が発見されることはほとんどない。今も生きている類人猿は、アフリカの赤道近くにすむチンパンジー、ボノボ、ゴリラ、東南アジアの熱帯雨林に生息するオランウータンと数種のテナガザル(霊長類の分類法で簡単にいうと「小型類人猿」)と、ごくわずかである。

そして、ホミノイドであと1つ残っているのが私たち、ホミニンだ。700万年ほど前、アフリカで類人猿の中の一団が徐々に2つに分かれていった。1つはチンパンジーとボノボにつながる系統で(この2つの種が分かれたのは、それからかなりあとだった)(図4-1)、もう1つがホミニンの系統である。

なぜこの分岐が起こったのかについては、少なくとも酔っ払った古人類学者の数と同じくらいたくさんの見方があるが、統一見解は得られていない。化石からは次のようなことがわかっている。最初期のホミニンは2足歩行をしていた。犬歯は太くて短く、それほど鋭くない。だが、この2点を除けば類人猿に非常に近かった。体と脳はチンパンジーと同じくらいの大きさで、長い腕と長い指をもっていた。足で物をつかむことができ、木を登るのに好都合だった。

このホミニン進化の第1章は700万年前から400万年前まで続いた。[5] この時期の化石人類としてはアフリカで見つかった少なくとも3つの種が知られているが、この中で特徴がはっきりしているのは、エチオピアで発掘されたアルディピテクス・ラミダス（ファンの間ではアルディと呼ばれている）だけである。数十点の化石に加え、サルと同じ大きさの頭から、物をつかむことのできる長い足の指まで、ほぼ完全に復元された全身骨格が残っている。他の2つはここまでそろっていない。3つの中で最古の、チャドで発見されたサヘラントロプス・チャデンシスは、頭蓋骨と体の断片的な骨が残っているだけだ。ケニアのオロリン・トゥゲネンシスは逆に、脚や腕の骨と歯しかない。

そういわれると、あなたはこう聞きたくなるかもしれない。「科学者はなぜこうした断片的な化石が別々の種のものだとわかるのだろう。そもそも、なぜ他の系統ではなく、ホミニンだといえるのか」。おめでとう。あなたも古人類学という分野に足を踏み入れたのだ。古人類学研究の泥臭い詳細については厚い本が1冊必要になるので、[6] ここではそれを調べるのはたいへんな作業で、それぞれの分類群の形態的特徴に対する鋭い目と豊かな知識を身につけていなければならない、とだけいっておこう。不確実なのは当たり前だ。古人類学者は、ある化石種が別の化石種と解剖学的にどう違うのか、細かく調べ上げる。あるいは高尚な学会で、自分の化石種が現生人類の直接の祖先で、他の研究者が愛着をもっている化石種は側枝《そくし》の絶滅種にすぎない（あるいは、なんと！　ホミニンでさえない）と、大声をあげてやり合う。古人類学者の１日を台無しにしたければ、彼が発見し、名前をつけ、ライフワークとしてきたホミニンの化石種は以前発表された種の地域集団にすぎないとほのめかしてみればいい。

　ホミニンの第2章は４００万年前から２００万年前まで続いた。そのようすはもっと完全な化石記録によってわかっている。これはアウストラロピテクスの時代で、有名なルーシーとその近縁が含まれるアウストラロピテクス・アファレンシスもここに入る。この時代の化石記録には何種かの人類が現れては消滅し、それぞれに異なる解剖学的特徴がある。とはいえ、共通する変化の方向性が見られる。アルディのような初期のホミニンの物をつかめる足は廃れていき、親指が他の指と並行して並ぶ足に変わって、私たちにかなり近くなっていった。また骨盤も変化していることから、これらの種は歩行が得意になり、移動に必要なカロリーが減り、類人猿や最初期のホミニンより毎日の行動範囲が広くなったと考えられる。歯は以前より大きく、エナメル質が厚い。パラントロプスと呼ばれるグループでは、この歯の大型化が極端に進み、大臼歯は私たちの5倍の大きさだった。また、頰骨が大きく、咀嚼筋も発達していた。

　認知力の向上を示す証拠もある。以前は脳の容量が０・５クォート（約４５０ミリリットル）もなかったが、アウストラロピテクスはそれを超えるようになった（それでも私たちの3分の1程度である）。かつては、この時代のホミニンは石器をつくることができなかったと考えられていた。しかし２０１５年に、ケニア北部にある３３０万年前の遺跡で、原始的で大きな石器が発見された。[7] この扱いにくそうな道具が何に使われていたのか、広く使用されていたのか、実験的に一時期使われただけなのかはわからない。それでも、アウストラロピテクスの一部は類人猿よりいくらか利口で才覚があったことが

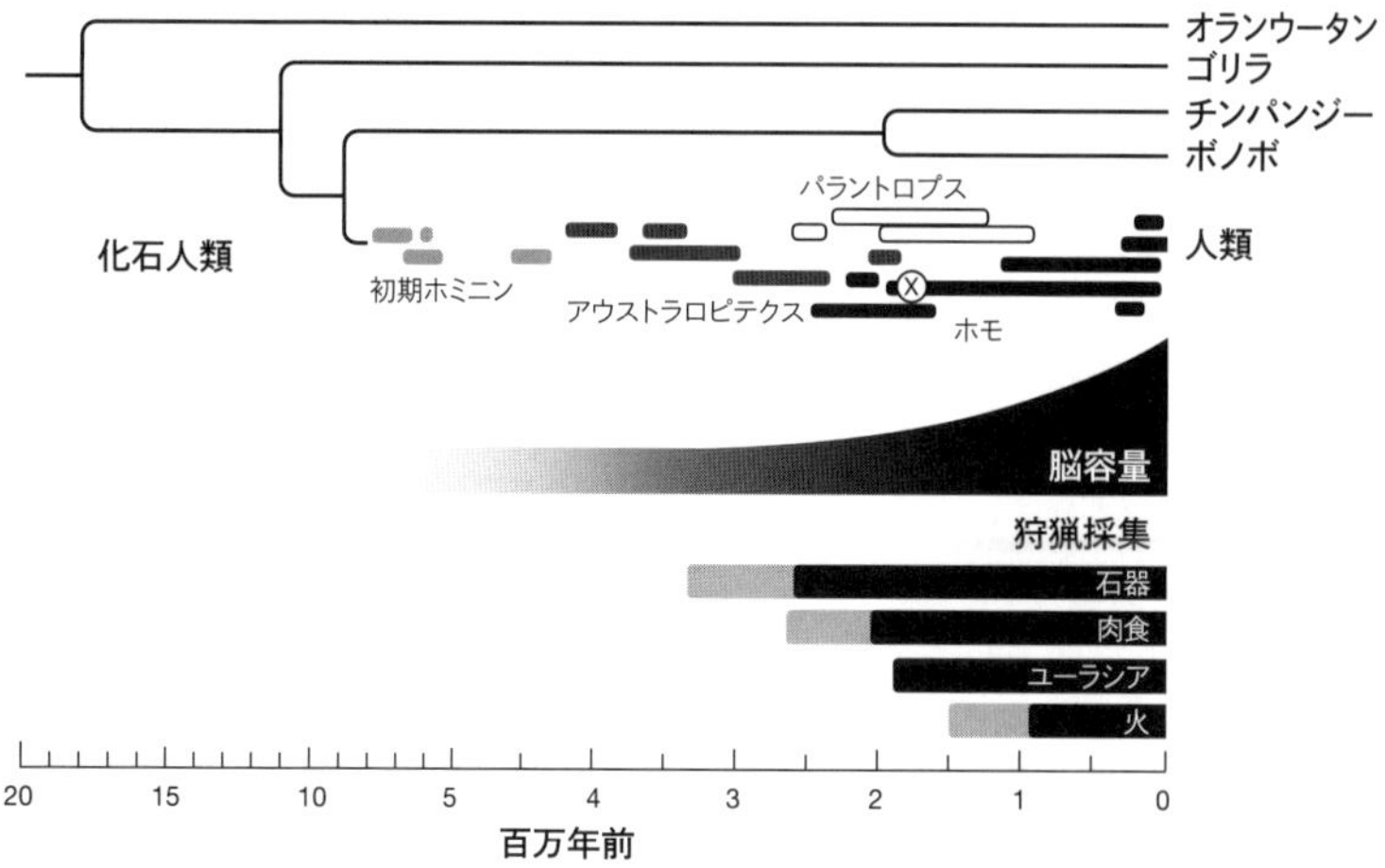

図4-1　ヒト科の系統図[8]　私たちホミニンはヒト科の一系統で、10を超える化石人類が確認されている。その一部をここにあげた。丸で囲んだXはドマニシのホミニンの位置を示している。狩猟採集を始めたのはホモ属であり、それによって脳が大きくなり、食事や行動が変わった（灰色：不確かな証拠、黒：強力な証拠）。時間尺度が500万年前で変わっていることに注意が必要（出典：H. Pontzer［2017］. "Economy and endurance in human evolution." *Curr. Biol. 27*: R613-21.）。

うかがえる。類人猿は原始的な道具を使ってシロアリ釣りをしたり木の実を割ったりするが、石器をつくることは確認されていない。

だが、解剖学的に多様になり、創造性もうかがえるものの、ホミニンは代謝という点では類人猿とほとんど変わらなかった。それは確かだ。なぜなら、第1章、第2章に登場するホミニンは、類人猿と同じように基本的にはベジタリアンだったからである。確かに、ときどきはチンパンジーやボノボのように小さな動物を狩ったりシロアリ塚を荒らしたりしてタンパク質をとることもあっただろう。しかし、歯の形状や木登りへの適応から考えると、アルディ、ルーシーなどのホミニンはカロリーの大半を植物からとっていたといえる。そして、類人猿と同じような植物中心の食事をしていたということは、食物を得るためにそれほど歩く必要はなかったということである。植物を食べるものは1日の移動距離がさほど長くないというのが、生態学の原則である。植物は豊富にあり、逃げたりしないからだ。類人猿が1日に2～3マイル（約3～5キロメートル）以上歩くことはほとんどない。

しかし、250万年ほど前、ホミニンは類人猿らしくない、おかしな行動をとるようになった。ときどきサルや小さなレイヨウを狩るのではなく、もっと大きな動物――シマウマなどの大型動物――を標的にし始めたのだ。東アフリカの至るところで石器が大量に出土し、ケニアやエチオピアで発見された動物の化石には解体処理された痕が残っている。[9] 肉はたまに口にするごちそうではなく、日常的なメニューとなった。これが狩猟採集の始まりで、ホミニン進化の最新章となる第3章の幕開けだった。そして、初期のホモ属の登場でもある。認知機能の向上は狩りや道具の製作につながったが、それ以上に重要なことがあった――チンパンジーとボノボも狩りをし、道具をつくるが、類人猿のような生活から抜け出ることはなかった。私たちの代謝の仕組みと進化の方向を変えたのは食である。

しかし、食といっても、食事の内容ではない。食物を分け合う。重要なのはこの点だった。

ヒトは分け合うことで大成功をおさめた

私が最初に覚えたハッザ族の言葉は「アマイエガ」と「ムタナ」だった。これは基本的な挨拶の言葉である。そして3つ目が「ザ」だ。

この言葉に最初に気づいたのがいつだったのか、定かではない。ハッザのキャンプに初めて行ったときは見るもの聞くものすべてが新しく、当時の記憶はあいまいだ。言葉のわからないよその国に行ったことのある人ならわかるだろうが、町のカフェや公園にいると、周囲の声が抽象的な音のタペストリーを織り上げる。それは、感情はこもっているが意味をなさない。しかし、あるとき、「ザ」という繰り返し使われる簡単な語が私の心に留まった。間もなく、私はこれが至るところで使われていることに気づいた。子どもが2人、おやつを食べながらぶらぶらしている。「ザ」。女が孫にベリーを食べさせている。「ザ」。男が友人からハチミツをもらっている。「ザ」。

私はこの語の意味をブライアンに尋ねた。あとから考えると明らかだが、「ザ」は「与える」という意味だった。

私は、これに対して返す言葉がない点が理解できなかった。何かをもらっても、何もいわない。「どうぞお願いします」「ありがとう」「どういたしまして」。私が子どものころに教え込まれた、あの魔法の言葉はどこに行ったのか。ハッザ族がそうした言葉をもたないことがわかって、私は本当に驚いた。もちろん、その概念はある。助けてくれるよう頼んだり、感謝の気持ちを伝えたりする言葉はある。しかし、欧米の子どもに叩き込まれる「どうぞお願いします」というお願いの言葉や「ありがとう」が、普段のちょっとしたやりとりの中で使われることはない。魔法の言葉をもたない言語とはどんなものなのか。

見ているうちにわかってきた。ハッザ族の間では与える――分け合う――ことは思いやりではない。それはルールだ。私たちが、自分に向かって唾を吐きかけない人に「唾を吐きかけないでくれてありがとう」といって回らないのと同じで、ハッザ族は、分けてもらうからといって、「お願いします」「ありがとう」とはいわない。この言葉を口にするのは、相手が社会契約に従う以上のことをしてくれているときなのだろう。相手にいやだといわれても仕方ないような状況でこの言葉は必要になる。ところが、ハッザ族は違った。

ハッザ族であるということは、与えるということである。すべての人がすべての人と常に分け合う。これがルールだ。あなたはただ「ザ」といえばいい。

1950～1960年代に、ヒトの進化を専門とする研究者（ほぼ全員が男性だった点に注意が必要だ）は、化石や類人猿の現地調査、狩猟採集民の民俗学的調査で得たデータを統合し始めた。それは心躍る時代だった。何がヒトをヒトたらしめているのか？　この分野はまだ若かった。しかし、前の世代のような単なる推測を超え、証拠に基づいて進化の歴史を再構築するだけの十分な研究が行われ、化石も十分見つかっていた。

その集大成となったのが1966年のシンポジウム「狩りをする人（男性）（Man the Hunter）」である。このシンポジウムがもととなり、後に同じタイトルの本が出版された。この標題には、当時の思慮に欠けた男性優越主義がはっきりと表れている。意図的なものとは思えないが、しかしそれは言い訳にもならない。研究者（ここでも、ほぼ全員が男性だった）は、ヒトが狩猟と道具の製作にすぐれ、それに

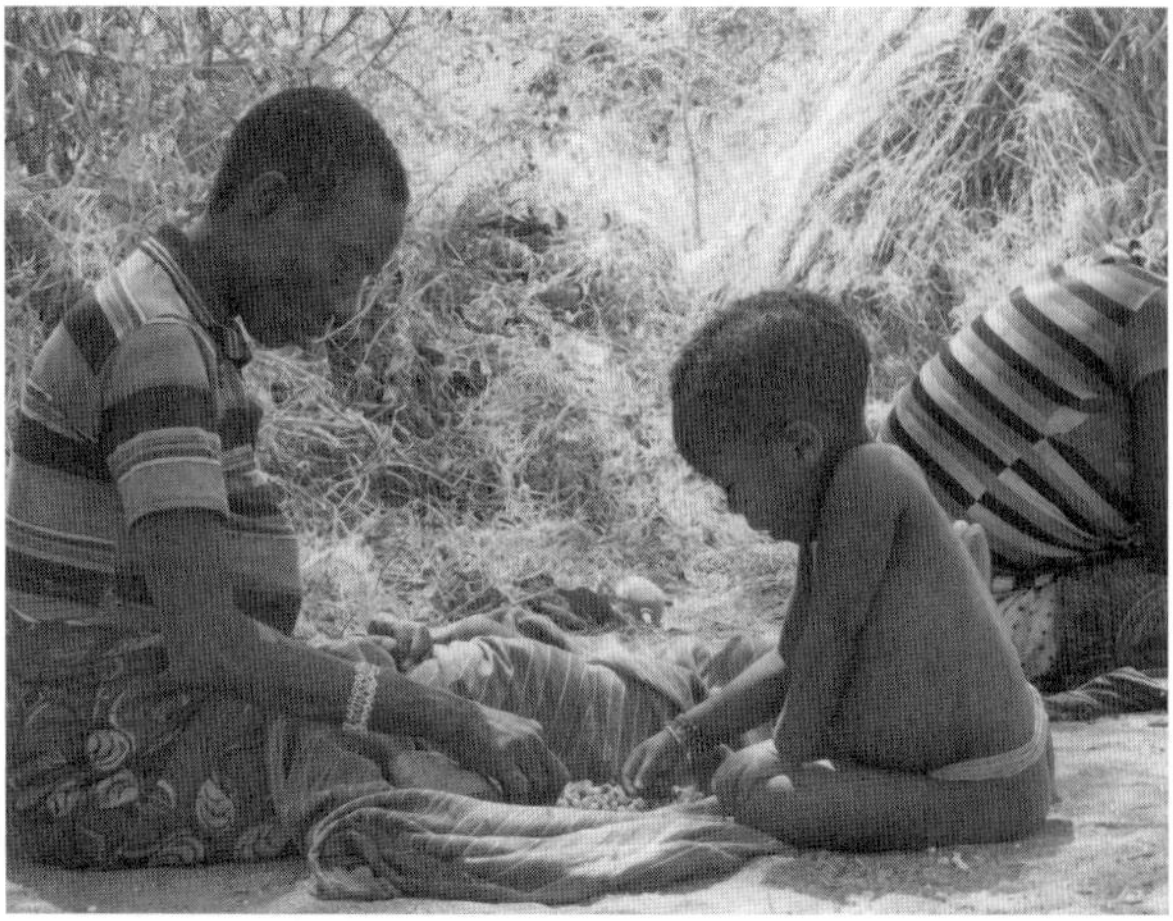

図4-2　狩猟採集とは分け合うことである　1日の採集を終えてキャンプに戻ったハッザ族の女性が孫にベリーを与えている。

依存している点を類人猿との大きな違いと考えた。そして、ヒトは進化の過程でヒトとしてのさまざまな特質を身につけたが、その主なもののおおもとはすべて、この狩猟と道具にあるとした。それはまったく新しい考え方というわけではなかったが、有力な見方となった。ダーウィンは、ヒトが「生存闘争で大きな成功をおさめた」のは狩猟のおかげと考え、「石やこん棒で身を守り、動物を攻撃し、食物を得ることができたのは……ヒトの祖先にとって有利なことだった[10]」ろうと論じた。

１９６０～１９７０年代にはフェミニスト運動が盛んになった。「狩りをする人（男性）」というパラダイムに女性が含まれていないことは明白で、当然、修正が求められた。１９８１年、人類学者のフランシス・ダールバーグがいくつかの論文をまとめて『Woman the Gatherer（採集する女性）』を出版した。狩猟採集社会で女性がいかに重要な存在であるかを伝える本である。狩猟採集社会の女性は、母、祖母という、だれにも代わることのできない役割を果たすだけでなく、集団の成功に必要な食物や物を常に供給する。また、多くの文化では、女性の採集によってカロリーの半分をはるかに上回る量がまかなわれていた。さらに1960年代末には、チンパンジーもときおり狩りをし、道具を使うことが明らかになっていた。狩猟と道具の使用がヒトだけに見られるわけではないのなら、この2つによってヒトが独自の進化を遂げたと論じるのはむずかしい。

正直なところ、私は、男性あるいは女性の役割だけに目を向けていると重要な点を見逃すと考えている。狩猟採集社会で男と女は共に大きな貢献をしている。しかし、どちらか一方だけでは十分とはいえない。狩猟採集社会がうまくいくのは狩猟のおかげでも、採集のおかげでもない。狩猟と採集のおかげで成功しているのだ。私たちは狩りをする人（男性）でも採集する女性でもなく、分け合うヒトなのである。

私たちとは対照的に、類人猿はほとんど分け合わない。確かに、どのサルの母親もたまには赤ん坊や幼い子どもに食べ物を分けてやるだろう。野生のオランウータンの母親は10食に1食くらいの割合で、通常、手に入れにくいものを、小さな子どもに与える[11]――ヒトの基準でいくと、これでは「ベストマザー賞」はもらえそうにない。大人同士で分け合うことはさらに珍しい。野生のゴリラが大人の間で食物分配をするという報告は一例もない。[12]ウガンダのブドンゴの森に住むソンソ集団と呼ばれるチンパンジーの群れでは、大人が2カ月に一度くらい、食物を分け合う。[13]しかし「分け合う」といっても、それは食物を奪われたけれど我慢している状況に近い。分け合いが最もよく見られるのはボノボだが、それでもヒトに比べるとはるかに少ない。日本の山本真也の研究によると、コンゴ民主共和国のワンバの森では、大人のボノボ（ほとんどがメス）が果肉たっぷりの大きなジャングルサップの実

〔5キロ程度ある〕を、回数で見ると14％の割合で分配する。[14]

類人猿は一生の間、複雑な社会的生活を営むが、食に関しては孤独である。食物は各自で手に入れるのだ。その結果、毎日飢えないだけの十分な食物を手に入れるために確実な方法をとらざるを得ない。それに、大きな獲物を追っても、必要以上に採集しても、いいことはほとんどない。今、口に押し込むことができないものは無駄になるか、だれかに盗まれるかだ。その犯人がお返しをしてくれるわけでもない。チンパンジーとボノボがいちばんよく分け合うのが、狩りで仕留めたサルやダイカー（小型のアンテロープの一種）、あるいはワンバの森なら大きなジャングルサップだというのは、その辺の事情をよく表している。これらの食物は巨大というわけではないが、自分だけで食べるには多い。運よくこうした食物を手に入れたものは、できる限り多くを自分でとり、欲しいとうるさくつきまとう多くのものに残り物をあてがって「分け合う」。ボノボでさえ、ジャングルサップを分け合うのは友人に頼まれたときだけである。

ヒトは社会的狩猟採集者である。仲間と分け合うつもりで、食物をいつも余分にもって帰る。つまり、互いが安全網なのだ。手ぶらで家に帰っても飢えることはない。これによってヒトは多様化を図り、リスクをとることが可能になった。狩猟と採集で補完し合う戦略をとって、大きな獲物を仕留める可能性を最大にし、失敗したときの影響を小さく抑えることもできた。グループの一部の者が狩りをし、ときどき脂肪とタンパク質がいっぱいの大きな獲物を仕留める。他の者は植物を採集し、獲物がない日もやっていけるよう、確実、安定的に供給する。これは非常に柔軟で、調整のきく、すばらしい戦略だった。そしてこれは、分け合うという暗黙の了解のうえに成り立っている。それは破ることのできない厳しいルールだ。

分け合うことで狩猟採集社会は結束し、活動のためのエネルギーを得ている。これによってホミニンの代謝戦略は大きく変わった。分け合うことは、より多くの食物、より多くのカロリーが手に入ることを意味し、成長、生殖、脳、身体活動……そのすべてのためにより多くのエネルギーを使えるということだった（図4－3）。類人猿とヒトを対象にした二重標識水法による共同研究でわかったように（第1章）、私たちの1日のカロリー消費量はチンパンジー、ボノボより20％ほど多い。ゴリラやオランウータンとの差はさらに大きい。その余分のカロリーは、大きな脳、活動的なライフスタイル、多くの子孫——これがヒトの特徴であり、これによって類人猿とは異なる存在となった——のために使われている。そして、初期のホモ族が狩猟採集を選択し、必要以上に食物を手に入れて、余った分を分配したことがこうした結果につながった。原始的な石器と、類人猿と同じ大きさの脳をもったホミニンは、この余分なエネルギーを得て、南アフリカのダーバンからジョージアのドマニシ、そしてさらにその先へと広がっていった。

「分け合い」がヒトの代謝革命を起こした

私たちは進化について述べるとき、新たな解剖学的特徴がどのようなものか、形や大きさがどう変わったかなど、身体的特徴の観点から論じることが多い。こうした特徴はたいてい化石に残されている。しかし、この変化は多くの場合、行動の変化によって引き起こされる。新しい行動を身につけ、体がそれに適応するのだ。[15] 魚は水辺の泥水の浅瀬で餌を食べ始めた。すると、そういう水たまりのようなところを泳ぐための最も強いひれと最もすぐれた原始的肺をもった魚が、最も生殖に成功した。そして、陸への進出、足の発達と、進化が続いた。ウマの祖先はごく普通の歯をもち、柔らかい葉を食べていたが、咀嚼しにくい草を食べるようになった。長い歯をもつウマは、歯が擦り減りにくいことから長生きをした。そして何百万年もたつと、長い歯が普通になった（ウマの口の中を見ればその年齢がわかるのは、このためである。ウマを買うなら、口の中を見てみるのが賢明だ。ただし、そのウマが贈り物なら失礼な話になるが）。ホッキョクグマは餌をとるために、水に飛び込んで泳ぐようになった。すると指に水かきができた。行動が先で、形態があとに続くのだ。

ホミニンの系統で分配が広まるには、特定の条件がそろわなければならなかっただろう。まず、自分で食べられる以上の食物を手に入れるコストは、それを分配することによって生じる利益より小さくなければならない。余分に食物を集めるということは、自分のために使うエネルギーが減り、他者のために使うエネルギーが増えるということだ——これは自然選択の類いが好むものではなさそうである。ダーウィンの会計士は道徳意識をもたないから、通常このようなものには賛成しないだろう。食物を受けとるのが自分と同じ遺伝子をもつ親族で、この親族が生殖に成功したなら、それは自分にとってもある程度は成功を意味する。しかし、この成功は大幅に割り引いて考えなければならない。自分の子どもであっても、遺伝子は半分しか同じではないからだ。余分の食物を獲得するコストが低く、それを受けとる側の利益がよほど大きくなければ、分配には価値がない。類人猿が——実際のところどの種も——分配を成功戦略と位置づけていないのは当然だろう。

約250万年前、東アフリカのどこかにいた類人猿と同じ大きさの脳をもつホミニンの集団で、食事や行動など、さまざまな条件がそろうという、ありえそうにないことが起きた。そして、分配が標準となった。残念ながら、その起源の詳細を化石記録から知ることはできない（けれども、次に人類の進化に関する学会が開かれたとき、研究者全員に酒をおごれば、微妙に異なる複雑なシナリオをいくらでも聞くことができるだろう）。分け合っていたことを示す最古の確実な証拠は、シマウマのような大型動物の骨に残っている、石器による解体の傷跡である。シマウマを1人で食べるのは、いかにひもじくても不可能だ。それに、シマウマをものにするには、生きているなら狩るために、死んでいるシマウマなら腹をすかせた肉食動物を遠ざけるために、チームワークが必要になる。戦利品を分け合うことに全員が同意していなければ、チームワークは生まれない。チンパンジーは狩りをし、獲物の残り物をいやいや仲間に与えるが、ホミニンの場合はそれ以上のものを分けてやる個体が現れ、分配が広まっていったのかもしれない。

また、ホミニンの分配行動は、ワンバの森のメスのボノボに見られる果実分配のようなところから始まった可能性も考えられる。野生の塊茎《かいけい》は今日スーパーで売っているヤムやジャガイモの遠い仲間で、古くから皆で分け合う重要な食物だった。ハッザ族をはじめ、世界中の狩猟採集民がこれを主食としている。塊茎にはでんぷんが多く含まれ、子どもが地中からこれを掘り出すのはむずかしいが、大人なら簡単に余分に収穫できる。オランウータンの母親には手に入れにくいものを子どもに分け与える傾向が見られるが、ホミニンの母親（父親）も塊茎を子どもに与えていたのかもしれない。そして、妊娠可能年齢を過ぎた女性は、今度は娘や孫と食物を分け合い始めたのだろう。[16]

肉であれ、植物性食物であれ、その両方であれ、他人のために食物を集めるというこの奇妙な行動は、ホミニンの進化に多大な影響を及ぼした。分け合うことで、生きていくうえで本当に重要な面に多くのエネルギーを使えるようになったのだ。これが生存と繁殖に有利にはたらいた。分け合うホミニンとその近縁は、寛大さに欠ける類人猿を打ち負かした。

私たちはこの初期の分け合うホミニンの子孫である。ホミニンの生理機能はこの新しい行動に徐々に反応し、摂取カロリー増加分をうまく活用できるよう代謝率が上がった。これが代謝革命（図4－3）である。そして、代謝革命によってホモ属のその後の進化が方向づけられた。

●「分け合い」と「代謝向上」は相互促進で進化した

代謝とは生体内で生じる一連の化学反応であり、代謝革命はヒトの生理のあらゆる側面を変えた。カロリーは化石化しないので、どのような変化が最初に生じたかを分析するのはむずかしい。化石から読みとれる最初の代謝率増加のサインは、脳の大きさの変化である。第3章で述べたように、脳は多くのカロリーを必要とする臓器だ。動物の骨に最初に解体の傷跡が残されるようになってからそれほどたっていないころの、２００万年前のホミニンの化石人骨が見つかっているが、その脳の大きさはアウストラロピテクスより20％近く大きい[17]――つまり、脳のカロリー消費量も20％多かった。

余分のカロリーをコストの高い脳のために使う方向に進化したという事実は、ヒトの代謝戦略について多くを語っている。普通なら、余分のカロリーは直接、生存と生殖につぎ込まれるだろう。自然選択が注目するのは、生殖に成功したかどうか――生まれてきた子孫がどれだけ残っているか――だけだからだ。資源を脳などの形質に投じても、子孫が増えない限り進化上の利点はない。脳にカロリーを投資するということは、ホミニンにとって認知能力の高度化が極めて重要で、脳の処理能力が向上するなら貴重なカロリーを支出するだけの価値があった、ということである。

身体活動量も大幅に増えたに違いない。食事のかなりの部分が肉で占められると、食物を得るための労力が増える。植物性の食物と違い、狩りの対象となる動物は広い範囲に散らばっていて、仕留めるのもむずかしい。アフリカのサバンナに生息する現代の肉食動物の１日の移動距離は、通常、その

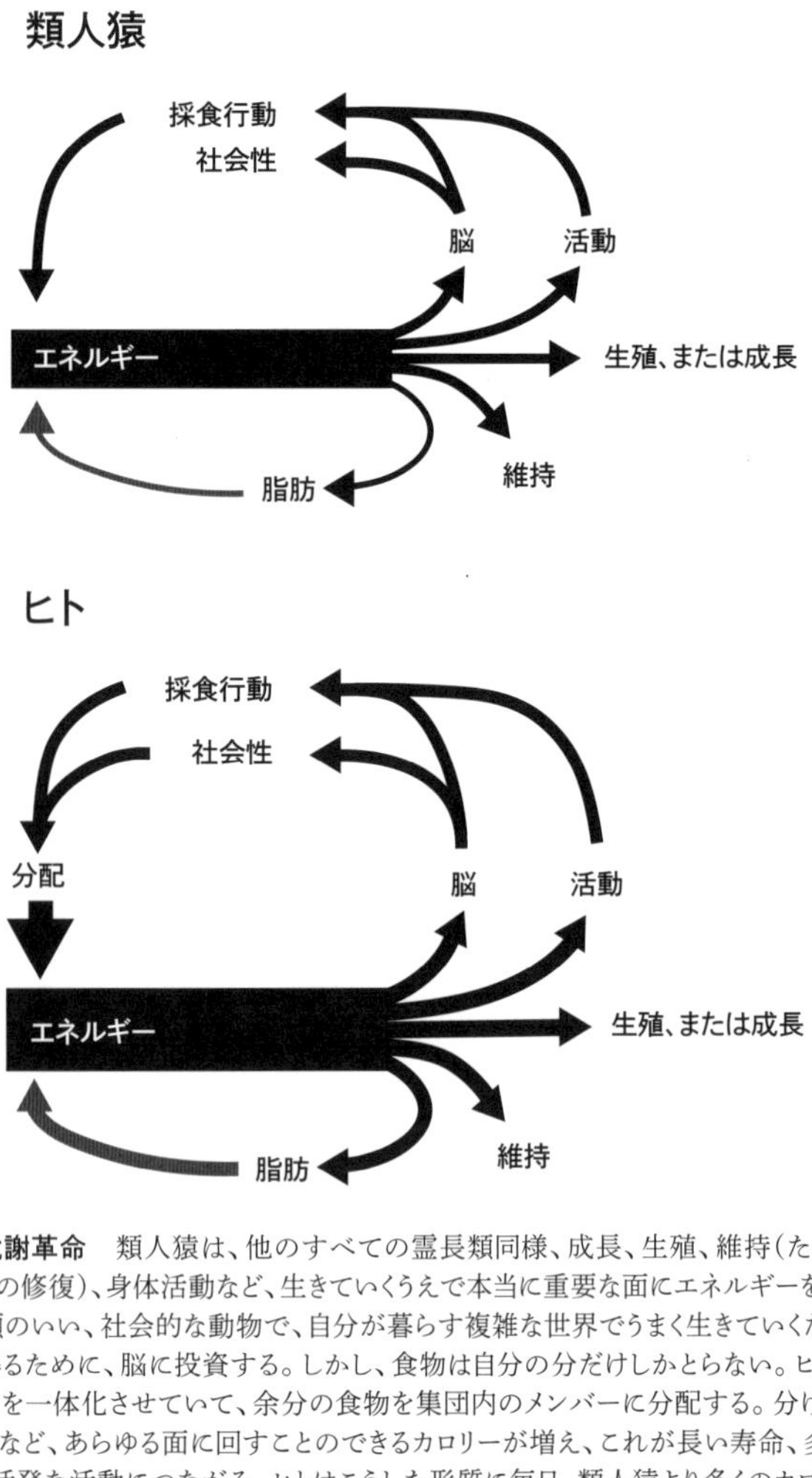

図4-3　代謝革命　類人猿は、他のすべての霊長類同様、成長、生殖、維持(たとえば免疫機能、組織の修復)、身体活動など、生きていくうえで本当に重要な面にエネルギーを使っている。類人猿は頭のいい、社会的な動物で、自分が暮らす複雑な世界でうまく生きていくために、そして食物を得るために、脳に投資する。しかし、食物は自分の分だけしかとらない。ヒトは社会性と採食行動を一体化させていて、余分の食物を集団内のメンバーに分配する。分け合うことで、生殖、維持など、あらゆる面に回すことのできるカロリーが増え、これが長い寿命、多くの子孫、大きな脳、活発な活動につながる。ヒトはこうした形質に毎日、類人猿より多くのカロリーを消費している。また、代謝率が増加したことで、ヒトはエネルギー不足に備えて余ったカロリーを脂肪として蓄積するほうが有利になった(体脂肪率は類人猿よりはるかに高い)。

餌食となる草食動物の4倍である。狩りを始めた初期のヒトは、1日の歩行距離を格段に増やさなければならなかっただろう。そして、それは単にたくさん歩くだけではなかったかもしれない。ダニエル・リーバーマン（私の博士課程の指導教官）とデニス・ブランブルがこんな興味深い説を提唱している。初期のホモ属は持久走に適応し、照りつけるアフリカの太陽のもとで獲物をどこまでも追いかけて疲れさせ、倒れたところを捕まえたというのだ。[18] 狩りの方法はともかく、ホミニンは狩猟採集という高エネルギー戦略を開始し、さらに多くのものを分け合えると期待して、頭脳と活動に多くのカロリーを消費した。

この戦略は当たった。集団の規模が拡大し、分布範囲が広まった。ホモ・エレクトスは世界に拡散した最初のホミニンで、200万年近く前に東アフリカに出現すると、すぐに旧世界に進出した。そして10万年たたないうちに、アフリカ南部からユーラシア中央部を通って東アジアまで広がった。中国では石器、インドネシアでは化石が発見されている。狩猟採集はうまく機能した。それから想像もつかないほどの長い年月が過ぎ、この勇敢な開拓者たちが残したものをその子孫がドマニシの地中から掘り出しているわけだ。

分配、知能、スタミナ。ホミニンの協力的な狩猟採集はこの3つの要素に支えられていたが、これは強力な組み合わせだった。知能が向上したおかげで、私たちの祖先は、どこに行き、どんな方法を使えば最高の果実や塊茎、動物を手に入れられるかをうまく判断できるようになった。同時に、計画や段取りを立てる能力も高まった。持久力がついたおかげで、遠くまで獲物を追い、広い範囲で自然の恵みを得ることもできた。そして分け合うことで、映画『ビッグ・リボウスキ』の敷物のように、すべてがつながった。必要以上の食物を得る新たな能力と、余剰物を分け合うという社会契約によって、ホミニンはエネルギーに満ちあふれた。

これは必勝法で、この戦略の上を行くには、同じことをさらにうまくやるしかなかった。どの世代でも、認知能力、社会性、持久力には個人差があっただろう。どの世代でも、最も利口で、最も適応性に富み、最も友好的な者が、最もうまく生き残り、最も多くの子孫を残した。そして、ホミニンの中で激しい競争が起き、当初見られた変化が加速度的に進み、大きな球根のような頭と優美な顔、体毛のない、よく汗をかく体をもつ奇怪な種──私たちにそっくりな種──へと進化した。

知能が向上したことは、化石や考古学的記録を見ればすぐにわかる。ドマニシで見つかったような頭蓋骨の化石は脳の大きさの変化をたどる手がかりとなる──おおざっぱではあるが、これをもとにさまざまな種の知能を比較することも可能だ。ホモ属の脳はオーブンに入れたマフィンのように着実に膨らみ、200万年たたないうちに3倍の大きさになった（図4-1）。石器もそれと並行して精巧さを増していく。ドマニシのような遺跡から出土した初期の石器は、礫を打ち欠いてつくった簡単なもので、1年生が母親のために制作した粘土の花瓶ぐらいの出来だ。しかし150万年前になると、ホミニンは左右対称の涙滴型の握斧をつくっていた。これには技術が必要である（私にはつくれないが、石器に詳しい友人たちはつくる）。40万年前には、複雑で、いくつもの工程が必要な「ルバロア」技法を使って、長くて薄い石刃など信じがたいような道具が製作されていた──手が込んでいるため、今日これをつくれるのは、長い経験を積んだレベル7の考古学オタクだけだ。道具はその後、複雑さと精巧さを増していき、旧石器時代の黒曜石の刃から、弓と矢、そしてあなたのポケットの中のスマートフォンへと、途切れることなく革新が続いてきた。

もちろん、道具だけではない。50万年前にはホミニンは火を使っていた（この飛躍的な前進はもっと早い時期に起きていたかもしれない。これに関する議論は……熱い）。この間に言語能力も発達していたに違いない。だが、その進化の跡をたどるのは極めてむずかしい。現生人類であるホモ・サピエンスは約30万年前にアフリカで生まれたが、そのころには貴重な原材料を交換するためのネットワークが広がり、天然の赤い顔料が装飾や象徴的な芸術に使われた。[19] アフリカ南部の海岸沿いに住んでいたヒトは、遅くとも13万年前には甲殻類を捕っていた。漁は、捕獲量を最大にするために季節や潮に注意を払い、年間スケジュールに基づいて行われた。[20] 12万年ほど前、現生人類はホモ・エレクトスと同じようにアフリカを出てユーラシアに移動し、行く先々に芸術と革新をもたらした。４万年前にはボルドーからボルネオに至るまでの洞窟で壁画を描いていた。[21]

ホミニンがどのような知的進化を遂げてきたのか、それを再現するのは比較的やさしい。脳の大きさや、製作された道具、芸術などが、化石や考古学的記録に残っているからだ。だが、体力面や友好性の進化のようすを知るのはむずかしい。今、確かにいえるのは、ヒトはどの類人猿よりも持久力の高いアスリートだということだ。全身持久力の指標である最大酸素摂取量（第８章）が、ヒトはチンパンジーの少なくとも４倍である。[22] 脚の筋肉量も他を上回り（だが、腕の筋肉量は少ない）、疲れにくい「遅筋繊維」の割合がはるかに高い。活動中の筋肉に酸素を運ぶ赤血球の数も多い。さらに、体には毛がなく、汗をかくので（ヒトは地球上でいちばんの汗かきである）熱がこもらず、暑いところで運動をしても体温が上がりすぎない。

これによって、ヒトは他のどの類人猿よりも遠くまで速く行くことが可能になった。チンパンジーの１日の移動距離は平均２マイル（約３キロメートル）以下である。他の類人猿はもっと怠惰だ。ヒト、とくにハッザ族のような狩猟採集民は１日にチンパンジーの５倍は歩く。ヒトは楽しむためにマラソンを走る。私たちは一日中、体をよく動かすようにできているのだ。私たちは歩くこと、走ることに長けているが、それを可能にした長い脚、バネのようにはたらく土踏まず、短い足指などの解剖学的特徴の多くは、初期のホモ属にすでに見られる。ホモ属はかなり早い時期に持久力を身につけ、過去200万年間、狩猟採集戦略を進めながら一段とその能力を高めたのだろう。

狩猟採集戦略と関係する同じようなストーリーは、分配についても当てはまる。ドマニシのような遺跡で見つかったシマウマなどの大型動物の骨には石器でついた傷跡が見られ、早くから分け合いが行われていたことがわかる。実際、先にも述べたように、分け合うという行動が生まれたことでホモ属の進化は始まったのだろう。しかし、分配がどの程度浸透していたのか、今日までの変化をたどるのはむずかしい。とはいえ、いくらか手がかりはある。少なくとも40万年前までに道具づくりや狩りの技術はかなり発達していた。[23] 殺傷能力の高い石器に加え、火で穂先を硬くしたバランスのよい槍をつくって、野生のウマなどの大きな動物をよく倒していた。このように熱心に道具を製作し、狩りの戦術を立てていたことから、今日の狩猟採集民のように、集団の中の一部が狩りを担当し、残りは採集に専念していたと考えられる。こうした分業をうまく機能させるには、分配というやり方を必ず守らなければならない。

脳の大きさと行動の複雑化も、分配について考えるうえでの手がかりとなる。大きな脳をもち、学習に基づいて行動戦略を立てるということは、生まれたときは自分では何もできない、まったく役立たずの存在であるということだ。歩くことも、話すことも、食べることもできず、生後、何年もの間、危険を避けることさえできない。私たちには食物、世話、安全が必要だが、そのすべてを他の人——分け合い——に頼り切っている。人生の最初の10年、20年を、務めを果たす生産的な大人になるよう学びながら（そう期待されている）、寛大なコミュニティのメンバーから提供された資源で生きている。私たちの脳は外からの刺激を受けて学習し、神経回路をつくったり刈り込んだりする。これには多くのエネルギーが必要なため、小学校の低学年までは体の成長があまり進まない。ハッザ族のような狩猟採集社会で自足――必要な食物を自分で十分に確保すること――ができるようになるのは10代後半からである。[24]

こうして年月をかけて学習すると、生産性の高い大人になる。狩猟採集民の成人は、男も女も、自分の必要量をはるかに上回る食物を毎日簡単に集めてくることができる（第9章）。これが高速化した代謝エンジンの燃料となり、必要量の増えたカロリーをまかなう。余分の食物は子どもやその世話をする母親などにも分配される。母親が多くの助けを得られ、生殖に必要なエネルギーの負担が分散されることから、狩猟採集社会の母親は3年間隔ぐらいで出産するのが一般的だ。自分ですべてをしなければならない類人猿の母親よりずっとペースが速い（チンパンジー、ゴリラ、オランウータンの出産間隔を平均すると5年以上になる）。[25] これはヒトのライフサイクルにおけるパラドックスだ。類人猿に比べ、子どもの成長には時間がかかるが、生殖は早い。そして、これが機能しているのは、ユニークな代謝戦略と固く守られている分配のおかげである。

脳は徐々に大きくなり、70万年ほど前に登場したホモ・ハイデルベルゲンシスの脳容量は現生人類に近かった。その化石はアフリカやユーラシアで見つかっている。大きな脳とすぐれた技術をもっていたことから、長い子ども時代と生産性の高い大人というパターンは、私たちホモ・サピエンスがアフリカで進化する以前にできあがっていたことが示唆される。また、コストのかかる大きな脳と狩猟採集というライフスタイルから、彼らも私たちと同じように代謝率が高く、アウストラロピテクスより多くのエネルギーを消費していたと考えられる。だが、もしヒトの基本的な代謝戦略が大きな脳と狩猟採集生活の以前に決まっていたとしても、私たちが絶滅しなかったのは分け合うことを選んだからだろう。

ホモ・サピエンスはアフリカ、そして全世界に広がっていき、この世界にいるのは自分たちだけではないことに気づいた。世界はすでに奇妙ですばらしい、自分とは異なるヒト族であふれていた。[26] ヨーロッパのネアンデルタール人、中央アジアのデニソワ人、アジアに残っていたホモ・エレクトス、南アフリカのエレクトスに似たホモ・ナレディ、そして、インドネシアに住み、古人類学者からはホビットと呼ばれている小型のホモ・フローレシエンシス。遠い土地で自分たちとほぼ同じ仲間に出会い、意思の疎通を図り、共存する。こんなＳＦファンタジーのようなことが、旧石器時代の手つかずの自然の中で繰り返されていた。

今あげたホモ属の中のエレクトスやナレディなどを見ると、進化が勢いで進むものではないことがわかる。この２つはアウストラロピテクスよりわずかに大きな脳をもつ、最初期の狩猟採集民だった。しかし、早い時期に、彼らをさらに大きな脳、もっと複雑な狩猟採集へと進化させる自然選択作用がはたらかなくなった。彼らの生息環境や生態系に変化が生じたからだ。大きな脳と寛大な分配に伴うコストとリスクが、そこから得られる利益に見合わなくなった。世界の他の場所ではホミニンが変化し続けていたが、選択圧がかからなくなった彼らはあまり大きくない脳のまま、初期のホモ族の生き方を何十万年もの間続けた。進化には目的地があるわけではない。脳が１００万年間、着実に大きくなっていったからといって、それがいつまでも続くとは限らない。現生人類の登場は必然ではなかったのだ。

デニソワ人やネアンデルタール人からは、私たちがそれほど特別な存在ではないことがわかる。これらの種は利口で、適応性に富み、才覚があった。私たちと同じだ。実際、あまりによく似ているため異種交配し、そうして生まれた子どもを育てた。きっと、妻あるいは夫の親族はどこか変わっているといつも思っていただろう。私たちの染色体の中には彼らのDNAが少し入っていることがわかっている。[27]文明崩壊後の廃墟から煉瓦を2、3個拾ってきて、新しい建物の建設に利用するようなものだ。なぜ彼らは絶滅し、私たちは生き残ったのか――なぜ私たちは地球上に住む唯一のホミニンになったのだろう。これは大きな謎である。それは私たちのほうが頭がよかったからだ、創造的だったからだ、とよく論じられる。しかし、本当にそうだったのかは定かではない。ネアンデルタール人は私たちより少し大きな脳をもち、私たちが登場するはるか以前から洞窟壁画を描き、[28]楽器を演奏し、[29]死者を埋葬していた。[30]私たちが生き残ったのは単なる偶然、いいほうに転んだだけだったのかもしれない。世界に拡散し始めたときユーラシアに新しい病気をもちこんで、ネアンデルタール人とデニソワ人を全滅させた可能性だってある。ヨーロッパの病気が新大陸でばらまかれ、先住民の人口が激減したのと同じだ。

ヒトは友好的だったから生き残ったという見方は興味深い。ハーバード大学のリチャード・ランガムとデューク大学の私の同僚ブライアン・ヘア、ヴァネッサ・ウッズは、ホモ・サピエンスは長い年月に及ぶ自己家畜化によって超社会的になったと主張する。[31]このシナリオによると、暴力や威嚇によって自分の思い通りにしようとする者（とくに男性）は、集団の中で仲間外れにされた（ランガムによると、処刑さえされた）。こうして時の経過とともに友好的であるほうが有利になっていき、遺伝子もそれにあわせて変わった。意地の悪いものは多くの子どもをもてなかったからだ。ヒトは初期のホモ族の分け合うという行動を次の段階に進め、私たちの社会はハチやアリの巣のような超協力的な超個体として機能し始めた。ユーラシアへと広がっていった私たちは、結束が強い分、ネアンデルタール人やデニソワ人より有利だった。そして、ネアンデルタール人などのホミニンと同じ土地で暮らしだすと、超協力的戦略で彼らを駆逐した。

　協力的なのがホミニンの中で私たちだけなのかどうかはともかく、高い社交性、大きな脳、活発な身体活動という点でヒトが他と根本的に異なっているのは明らかである。そして、これらの形質を身につけた背景には、ドマニシの時代から今日までの200万年に及ぶ狩猟採集があった。私たちの複雑な社会、共感、銀河系を調査し、原子核を分裂させる能力、持久力、昼食をだれかと一緒に食べたいという思い——そのすべてが文字通り私たちのDNAの一部だ。そして、そのすべてが高い代謝率という戦略によって支えられている。私たちの進化には代謝——どのようにしてエネルギーを得、どのようにしてそれを使うか——の仕組みの変化が不可欠だったのだ。

　しかし、それにはマイナス面もあることをまだ話していなかった。

「分け合い」と「代謝向上」のマイナス面

　私はペンシルベニア州北西部、アパラチア山脈のなだらかに起伏する丘陵地帯にあるカージーという小さな町で育った。みんな同じだろうが、私の子ども時代は日課をこなし、自分の社会的アイデンティティを意識するのに忙しかった。私の名前はポンツァーで、カトリック教徒、公立学校の生徒、カージーに住む子ども、そしてアメフトは（試合はあまり見なかったにせよ）スティーラーズ（ペンシルベニア州ピッツバーグのNFLチーム）のファンだった。この一つ一つが何かを意味していた。これによって、だれが私の友人で、だれを警戒すべきか（私立学校の生徒と聖マリア教会の子ども）が決まった。しかし、私の中でいちばん強かったのは、ペン・ステイト（ペンシルベニア州立大学）ファンとしての意識だった。

私の両親、姉、多数のおば、おじ、いとこは皆、ペン・ステイトに行った。うちではスポーツをテレビ観戦することはほとんどなく、父も母もスポーツにはあまり関心がなかった。それでも秋の土曜に家にいたら、ペン・ステイトのアメリカンフットボールの試合をテレビで見た。高校の最終学年で私が入学を出願した大学は1校、ペン・ステイトだけだった。よそに入学するなど、考えられないことだった。ペン・ステイトは私の部族だった。

ペン・ステイトの究極の部族的儀式――入学時の通過儀礼――がペン・ステイトのアメフトチームの試合の応援だった。本当の信奉者にとって、これは宗教的体験だった。急な階段状の応援席のアルミの椅子は、熱心な11万5０００人のファンで埋めつくされた。全員がシンボルカラーのTシャツなど部族の印を身につけ、フィールドの闘士に声援をおくる。ここでは知り合いかどうかは関係なかった。だれもが（ビジターエリアで対戦相手を応援している勇敢そうな顔つきの小さな一団は別として）すぐに友達になる。そして、大声を張り上げてペン・ステイトお決まりの声援をおくる。スタジアムのあちらとこちらで、われらは……ペン・ステイト！　と呼び交わすのだ。私の入学1年目といえば睡眠不足、自由、アルコールだったが、この応援も同じように私を酔わせた。

超社会的で分け合う私たちには、集団に所属したいという強い欲求がある。子ども時代から、だれが身内かを強く意識しているものだ。自分の集団の言語、ふるまい、しるしを拾い上げ、身につける。私たちは所属したがる。これは、分け合うことが進化上重要であることを考えると納得がいく。所属する集団がなければ死んでしまうからだ。さらに、だれに親切にすべきかを知る必要もある。同じ集団のメンバーには寛大であることが、社会契約によって求められているのだ。

だれが集団のメンバーでないかを知ることも同じくらい重要だ。部外者と分け合うことは大きなリスクだからだ。仲間でなければ、お返しをしてくれないかもしれない。さらに、敵意を抱いていないとも限らない。そういえば、彼らは実にたくさんのものをもっているようだ。私たちの集団が使えそうなものを。ほら、見ろ！　たくさんのものを蓄え、何もせずに遊んでいる。なんて奴らだ。独り占めするなんて犯罪じゃないか。私たちの正当な取り分をよこすよう、強くいってやろう。やはり、われらはペン・ステイトで……彼らは違うのだ。

こうしたことがどうにもならない事態に発展するケースがあるのは、よくご存じだろう。

分配によって私たちは身内に対しては非常に寛大になったが、そうでない人々に対しては恐ろしく冷淡で攻撃的になることができる。これについては、ブライアン・ヘアとヴァネッサ・ウッズが共著『ヒトは〈家畜化〉して進化した』（藤原多伽夫訳、白揚社）で述べている通りだ。数十万年の間、仲間の間で友好的に分け合うという方向で進化してきた私たちの日常生活は、協力し合う平和で調和のとれたものとなっている。ボランティア活動をし、自分の時間とお金を他の人のために使い、子どものサッカーチームのコーチを務め、学校のバザーを企画する。私たちは、込み合った映画館で数百人の他人と一緒に緊張を強いられる映画を見ることになっても平気だ。これがチンパンジーなら、顔なじみのないものが集まると、オープニングクレジットが流れる前に流血騒ぎになるだろう。しかし、一方で、私たちは部外者とみなしたものに対してはたいてい無関心で、敵意さえ抱く。世界を内集団と外集団に分けるのだ。ペン・ステイトとピッツバーグ大学、スティーラーズとペイトリオッツ〔マサチューセッツ州ニューイングランドのNFLチーム〕、共和党支持者と民主党支持者、国民と移民、私の人種とあなたの人種、ツチ族とフツ族、イスラム教徒とキリスト教徒……あげればきりがない。それがどういう集団なのか、意味のある定義がなされていようと、恣意的なものであろうと、ほとんど問題ではない。同じ集団のメンバーは一生、家族で、部外者は人間とさえみなされないかもしれない。

私たちの歴史に傷をつけ、人類に対する信頼を揺るがす、大量虐殺、奴隷制、人身売買といった非道な行い。その多くは、進化の結果、私たちが部外者を人間扱いしない態度を身につけたことから生じている。過去には、このような恐ろしい行いが宗教や国によって正当と認められることも多く、求められることさえあった。1800年代、1900年代には生物学や進化学がこうしたことにとり込まれ、ぞっとするような誤った「科学」が人種差別的な政策や行動を正当化するのに使われた。今も人種差別に与《くみ》する「知的」意見が聞かれる（実際のところ、人種間の遺伝子のわずかな差異が、私たちが重んじる態度や知性などに何らかの影響を及ぼすという証拠は一切ない）。政治が身内のためのものに傾いていく中でこうした議論がまた生じ、分別のある文明国であるはずの国々で、意見の異なる人々や「部外者」とみなされた人々が人間としての扱いを受けられなくなるのを見ていると、恐ろしくなる。

今、論じなければならないのは、だれが私たちの仲間かという点だ。だれが私たちの仲間で、だれがそうでないのか。もちろん、道徳的に受け入れられる答えは1つしかない。それは、全員。全員が仲間だ。私たちは皆、人間である。皆がヒトという家族の一員なのだ。

私たちはこの議論に勝たなければならない。勝つためには部外者に対する疑念を捨てる必要がある。この疑念は、進んで分け合う方向に進化したことへの代償だったのだ。

私たちの代謝戦略のもう1つのマイナス面は、代謝性疾患にかかりやすい点である。肥満や2型糖尿病、心臓病は、大量虐殺のような道徳的恐怖は引き起こさない。しかし、このような病気を原因とする世界の死者数は、毎年、暴力による死者数を上回っている。[32] 代謝性疾患は避けられないものではない。ハッザ族にはこうした病気は見られない。公衆衛生に関わる人々はこれを「文明病」と呼び、発展による意図せぬ結果としている。そして、人間社会が世界的に以前ほど暴力的でなくなり、病気に目がいくようになったと説明されることもある。[33] ヒトは残酷な殺し合いを卒業し、今度はうっかりと自らを殺すようになったのだ。

これは単に私たちが構築した環境だけの問題ではない。問題はもっと根深い。ホミニンは代謝革命によって代謝率を上げ、多くのエネルギーを消費するようになったが、それによって狩猟採集をしていた私たちの祖先は飢えるリスクが高まった。1日に多くのエネルギーが必要ということは、食料不足になると厳しい結果が待っているということを意味する。もちろん、分け合いによってこのリスクの大半は軽減できる。しかし、エネルギー供給を脅かすものは多い。たとえば病気が長期におよび食欲がない、天候不順でその地域の植物や動物が手に入らなくなった、などが考えられる。代謝が高速化して常にカロリー供給が必要になったことから、不足という事態に備えて、もう1つ、別の進化が進んだ。脂肪の蓄積だ。

私はスティーブ・ロス、メアリー・ブラウンとともにアメリカ各地の動物園で飼育されている類人猿のエネルギー消費を二重標識水法で調べ、ヒトとの比較を行ったが、違いは消費量だけではないことがわかった。類人猿は脂肪が非常に少ないのだ。チンパンジー、ボノボ、ゴリラ、オランウータンは、動物園や保護区域でのんびり暮らしていても、少なくともヒトを基準に考えると、脂肪がつかない。チンパンジーとボノボの体脂肪率は飼育下でも10％以下で、訓練中の一流アスリートと変わらなかった[34]。ハッザ族のような体をよく動かす狩猟採集民でさえ、体脂肪率はそれを上回る[35]。そして、座って時間を過ごすことの多い都会の住民（動物園で飼育されている類人猿のようなものだ）なら、いくらでも脂肪はつく。男性なら25～30％、女性なら40％以上まで簡単に体脂肪率は増える。

動物園でサルを育てるとしよう。たくさん餌を与え、運動をあまりさせないと、成長するが脂肪はつかない。彼らの体は余分なカロリーを徐脂肪組織、筋肉、その他の器官をつくるのに使う。その結果、動物園の類人猿は野生の類人猿より体重ははるかに重いが、脂肪が増えることはない。これに対して私たちのようなホミニンは、将来の食糧不足や長患《ながわずら》い、あるいは何かの理由でエネルギー供給が絶たれた場合に備え、余分なカロリーを脂肪として蓄積するよう進化した。しかし、現代のような環境では、そのような緊急時は決してやってこない。その結果、多くの人が、体が必要とする以上の脂肪をため込み、健康問題をかかえてしまう。

また、過去200万年の狩猟採集生活では活発な身体活動が普通で、ホミニンの体はそれを支えるよう進化し、実際それに依存している。私たちは毎日の運動が必要な体になったのだ。運動をしなければ病気になる。世界保健機関によると、世界には運動不足で亡くなる人が年間160万人いる。座ってばかりいる生活を続けた結果、心臓病、糖尿病などにかかり、不健康な状態で長い年月を過ごすことになる。そして、これはヒトだけの問題だ。動物園にいる類人猿は1日の運動量が限られていても、高血圧や糖尿病、ヒトのような心臓病、先進世界に見られるさまざまな病気を発症することはない。

近代化によって世界には、近代医学、世界の一体化、暖かい家、衛生的な屋内トイレなど、信じられないほどのすばらしいものがもたらされた。しかし意図せぬ結果が生じ、深刻さを増している（気候変動、野生生物の生息地の喪失、核兵器による人類の滅亡……問題は手つかずのままである）。私たちの種はまだ30万歳だ。あと30万年生き延びるつもりなら、いや、次の３００年間を楽しむためだけでさえ、もっとよい「人間動物園」を建設し始めなければならない。

私たちが期待をかけることができるのは、この巨大で、知的で、創造的な脳である。狩猟採集民として長い進化の歴史をたどってきた私たちは、世界を形作る認知能力を身につけた。火を使い、すばらしい機械をつくり、それを遠くの星まで送り、新しい種をつくり、自らの進化の歴史をまとめることができた。私たちは未来をコントロールすることができるだろうか。それとも、過ちを犯して、誘惑に負け、目標を達成できず、また茂みに吐いて、無駄にみじめな気持ちを味わうのだろうか。私たちの遠い子孫は、地中から私たちの化石を掘り出して、すばらしい能力に驚くのだろうか。それとも、災難を避けることのできなかった無能さに首を振るのだろうか。

今の状況をいかにして正常に戻すかを考えるには、何がいけなかったのかを知る必要がある。なぜ、こんなに道からそれてしまったのか、どうすればもとの道に戻れるのか。ハッザ族をもう一度訪ねて、元気で過ごし、健康的でいられる方法を学ぶことにしよう。

第5章　運動しても痩せないのはなぜか

ハッザ族の驚くほどの回復力と適応性

ハッザ族の典型的な人生観がどのようなものか考えてみると、その本質は「ハムナ・シダ」という言葉で表せるに違いない。大丈夫。ハッザの人と話をすると、男女にかかわらず、最後はたいてい、どんな場面でも使えるこの楽観的な言葉で終わる。うちのキャンプで数週間過ごしたい？　ハムナ・シダ。食べ物の量を量り、それから俺たちについてきたい？　ハムナ・シダ。キャンプの周りをうろついていたハイエナがどうなったかって？　ハムナ・シダ。ハッザランドに到着して1、2日すると、ブライアン・ウッドもデイブ・ライクレンも私も互いにこの言葉を使っていた。これは柔軟性と適応性を表す便利な言葉になった。厄介な状況になると、私たちはハムナ・シダだと考えるようにした。

私はハッザ族の底なしの回復力《レジリエンス》をうらやましいと思う。そして、どうやってそれを手に入れたのか考えることがよくある。ゾウ、マラリア、毛布の中に潜んでいる毒蛇のグリーンマンバ。自分ではコントロールできないものばかりの世界にいると、ハムナ・シダという態度をしっかりもっていなければ1日を笑顔で迎えることはできない。腹は減らない？　疲れない？　これだけ歩いてもまだ家から10マイル（約16キロメートル）しか来ていない？　そりゃそうだ！　あれはライオンの足跡のようだけど？　その通り！　君の太ももの腫物はそのうち治るのか、つぶれて敗血症になったりしないか、気にならない？　気になるよ！　けれども、心配したところでどうなるのか。多分、大丈夫だろうし、騒いでも何の役にも立たない。ハムナ・シダ。

　予測のつかない厳しい世界でハッザ族のように繁栄するには、柔軟性、適応性が必要とされる。ハムナ・シダでなければならない。

　だから、私はデイブと2人、どうすれば炎につつまれないかを考えていたときも、ハムナ・シダであろうと懸命に努めた。その日のトリイカ・ヒルズはすばらしく晴れわたり、私たちは午前中、歩行時のカロリー消費を測定するために（第3章）、キャンプ周辺の道を整えていた。乾季で、3フィート（約1メートル）ほどの黄金色の草で覆われたサバンナは、いったん火がつくと、瞬く間に燃え広がりそうだった。私たちは朝食をつくるために草の束を炉の中に詰め、火のついたマッチを1本投げ入れた。すぐに草に火がついて、炎があがる。その数日前、私たちはキャンプ周辺の丘で山火事が2、3起きているのを目撃していた。だが、（どういうわけか）キャンプまでは広がってこないだろうと考えていた。ハッザの友人とその火事について少し話をしたが、彼らの反応は予想通りだった。ハムナ・シダ。

　最初に気づいたのがデイブだったのか私だったのか、確かではない。比較的静かな広いサバンナで、すぐに火事とわかるぱちぱちという音が風に乗ってキャンプまで聞こえてきた。私たちははっとして話をやめ、信じられないという表情で互いを見た。まさか、そんなことは。

　音のするほうに行ってみた。すぐに煙のにおいがしてきた。そして、さほど離れていないアカシアの低木の間から火が見えた。幅100ヤード（約90メートル）はあろうかという炎の壁が、かすかに吹く風に押されながらじわじわとこちらに迫ってくる。オレンジがかった黄色い炎が6フィート（約2メートル）ほどの高さまで上がり、アカシアの低い枝まで届いた。私たちは黄金色の海のただなかにいたが、その海が今、燃えていた。

デイブは南カリフォルニアの出身で、歌手で作家のジミー・バフェットのようなおおらかさをもち、バーベキュー好き。頭が切れたが、それは軽い冗談や穏やかな笑みの下に隠されていた。デイブはとてもハムナ・シダだった。状況が厳しいときはいつも以上に落ち着き払い、「マルガリータヴィル」〔ジミー・バフェットのヒット曲〕をハミングしながら仕事を続ける人だ。キャンプに向かって歩きながら、私は彼のほうに目をやって、これが本当のところどれほど深刻な事態なのかを判断しようとした。私は大げさにとらえすぎているのではないか？　だが、そうではなかった。このときのデイブはあまりハムナ・シダではなかった。私と同じように彼も、本当に窮地に立たされているのかどうか考えているようだった。

問題はこうだ。私たちはハッザ族の成人の1日のカロリー消費量を測定――狩猟採集民を対象に二重標識水法で初めて測定――するために2年かけて資金を集め、許可を得た。それから、ダル・エス・サラーム（東アフリカのタンザニアにあるクリーブランド〔オハイオ州。エリー湖南岸にある〕のような都市だ）にひと夏滞在し、数日おきにタンザニア政府の役人と会って何時間も話をし、調査の官許を求めた。そうして、この夏、私たちはタンザニアに戻ってきた。尿サンプルの保存に必要な液体窒素のタンクなど、小さな実験室並みの機器をそろえ、それを2台のトヨタ・ランドクルーザーに詰め込んでハッザランドの真ん中までやってきたのだ。調査は終盤に入り、あと2週間もあればいい。その3年間の成果――パソコン、ノート、サンプルがすべて入った液体窒素のタンク、それからキャンピング用品、テント、2台のランドクルーザー――に火の手が迫っていた。今のペースから考えると、10分ほどで解決策を考え出さなければならなかった。

ブライアンがキャンプにいればよかった。彼もカリフォルニアの出身だが、南ではなく北のデービスに近い町の生まれだ。気どらないぼさぼさ頭で、澄んだ目をし、キャンプにおいてあるギターで、突然、古いカントリー音楽を弾き始めることがよくあった。そんなときの彼はミュージシャンのウィリー・ネルソンの若いころを思わせる。何年もハッザランドで暮らし、たくさんの経験をしてきたブライアンは芯までハムナ・シダだった。彼ならよい解決法を考え出すだろう。しかし、残念ながら彼はキャンプにいなかった。2、3日前に矢を打ち込まれたキリンを、2人のハッザの男とともに追っていたのだ。

デイブと私はこうすることに決めた。テント、食料、その他のキャンプ用品をすべて、私たちがキッチン、ダイニングエリアとして使っていた丸い、土がむき出しになっているところに積み上げる。結構広い場所で、草木が生えていないので、(多分)燃えないだろうと考えたのだ。尿サンプルを入れた液体窒素のタンクなど、貴重で、替えのきかないものは急いでランドクルーザーに積み込んだ。そしてエンジンをかけ、燃えるはずがないと考えた唯一の場所をめざした。それは火の向こう側、すでにすべてが燃えてしまったところだ。火をくぐって向こう側に出れば大丈夫だろう。でも、まだお話ししていなかったのだが、2台のうち一方のランドクルーザーの後部は予備の燃料タンクから漏れてきた軽油で濡れていた。

私たちはランドクルーザーで火に向かってゆっくりと進み、火のすき間を見つけ、そこを抜けた。成功だ。死なずにすんだ。デイブと私は車から出て、火が去ったあとの黒い月面のようなところで、った。ハムナ・シダ。

飛行機事故に遭ったものの無傷だった生存者のように、ぎこちない笑みを交わした。計画はうまくいった。ハムナ・シダ。

キャンプにいるハッザの人たちはどうしただろう。草で編んだ家を移動させ、火の進路から外すことはできない。助けを求める消防署もない。そうする代わりに、キャンプではダンスパーティーが開かれていた。女性と子どもたちが近くの藪から木の枝を切ってきて、それで火をたたいている。風を起こし、火がキャンプに向かってこないようにするのだ。こうしている間も彼らは歌を歌い、笑顔を浮かべ、大声で笑っていた。デイブと私は彼らに手を貸し、一緒に歌を歌い、ハッザの人々が自分たちの生活を破壊しようとするものをいかにしてにらみ倒すのかを学んだ。懸命に、歌を歌いながら。それが彼らの流儀だった。

火事は通り過ぎた。一息つくと、デイブと私はまた道の整備を始めた。キャンプにいた女性と子どもたちもいつもの生活に戻った。ところが2時間ほどたって、だれも注意を払っていなかったときに悲劇が起きる。風向きが変わって火が戻ってきたのだ。炎はさっきとは反対の方向から忍び寄り、あまりに速く、勢いが強かったため、押し返すことはできなかった。デイブと私は、ハッザ族の家が丸い火の玉になって燃え尽きるのを無念な思いで見ていた。だれにもどうにもできなかった。ただ燃えるのを見ているだけだった。

火が通り過ぎたあと、私たちは女性のところに行ってようすを尋ね、見舞いの言葉を述べた。家をなくした人は3人。しかし、驚いたことに3人ともすでに日常に戻り、しゃべったり冗談をいったりしながらいつも通りにはたらいている。

「家のこと、残念でした」。私は家をなくしたハリマにいった。

彼女は、えっという顔をした。「何が残念なの?」

「あなたの家のこと、火事でなくなってしまって」

「ああ、あれ」。彼女は肩をすくめると、友人との会話に戻った。

ハリマは火が到達するかなり前に、大切なもの——衣類と家族のいくつかの持ち物——を家から運び出していた。確かに、火事で家を失うのは困ったことだが、取り乱す必要はない。家を建てるのに必要な草はいつだって十分にある。ハムナ・シダ。

私は驚いてその場を離れた。ハッザの人々はなんと適応性に富み、立ち直りが早いのか——ハムナ・シダそのものではないか。さらにキャンプに数週間滞在したあとでも、彼らの適応性について、私はまだまったく理解できていなかった。私が想像さえしていなかったことに——当時それを理解していた科学者はだれもおらず、そんなことは信じられないだけでなく、不可能だと思われていたことに——彼らの生理機能も同じくらい適応性に富んでいたのだ。しかも、適応性に富むのは彼らだけではなかった。ハッザ族は私たちの体がどのようにカロリーを燃焼するのか、基本的なことを教えてくれた。

ハッザ族は厳しい環境で重労働をしている

ハッザ族を対象にしたエネルギー消費調査の開始前から私たちに確実にわかっていたのは、狩猟採集民の生活は厳しい、ということだった。[1] 他の狩猟採集民や1万2000年以上前に生きていた人々と同じように、ハッザ族は作物の植えつけをせず[*]、家畜を飼わず、植物を育てず、機械、車、銃もなく、文明の利器は一切所有していない。毎朝、彼らは日の出とともに起き、その日に食べるものを求めてサバンナの手つかずの自然の中に入っていく。女たちはたいていグループで行動する。周辺の植物に関する百科事典のような知識と、どんな食べ物が旬かという最新情報に基づいて、たくさんのベリーや塊茎が手に入りそうな場所を見つける。数種の塊茎がハッザ族の主食で、石だらけの硬い土壌から先をとがらせた木の棒を使ってイモを掘り起こす作業に1日2、3時間があてられる。歩く距離は5マイル（8キロメートル）以上。背中に子どもを背負っていることも多く、帰りには苦労して手に入れた20ポンド（10キロ）ほどのイモを運ばなければならない。キャンプに戻ると、子どもの世話や食事の準備、薪集めなどが待っている。

男たちは、たいてい1人でキャンプを出る。シマウマ、ヒヒ、アンテロープなど、運よく見つけた動物に忍び寄るにはそのほうがいい。動物をえり好みすることはなく、ヘビをはじめとする爬虫類以外ならほぼすべて食卓にのぼる。手製の弓は弦にキリンの腱を使った強力なもので、鋭い鉄の矢じりのすぐ下に毒をほんの少し塗る——強力なため、キリンはこの量で死ぬのだ。彼らは狩りをやめ、ハチミツをとることもよくある。大きなバオバブの古木を30フィート（10メートル）ほど登って、空洞になった大枝の中から、ハチの威嚇を受けながら巣をとり出す（第6章）。こうして獲物かハチミツをキャンプにもって帰り、皆で分ける。歩く距離は往復で10〜15マイル（16〜24キロメートル）ほどだ。

この生活は肉体的にとてもきつい。男はときどきキャンプに一日中とどまって弓などをつくるが、女が採集に出かけない日はほとんどない。ハッザの成人の1日の身体活動を数値化したところ、驚く

＊近隣の村に囲まれているハッザのキャンプの世帯では小規模な農作が行われている。私たちが調査を行ったキャンプは村から遠く離れていて、だれも耕作をしていない。

ような結果が出た。ハッザ族は男女とも、1日に平均2時間以上の重労働をしている。これは平均的なアメリカ人の約10倍の量だ。これに加えて、彼らは長い距離を歩く。1日の身体活動量は典型的な欧米人の1週間分を上回っている。子どもや高齢者も活動的だ。子どもはたいてい水汲みが仕事で、半マイル（0・8キロメートル）ほど離れたところから水を運んでこなければならないこともある。大人は60代、70代、そして80代になろうと、ほぼ毎日、若かったころと同じように食物を探しに出かける。

これほど身体活動量が多いのはハッザ族だけではない。狩猟採集民は皆、欧米人なら参ってしまうような生活をしている。[2] そして、今日の快適な都会的生活からは想像もつかないだろうが、ほんの数千年前まではすべての人が当たり前のように、彼らと同じだけ体を動かしていた。私たちの祖先——その全員——は、数百世代前まで狩猟採集民だった。進化という点から見ると、数百世代はほんの一瞬にすぎない。私たちは由緒正しい狩猟採集種なのである（第4章）。

アメリカ、ヨーロッパなどの先進社会では「人間動物園」がつくられ、座ってばかりの生活が広まった。近代化によって、屋内トイレ、ワクチン、抗生物質と、多数の重要なものがもたらされ、生活が改善して寿命が延びた。しかし、別の尺度で見ると、私たちははるかに不健康になった。肥満、2型糖尿病、心臓病などが先進社会では死因の上位を占めているが、狩猟採集民や自給自足農民の間にはこうした病気はほとんど見られない。公衆衛生に関わる人の多くは、ライフスタイルの変化で座って過ごす時間が増え、1日の消費カロリーが減ったことが、このような文明病の原因の1つだと考えている。つまり、怠惰な生活によって1日のカロリー燃焼量が減少し、余ったカロリーが脂肪として蓄積され、それが肥満、心血管代謝疾患、肝疾患、心臓病など、現代社会によく見られる多数の病気につながっているというのである。

その年、私たちがハッザランドで1日のカロリー消費量を測定した目的はそこにあった。ハッザ族の身体活動レベルが信じがたいほど高いのは知っていた。そのため、私たちも他の人たちと同じように、ハッザ族はたいへんな量のカロリーを燃やしているものと考えていた。狩猟採集民のエネルギー消費量が測定されたことはそれまでなかった。私たちは、彼らの代謝量がいかに多いか、それに比べ、工業化社会でのエネルギー消費はいかに少ないかを、最初に実証したいと考えていた。狩猟採集民としての人の体はどのように機能するのか、それを理解したいと思っていたのだ。

ハッザ族のエネルギー消費は先進国の人と同じ

ハッザ族のエネルギー消費調査を開始した2009年、二重標識水法は私にとって新しいものだった。ヒトやその他の種の歩行時、ランニング時のエネルギー消費量は大学院時代に計測したが、二重標識水法はほとんど使ったことがなかった。だが、幸い私にはこの分野に詳しい同僚がいた。ワシントン大学セント・ルイス（当時、私はここではたらいていた）のスーザン・ラセットとベイラー医科大学のビル・ウォンだ。ビルは二重標識水法の世界的な第一人者である。この手法は1980年代初めにヒトに使われるようになったが、最初にこれを採用した科学者の1人が彼だ。以来、彼の研究室は二重標識水法の世界最高水準の研究拠点となっている。それに、彼はとてもいい人だ。

ビルとスーザンは、私たちが決めた二重標識水法によるハッザ族の調査の手順を見直し、投与量やサンプル採取の方法が適切かどうかを確かめてくれた。ハッザでの実地調査を終えてタンザニアから帰国した私は、尿サンプルを注意深く荷造りしてビルの研究室に送った。そして、待った。質量分析計を使って尿中の安定同位体比の変化を一つ一つ注意深く測定するには数カ月を要した。

そして、秋の終わりのある日、ハッザランドの暑さと砂ぼこりとは無縁の場所に身をおいた私にビルからメールが届いた。メールには調査の結果が添付されていた。私はいつデータが届いてもいいように準備をしていたが、データの分析結果は思いもよらないものだった。

私はハッザのデータと比較するために、先進国の成人の1日のカロリー消費量に関するデータをまとめておいた。カロリー消費について知識のある人（第3章を読み飛ばしていない限り、ここにはあなたも含まれている）ならご存じのように、消費量を比較するには体の大きさを考慮しなければならない。大きな人は細胞の数が多いので、その分消費カロリーも多い。そこで、私はまず、欧米をはじめとする先進国の100人をはるかに超える男女の1日のカロリー消費量と体重の関係をグラフにした。厳密には、カロリー消費量と除脂肪体重の関係である。脂肪組織は代謝率が非常に低いからだ。そして、ハッザ族のデータ——女性17人、男性13人を測定——を重ね合わせた。私はハッザのデータが雲のように、欧米のデータのはるか上方に位置するものと予想していた。ハッザ族は身体活動が極めて活発なので、エネルギー消費量が非常に多いことはだれもが知っていた。

ところが、そうではなかった。ハッザ族のデータは欧米のデータと重なったのだ[3]（図5－1）。ハッザ族の男性、女性は、アメリカ、イギリス、オランダ、日本、ロシアの男性、女性と同じ量のエネルギーを燃焼していた。1日の身体活動量が平均的アメリカ人の1週間分に相当するハッザ族のカロリー消費量は、どういうわけか他の人々と同じだった。

信じられない。何か見落としているに違いない。私は非常に複雑な統計を使い、何が原因で予想通りの結果がはっきりと示されないのかを明らかにし、ハッザ族の消費量は、やはり私が知っている通り多いのだという結果を引き出そうとした。まず、年齢で補正してみた。次に、性別、脂肪組織、身

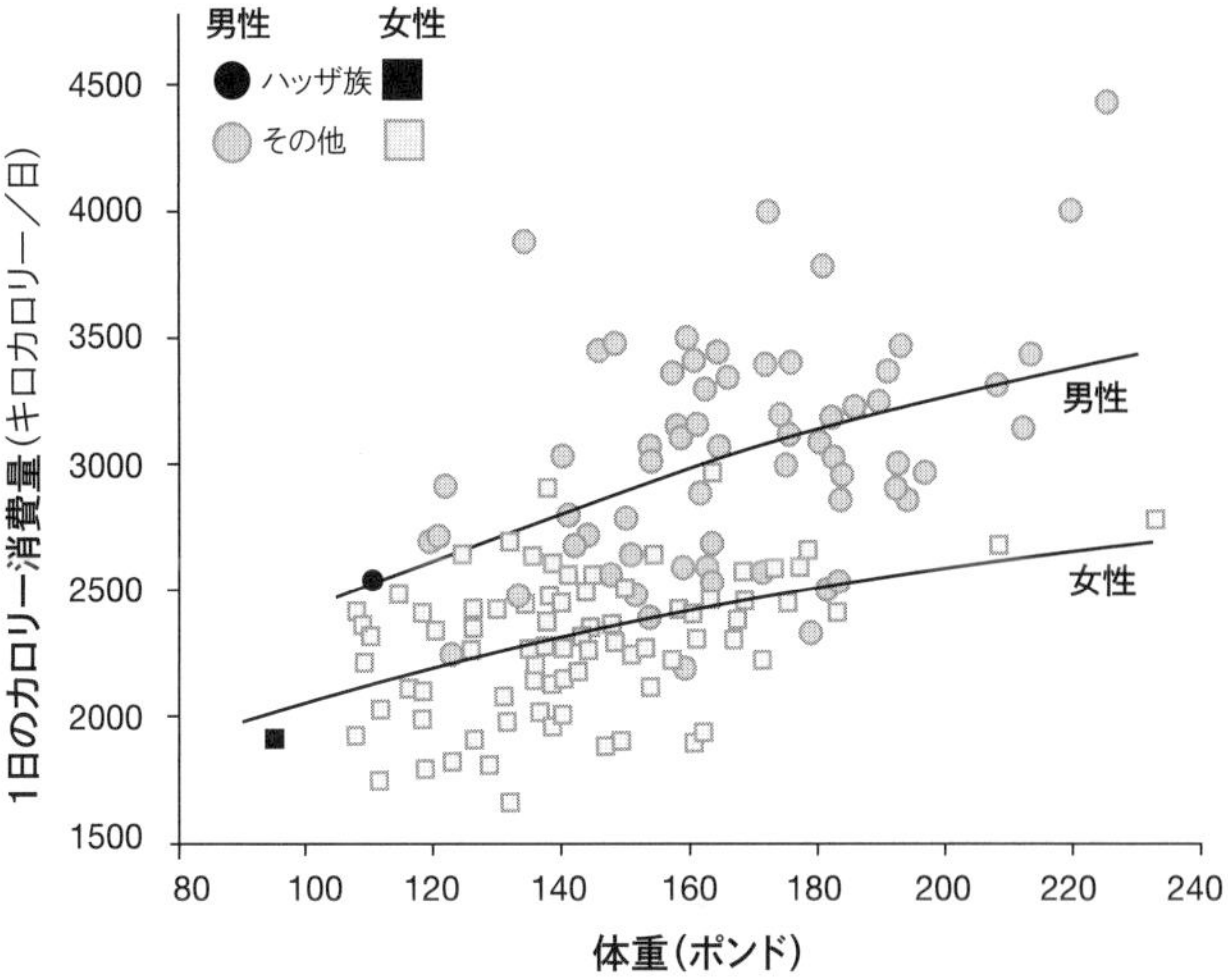

図5-1　ハッザ族の男性、女性の1日のカロリー消費量は、先進国の成人と同じである。　灰色の丸と四角はそれぞれ、ある成人男性集団、ある成人女性集団の平均カロリー消費量と平均体重を示している(図3-4と同じデータ)。黒い線は先進国の男性、女性のカロリー消費量と体重の近似曲線である。ハッザ族の男性はこの曲線上、女性は曲線のすぐ下に位置している。これは、体重を考慮すると彼らの1日のカロリー消費量が他の集団と同じであることを意味している。

長。だが、どれも問題ではなかった。結果は明白で、動かしようがない。ハッザの男性、女性の1日のカロリー消費量は、あなたや私、すべての人と同じだ。彼らの身体活動量ははるかに多いが、カロリー消費量は多くない。これはいったいどういうことなのか。

制限的日次カロリー消費モデルで考えると……

それまでカロリー消費量の推定は、1日のカロリー消費量は1日の身体活動量に応じて増加するという考え方に基づいて行われていた（第3章）。しかし、ハッザ族の調査結果はこれと相容れないように思われた（図5-2）。活動的になると1日に燃焼するカロリー量が増える。これは独断的な見方、代謝エンジンに関する空論だ。直感的に理解できる、広く行き渡った見方だから議論の余地はなさそうに思えたが、これではハッザ族のカロリー消費量に説明がつかなかった。

ハッザ族は身体活動が非常に活発だが、どういうわけか1日の総エネルギー消費量は抑えられている。彼らの代謝エンジンは柔軟で、弾力性があり、とてもハムナ・シダだった。

これはハッザランドだけに限られたことではない。ヒトは皆、1つの種である。世界の文化は多様で、人の見た目も異なるが、人体はすべて同じように機能している。ハッザ族に見られた代謝の柔軟性は、世界中のだれもが備えているのだ。ハッザ族はヒトを理解する新しい道を示してくれた。1日のカロリー消費量は1日の活動量の違いに応じて変わるのではない。体は、ライフスタイルが異なろうと、1日のカロリー消費量を一定の狭い範囲内におさめているようだった（図5-2）。このような代謝を「制限的日次カロリー消費」と呼ぶことにしよう。

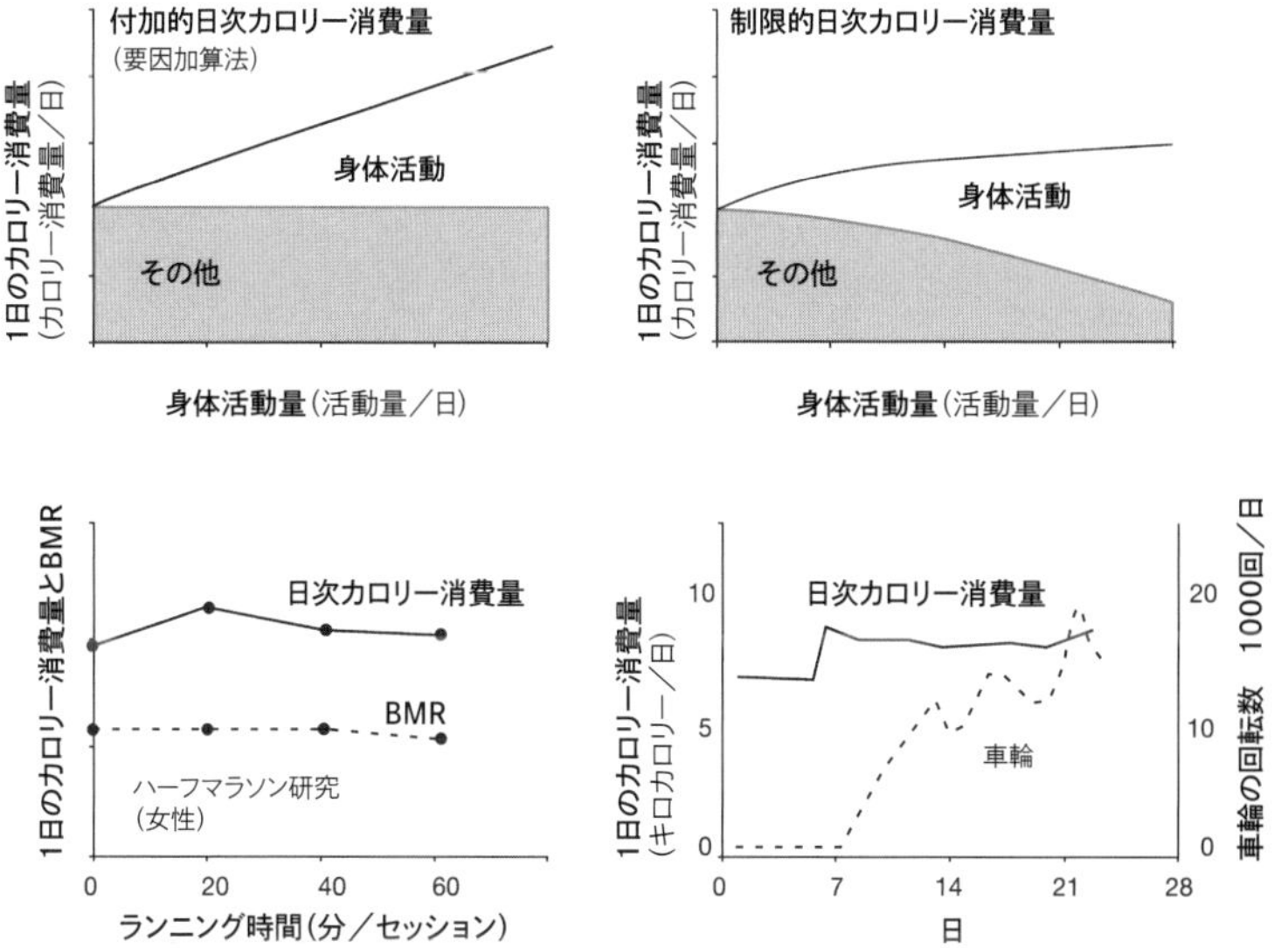

図5-2　上段：伝統的な「空論に基づいた」代謝モデルは要因加算法である。これは、1日のカロリー消費量は1日の身体活動量が増えるにつれ増加するという考え方に基づいている。制限的日次カロリー消費モデルでは、身体活動が活発になると、体がそれ以外の仕事（グラフの「その他」の部分）にカロリーを費やすのを控え、1日のカロリー消費量は一定の範囲内に保たれる、とされる。**下段**：ヒト（左）、マウス（右）、その他の動物では、1日の身体活動量が増えても1日のカロリー消費量は増えず、横ばいになる。**左**：ウェスターターブ博士のハーフマラソン研究に参加した女性。**右**：マウスを1週間（1〜7日）運動させずにおき、その後（7〜28日）、車輪の上を走らせた。1日のカロリー消費量は、運動開始直後は増えたものの、その後は、運動量が増えても一定に保たれた。

もちろん、ハッザ族の調査結果が偶然こうなっただけというのなら無視することもできただろう。すでに確立した、広く受け入れられている考え方を覆すには、1つの研究だけでは十分ではない。だが、実際のところ、ヒトや動物を対象にしたエネルギー消費に関する研究が多数行われるようになり、そのすべてが制限的日次カロリー消費という考え方の正しさを示していた。中にはハッザ族調査のはるか以前に行われていたのに、気づかれないままになっていたものもあった。

ハッザ族の調査後、私は同僚とともに他の狩猟採集民や自給自足農民のカロリー消費量を測定したが、結果は似たようなものだった。私の研究室のポスドク研究員〔博士研究員〕、サム・アーラッカーは、エクアドルの熱帯雨林に住むシュアール族と数カ月生活を共にした。ハッザ族同様、シュアール族は狩り、釣り、植物性食物の採集と、身体活動が極めて活発である。農作も少し行い、簡単な道具と重労働によってキャッサバやプランテンなど、でんぷん質の多い塊茎や果実を栽培、収穫する。サムはシュアール族の5〜12歳の子どものカロリー消費量を測り、アメリカ、イギリスの子どもと比較した。[4] シュアール族の子どもは身体活動が活発で、寄生虫やその他の感染症のためにBMRが高い（第3章）。それでも1日のカロリー消費量は欧米の子どもと同じだった。

エクアドルをさらに南に行ったボリビアでは、マイク・ガーヴェンとそのチームがチマネ族の男女のカロリー消費量を測定した。[5] チマネ族はシュアール族と同じように、アマゾンの熱帯雨林で狩り、釣り、農作をして暮らしている。私たちの研究室は二重標識水法で彼らの尿サンプルの分析を行った。ハッザ族同様、チマネ族は毎日よく体を動かし、活動量はアメリカ人の約10倍である。チマネ族は男女ともカロリー消費量が少し多いが、それは身体活動が活発だからではない。シュアール族の子どもと同じで、チマネ族の成人は寄生虫や細菌感染のためにBMRが高い――免疫系が懸命にはたらいているのだ。免疫系によって消費されるカロリーを考慮すると、活動量が多いからカロリー消費量が多いのだ、とする証拠は何も見当たらない。彼らの1日のカロリー消費量をBMRで除した値（身体活動レベル、PAL）――体重補正をしたうえで、1日のカロリー消費量を比較する目的でよく使われる指標――は、チマネ族ではBMRが高いため、他の大多数の集団より低かった。

エイミー・ルークがナイジェリアの地方で行った初期の調査でも同じような結果が出ている。ルークは代謝と心血管代謝疾患の専門家で、アメリカ人が座ってばかりの生活になったことで健康にどのような影響が及んでいるかを20年以上にわたって研究している。２０００年代の初めに彼女をリーダーとするチームが、イリノイ州メイウッドに住むアフリカ系アメリカ人女性と、ナイジェリアの農村部に住む女性の1日のカロリー消費量を調べた。[6] ナイジェリアの女性の多くは農民で、チマネ族同様、BMRがアメリカ人女性より大きかった。また、BMRが大きいことから1日のカロリー消費量（体重補正後）もわずかに多かった。しかし、身体活動で消費されるカロリーの量、つまり、1日のカロリー消費量からBMRと消化のために必要とされるカロリーを引いた値に違いは見られなかった。ナイジェリアの女性とアメリカの女性のライフスタイルはまったく異なるが、1日のカロリー消費量のBMRに対する割合、PALは同じだった。

こうした例はさらに続く。ロヨラ・メディカル・スクールのエイミー・ルークとともに研究をしているポスドク研究員のララ・デュガスは、世界の98の集団の1日のエネルギー消費量の分析をした。消費量には大きなばらつきがあった――ある集団は多く、ある集団は少なかった。しかし、農村部の集団は暮らしをたてるために毎日重労働が求められるにもかかわらず、1日のカロリー消費量は先進国の甘やかされた都市部の住人と同じだった。[7] そして、先進国の中でも、身体活動量と、1日のカロリー消費量、身体活動で消費されるカロリーの量、あるいはPALとの間に相関関係は見られなかった。体をよく動かすからといって、多くのカロリーを燃やすわけではないのだ。

集団の中を見ても、1日のカロリー消費量は一定の範囲内におさまっている。私はエイミー・ルーク、ララ・デュガスらと5カ国の男女332人のカロリー消費量について分析をした。まず全員を1つにまとめ、1日のカロリー消費量を体重、体脂肪率、年齢などで補正。補正後の1日のカロリー消費量と1日の身体活動量の関係をグラフにした。体重と体脂肪で補正しても、1日のカロリー消費量にはばらつきが見られた（第3章）。それでも、活動的な人のほうがカロリー消費量がわずかながら多いことを示す弱信号——歓声のあがるアメフトスタジアムでささやく程度の信号——を身体活動量から拾い上げることができた。しかし、身体活動がエネルギー消費量に及ぼす影響は小さいだけでなく、活動レベルが上がると、その効果は見られなくなる。ほどほどに活動的な人は、カウチポテト族そのものという人より消費量が平均200キロカロリーほど多いが、ほどほどに活動的な人と活動レベルが最高の人との間には違いが見られないのだ。[8] 制限的日次カロリー消費モデルが示すように、活動量が増えても、1日のカロリー消費量は変わらなかった。そして、カウチポテト族間のカロリー消費量のばらつきは、カウチポテト族の平均とよく体を動かす人の平均との違いよりはるかに大きかった。

ここまで、普段の活動レベルが異なる人々を比較してきた。では、運動プログラムに参加してライフスタイルを変えるとどうなるのだろう。この種の研究は多数行われており、プログラムの期間や強度によっていくらか結果は異なる。しかし、ほとんどの場合、制限的日次カロリー消費モデルに沿ったものとなっている。私が紹介したいのは、オランダのウェスタータープらが行った研究だ。これは、運動をまったくしていなかった男女を1年間のプログラムに参加させ、ハーフマラソンを走れるよう訓練するというものだった。[9] 被験者となった3人の女性と4人の男性はプログラムの開始前と、訓練の段階が変わる8週目、20週目、40週目に1日のカロリー消費量の測定を受けた。被験者は初め、週に4日、1日に20分走っていたが、最後はそれが60分に延び、1週間のランニング距離は25マイル（40キロメートル）程度になった。[10]

当然、このトレーニングで女性は4ポンド（2キロ）近くの筋肉がついた。また、体重とランニング距離に基づいて計算すると、1日のランニングで約360キロカロリーを消費していた。もし要因加算法モデルが正しいなら、研究の終了時までに1日のカロリー消費量は少なくとも360キロカロリー／日、筋肉の増加分が安静時に消費するカロリーを加えると、390キロカロリー近く増えていいはずだ（第3章）。ところが40週目の計測では、増加は120キロカロリーにとどまっていた。運動をしたことのなかった女性が週に25マイル（約40キロメートル）走り、ハーフマラソンを完走できるまでになったが、1日のカロリー消費量は開始時点と実質的に変わらなかったのだ（図5-2）。男性の被験者も結果は似たようなものだった。

ウェスタータープの研究期間は注目に値する。研究の世界で1年というと、意欲的な長期研究と考えられる。しかし、12カ月はそれほど長くはない。のちほど述べるが、新しいライフスタイルに適応するには何年もかかる。ハッザ族のような人々は長い年月——文字通り生涯——をかけて高いレベルの身体活動になじんでいく。彼らは究極の長期研究対象集団だ。それならば、伝統的な暮らしを守る集団の1日のカロリー消費量の増加を示す証拠が見られなくても当然かもしれない。

そして、これはヒトだけの話ではない。制限的日次カロリー消費は恒温動物にも当てはまりそうである。[11] いくつかの研究所が、齧歯動物や鳥類の1日の活動量を増やして消費カロリーを測定する実験――ウェスタータープのハーフマラソン研究とそう違いはない――を行っているが、結果はここでも同じだった。動物の活動レベルを上げていっても、1日のカロリー消費量は変わらない。私たちの体はあれこれ工夫してカロリー消費量を一定の範囲内におさめているが、これははるか昔から広まっていた進化戦略のようだ。

そこで、動物園に目を向けることになる。第1章で述べたように、私はここ数年間、類人猿や旧世界猿などの霊長類の1日のカロリー消費量を測定する共同調査を行ってきた。制限的日次カロリー消費モデルが示す通り、動物園で飼育されている霊長類のカロリー消費は野生の霊長類と変わりなかった。同じことがカンガルーとパンダについてもいえる。[12] どの種も、ジャングルの中で生き残りをかけて闘っていようと、動物園でゆったり過ごしていようと、同じ代謝率を維持している。ライフスタイルの影響はほとんどない。マダガスカルの森でなんとか生き延びているワオキツネザルも、デューク大学キツネザル・センターの快適な施設でのんびり暮らしているワオキツネザルも、1日のカロリー消費量は変わらない。だから、狩猟採集民としてその土地の食べ物を得て暮らしている人々と、自ら建設した先進国という動物園に閉じ込められている人々が、同じだけのエネルギーを燃焼しているのも不思議ではない。

私たちの代謝エンジンは、身体活動が活発化してコストが増加すると、なんとかやりくりしてそのための余地をつくりだし、最終的には1日のカロリー消費量が一定の狭い範囲内におさまるようにしている。その結果、体をよく動かす人――現代の狩猟採集民や過去の狩猟採集民、工業社会で定期的に運動をする人々——も、体をほとんど動かさない人と同じ量のエネルギーを燃焼することになった。

運動しても痩せないのはなぜか

１日のカロリー消費量が制限されていることがわかり、現代社会に広まる肥満に対する考え方も変わってきている。まず、狩猟採集民のカロリー消費量が先進国の都会の住人と同じということは、１日のカロリー消費量は旧石器時代からコンピューター化された現代まで変わっていないということだろう。肥満が蔓延し、さまざまな悪影響が及んでいるが、そうなったのは先進国でカロリー消費量が減少したからではない。先進国では１９８０年代から二重標識水法による研究が行われてきたが、その結果を見てもこれは明らかなようだ。欧米では肥満や代謝性疾患が急増したが、１日のカロリー消費量とＰＡＬはこの40年間変わっていない[13]。

次に、１日のカロリー消費量がほぼ一定ということは、運動などで１日の身体活動量を増やしても、１日のカロリー消費量にはほとんど影響を及ぼさないということである。そうとわかれば、肥満との闘い方を変えなければならない。体重の変化とは、根本的にはエネルギーバランスの問題である。消費カロリーより摂取カロリーが多いと体重が増える。摂取カロリーより消費カロリーが多いと体重が減る。これがラヴォアジエ、アトウォーター、ルブナーや代謝学の先駆者によって確立された物理の法則で、ヒトも他の動物もこれに従っている（第3章）。１日のカロリー消費量が制限されていることは広く確認されており、そうであるなら、それを運動によって意味のある形で変化させるのは極めてむずかしい。どれほど運動に励もうと消費カロリーを意味があるほど変化させることが本当にむずかしいのなら、カロリーの摂取量を重視して肥満と闘うほうがいい。

それでも運動は健康に不可欠だ！　運動をする必要がある！　ジムの会員になったばかりで、それが賢明な判断だったことを確かめたい人は、先に第7章を読むといい。そこでは、運動がいかに大きな効果をもたらすかを述べている。運動がなぜそれほど体にいいのか、その大きな理由は1日の消費カロリーが制限されていることにあるが、これについてはのちほど述べよう。運動をすると健康で生き生きとした生活を送ることができる。だが、減量にはあまり役立たない。

さて、数字に十分注意を払っている人は、運動によって生じる代謝率の変化は、たとえわずかなものにせよ肥満と闘ううえで重要なのでは、とお考えかもしれない。ハーフマラソンを走るために訓練を続けた女性の消費カロリーは予想したほど減らなかった。それでも……1日120キロカロリーは大きい。運動プログラムに取り組むと、多くの場合、たとえわずかにせよ、消費カロリーはいくらかの期間は持続的に増加する。その小さな積み重ねが、時がたつと大きな違いを生むことだってある。その後、最終的に代謝が新しい運動プログラムに適応するにせよ、その調整期間には数週間、あるいは数カ月、カロリー消費量が以前より多くなる時期がある（左記参照）。その期間の1日当たりカロリー消費量の増加が減量につながる。そうではないのか？

そんな期待をしてはいけない。

人体が単純な機械なら、1日のカロリー消費量のわずかな増加は最終的に減量につながる。しかし、人体は単純な機械ではない。人体は何億年にも及ぶ進化の産物で、活力に満ち、行動や手に入る食物の量にすばやく柔軟に対応する。私たちの体――いや、脳といったほうが適切だろう――が空腹感と代謝率を巧みにコントロールしていることから、減量後の体重を維持するのはひどくむずかしい。私たちの代謝エンジンは1日のカロリー消費量を摂取量に、そして摂取量を消費量に合わせるよう見事に調整されている（実際、動物が制限的日次カロリー消費という仕組みを進化させたのはこのためだろう。カロリーの消費量を手に入れられる食物の量に合わせるのである）。1日のカロリー消費量の増加が一時的なものであっても、カロリーの摂取量はそれに合わせて増える。カロリーを余分に燃やせば、余分に食べるのだ。

たとえば、1990年代後半にアメリカで行われた研究、ミッドウエスト・エクササイズ・トライアル1を見てみよう。[14] これは活動レベルが低く体重過多の若い成人を対象にした研究で、被験者は無作為に運動グループと対照群に分けられた。運動グループは週に2000キロカロリーの消費（20マイル（32キロメートル）のランニングに相当）を目標に運動を16カ月続けた。1週間に2000キロカロリーで16カ月なら、体重は40ポンド（約20キロ）減るはずだ。ところが男性は10ポンド（約5キロ）の減少にとどまり、体重の減少が見られたのはほとんどの場合、最初の9カ月間だけだった。それ以降は、運動は続けていたが体重は減らなかった。それは気の毒だと思うなら、運動グループの女性を見てほしい。体重はまったく減らなかったのだ。指導を受けながら激しい運動を16カ月続けたのに、体重は実験初日と同じだった（図5－3）。16カ月間、何も運動をしなかった対照群の女性は2ポンド（1キロ）ほど太るケースが多かったので、多分、いくらかの慰めにはなっただろう。

この結果に失望した研究者は、さらに激しい運動を盛り込んだミッドウエスト2を実施した。[15] 被験者は週に2000または3000キロカロリーを消費する運動を指導下で行うよう課された。これはたいへんな量で、体重150ポンド（約68キロ）の人が1週間に20マイル（約32キロメートル）、または30マイル（約48キロメートル）走るのに等しい（第3章）。10カ月に及ぶこの研究に最後までついていけたのは被験者のわずか64％だった。おそらく運動がきつすぎたのだろう。この64％の人々の1日のカロリー消費量は平均220キロカロリー増えた。運動量からは285〜430キロカロリーの増加が予想されていたが、それよりはるかに少ない。減量幅は平均約10ポンド（約5キロ）で、もっと運動量の少なかったミッドウエスト1の男性と変わらない。また、2000キロカロリーのグループと3000キロカロリーのグループを比較しても、減量幅の平均値に違いはなかった。運動しても減量効果はほとんどないことがここでも示された。そして、さらに驚いたのは、運動を最後まで続けた男女74人中、34人の平均減量幅がゼロだった点である。彼らには「非レスポンダー」というラベルが貼られた。この気の毒な人々は必死に運動をし、1日の消費カロリーを少し増やすことができたのに、体重は減らなかったのである。

ミッドウエスト1、2の被験者が特異なのではない。運動による減量をめざす研究を見ると、どれも同じパターンを示している。研究が長期に及ぶほど、減少幅は予想値より小さくなっていく（図5-3）。新しい運動プログラムの開始後2、3カ月間は、結果にばらつきが見られる。通常は体重が減るが、減り方は一様ではない（中には体重が増える人もいる）。しかし1年後には、だれかの指導下できっちりと運動を続けていても、体重の平均減少幅は予想の半分以下になる。そして、2年たつころには平均減少幅が5ポンド弱（約2キロ）になり、ミッドウエスト研究でも見たように、多くの人は以前と同じ体重になる。[16]

つまり、新しい運動プログラムを明日開始して忠実にそれに取り組んでも、2年後の体重は今とほとんど変わらない。それでも運動は続けるべきだ！　そうすれば健康で、幸せに、長く生きることができる。ただ、運動が長期的な減量につながれば、などと期待しないように。

このような残念な結果になるのは、1つには先に述べたように、身体活動が活発になるとそれ以外の活動を抑えて消費カロリーを減らす補償の仕組みがはたらくからである。しかし、これは制限的日次カロリー消費だけの問題ではない。もう1つ重要なのは、運動すると食べる量が増える点だ。脳は空腹レベルを見事に調整している。その結果、私たちはカロリー消費が増えると、それをまかなうために摂取量を増やす。これについてみていこう。

　カロリー消費を増やしても体重の増加を防ぐことはできない。直感的には受け入れがたいが、これは事実である。そして、そうなるのは、カロリーの摂取と消費が密接に連携しているからだ。第3章で述べたように、1日のカロリー消費量は人によって大きく異なり、体重と体脂肪率で補正してもばらつきは大きい。多い人もいれば、少ない人もいる（体重、年齢、ライフスタイルが同じでも、1日の消費量が500キロカロリー違ったりする）。1日のカロリー消費量が全体的に多い集団もときおり見られる（たとえば、サンプル数は少ないものの、シュアール族の男性は1日のカロリー消費量が多かった）[17]。しかし、代謝が速いことと、体が細いことには何の関係もない。肥満の人は、体重と体組成で補正すると、細い人と同じだけのカロリーを燃やしている[18]（体重の補正をしなければ、肥満の人は体が大きいので毎日、細い人より多くのカロリーを燃やしていることになる。第3章および図5－1）。また、1日のエネルギー消費量の多さ、少なさから、今後体重が増えるかどうかを予想することはできない。たとえば、ナイジェリアとアメリカの女性を対象にしたエイミー・ルークの研究によると、1日のカロリー消費量と体重の増加との間には、2年間、何の関係も見られなかった。子どもを対象にした研究でも同じ結果が出ている[19]。カロリー消費量の多い人が体重が軽いのではない。カロリー消費量の多い人は、よく食べるのだ。それならば、体重を減らすには食べる量を減らせばいい？

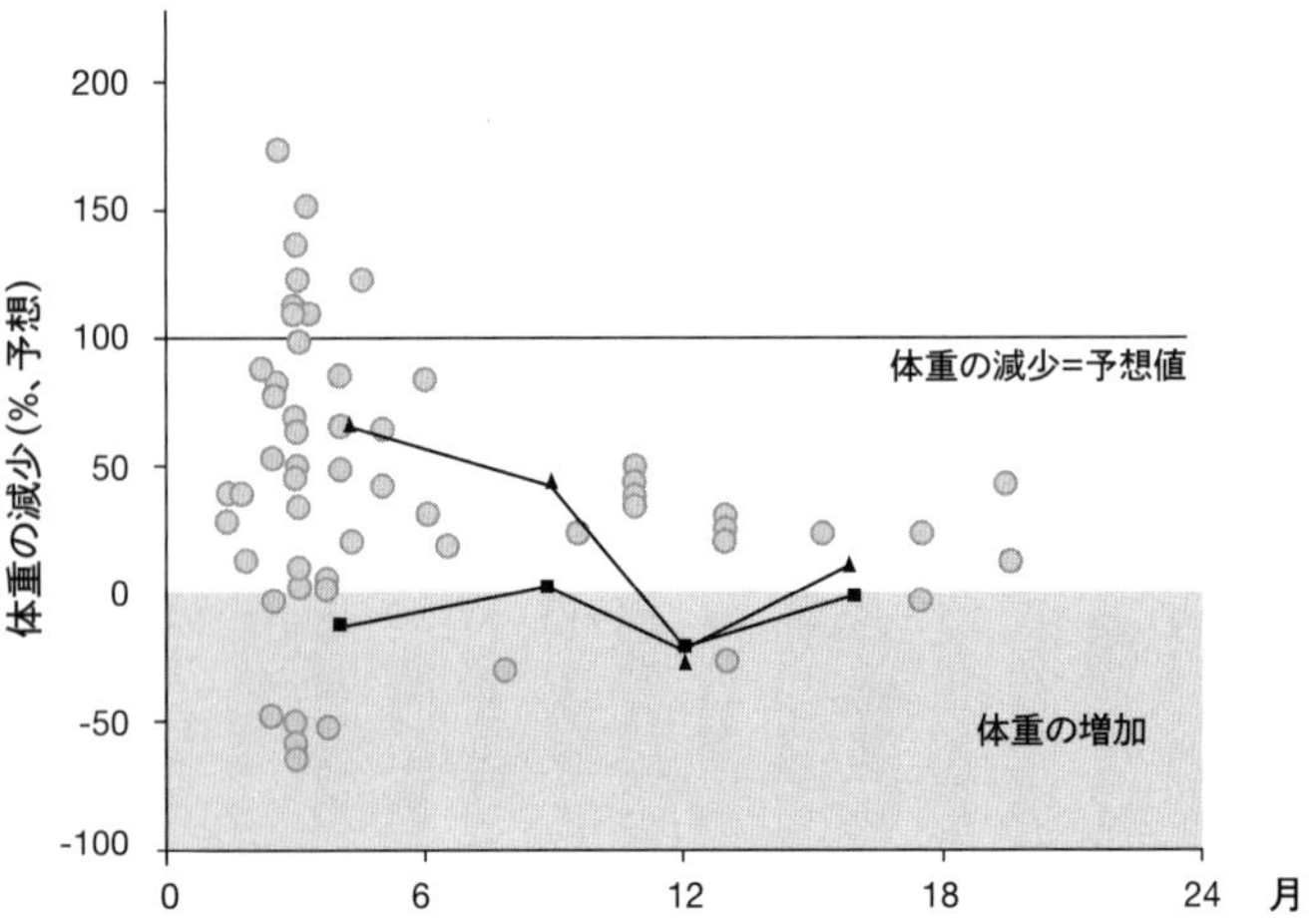

図5-3　運動による体重の減少　運動による体重の平均減少幅を研究ごとに丸印で示した。減量100%は、運動で消費されるカロリー数から予想される減少幅と同じだけ体重が減ったことを、0%は、体重がまったく減らなかったことを意味している。研究期間が長いほど、体重の減少幅が小さいことがわかる。ミッドウエスト1研究の男性(三角)と女性(四角)の研究期間中の体重の変化を実線で表した。

ところが、話はそう簡単ではない。

ダイエット番組参加者を追跡調査した研究結果

『The Biggest Loser（ザ・ビッゲスト・ルーザー）』は、のぞき見もサディズムも捨てがたいという視聴者のためのリアリティ番組である。内容は単純明快。体重が３００ポンド（１５０キロ）ほどの極度の肥満で、なんとかしたいと切実に考えている16人が、世間から隔絶された減量のためのブートキャンプに13週間送られるというものだ。そこにはとんでもない減量プログラムが用意されている。参加者は攻撃的なトレーナーの厳しい監督下で1日に4時間半運動をする。食事を控え、摂取カロリーは参加前の半分以下。視聴者を楽しませるために、高カロリーのおいしいものを食べたら家に電話をかけることができると参加者を誘って悩ませるなどの趣向も凝らしてある。毎週、参加者はデリの量り売りのソーセージのように、人前で体重を量られる。体重の減り方が最も少なかった人はキャンプを去らなければならず、たいてい涙を浮かべている。このような形で人が苦しむのは、見ていて楽しいものらしい。肥満の蔓延がアメリカから世界へ広がったのと同様に、アメリカで（当然ながら）始まったこの番組も30カ国以上に広まった。

この番組では、人を対象とする研究の倫理審査では認められないようなことが繰り広げられている。運動は過酷。人前でわざと恥をかかせるのは感心しない。たとえ倫理審査を通過して研究が始まったとしても、参加者が泣くようなら中止させられても仕方ない。しかし、代謝と肥満の研究をしている、好奇心が強く、頭のいい人たちにとって、この番組はまたとないチャンスを与えてくれるものだった。人々がこの狂気に耐えるつもりなら、この機会に、体がたいへんな量の運動と極端なダイエットにどんな反応を示すのか確かめてみてはどうだろう?

こうして2010年、ケビン・ホールをリーダーとするアメリカ国立衛生研究所(NIH)とペニントン・バイオメディカル・リサーチ・センターの研究者チームが『ザ・ビッゲスト・ルーザー』参加者の代謝の変化に関する研究を開始した。[20]BMR、1日のカロリー消費量、ホルモンレベルを測定し、体重と体脂肪率の変化を追うのだ。ハッザ族を対象に行ったエネルギー消費量の調査同様、ホールの研究は人体がいかに柔軟であるかを示した。

まず、よいお知らせを。参加者は全員体重が大幅に減った。6週目には平均30ポンド(約14キロ)減量し、13週目までキャンプにまだ残っていた参加者はさらに30~40ポンド(約14~18キロ)の減量に成功していた。そして30週目には、4カ月間、自分を律してダイエットと運動に励んできた参加者がホームカミングデイ〔高校や大学が卒業生を母校に招く交流イベント〕のようにキャンプに戻ってきて、番組のフィナーレを飾る最後の測定を行った。参加者は平均127ポンド(約58キロ)体重が減った。標準的な大人1人分の体重に等しいカロリーを燃焼したのだ。健康上のメリットは他にもあった。空腹時ブドウ糖値(血糖値)が低下し、インスリン抵抗性も下がって2型糖尿病を発症するリスクが小さくなった。さらに、血中のトリグリセリドの値も低くなった。これは心血管の健康にとってよいことである。

次に、あまりよくないお知らせを。彼らの体は飢餓モードに入った。30週目までにBMRが700キロカロリー/日、約25%減少したのだ。これには減量だけが関係しているのではない。減量幅から予想されるよりはるかに大きく減っている。変化はもっと深いところで起きていた。体の細胞がエネルギーをゆっくりと燃焼するようになり、代謝率が下がったのだ。そして、これは一時的な変化ではなかった。ホールらは番組の6年後にも測定を行ったが、BMRは依然予想より低かった。[21]公衆衛生学の観点からいうと、これはおかしなことだった。増えすぎた体重を落とそうと努力しているのに、彼らの体はなぜそれに逆らうのか？　しかし進化という観点に立つと、これは納得のいく話だった。

数億年にわたる進化の産物である私たちの体は、自分の生活環境の中にある食物の量と脂肪として蓄えられているエネルギーの量に極めて敏感だ。生命体はすべて、生命の維持に欠かせない仕事をするためにエネルギーを必要としている。そして、一般的に、消費できるエネルギーが多いならそのほうがよい（第3章）。エネルギー消費が多いということは、成長や体の維持、生殖により多くのエネルギーを使えることを意味するからだ。しかし、ここにはカードゲームのブラックジャックと同じルールがある。つまり、限度を超えてはいけない。消費カロリーが摂取カロリーを超えると――研究者はこれを負のエネルギー収支バランスという――自分の身を削ることになる。しばらくは蓄えていた脂肪を使えばよい（そのために脂肪を蓄積している）。しかし、いつまでもそれでやっていけるわけではなく、最後は餓死することになる。

当然、ヒトも他の動物も、負のエネルギー収支バランスに対する仕組みを古くから進化させてきた。1日の消費量に見合うだけのカロリーを摂取していないと感じると、体は活動を控える。そうしてなんとかしてやりくりし、消費量が摂取量を超えないようにする。代謝率の制御に大きな役割を果たしている甲状腺は、甲状線ホルモンの分泌を抑える。これはアクセルペダルから足を離すようなものだ。細胞の活動が低下し、BMRと1日のカロリー消費量が減る。そして一方で、空腹感を制御するホルモンと脳回路が食物摂取を促す。体から何か――何でもいい――食べるものを見つけるよう催促され、私たちは食べることに集中する。これが飢餓反応であり、またダイエットとして知られているものだ。

飢餓反応は広く研究されている。1800年代末から1900年代初めの代謝率を測定する研究では、ヒトや他の動物が飢餓状態にあるとき、どのような変化が生じるかに目が向けられた。最初の徹底的な研究の1つに、第一次世界大戦中の1917年に行われたフランシス・ベネディクトの研究がある。[22]戦争のために飢餓状態に陥った人々をよく理解し、対処することを目的に実施されたものだ。20歳前後の男性24人を被験者とし、体重が約10％減るまで数週間、カロリー摂取量が通常の半分に抑えられた。その結果、体重補正後のBMRは10～15％減少し、彼らは怒りっぽくなって、性的関心を失った。

最も有名で徹底した研究は第二次世界大戦が終わりに近づいた1944～1945年に行われた（外交という点でも飢餓の生理学という点でも、第一次世界大戦からは何の教訓も得ていなかったようだ）。第二次世界大戦の残虐性や食料、物資の不足が明らかになると、研究者は飢餓に対してよりよい対処をしたいと考えた。ミネソタ大学のアンセル・キーズとそのチームは、良心的兵役拒否者である32人の若い男性を被験者とし、24週間「半飢餓」状態においた。[23]カロリー摂取量は1日1570キロカロリーで、研究開始時の彼らの推定カロリー消費量の半分以下に抑えられた。その結果、彼らの体重は25％減少した。当然、怒ったりふさぎ込んだりしやすくなり、性的関心も他の活動に対する関心も薄れた。彼らは常に空腹で、食べ物に執着し、食べることを夢に見るようになった。BMRは、体重から予想される値を20％下回った。

こうした変化はすべて、食事をもとに戻すと見られなくなった。体重が戻り、体が警報を解除したのだ。『ザ・ビッゲスト・ルーザー』の参加者と違い、BMRも、気分や性的関心、趣味への関心も以前の通りになった。飢餓モードを脱したのだ。

注目すべきは、研究終了後、体重が研究開始時を超え、脂肪が2ポンド（1キロ）以上多くなった点である。第一次世界大戦中に行われたベネディクトの研究でも同じ現象が見られた。このような現象に関する研究はあまり行われていないが、進化という点からは理解できる。[24] しばらく飢餓を経験したということは、将来が見通せないひどい環境で暮らしていることを示している。それならば、次に備えてエネルギーを少し余分に蓄えておいたほうがいいだろう。それにしても、彼らの体重がどれくらいであればいいかを体が「知っていて」、ほぼそこまで戻し、研究前の体重になったときには警戒を解くというのは見事としか言いようがない。明らかに、私たちの代謝と空腹のメカニズムは、厳密な管理を行って体重と体組成を適正に保つ仕組みになっている。

『ザ・ビッゲスト・ルーザー』の参加者も、最大限の努力をしたにもかかわらず体重がもとに戻った。ケビン・ホールとそのチームは、番組参加者14人の体重を6年後にも量った。すると、1人を除いて全員、番組終了時より大幅に体重が増えていた。3人は番組前の体重に戻り、2人は番組前より重かった。代謝率とBMRの減少は体重の増加とどう関係しているのだろう。これを、エネルギー消費に関する伝統的な見方——空論ばかりを並べる人々の見方——でとらえるとこうなる。代謝率が高く、BMRの減り方が少ない参加者は体重が増えにくいだろう。その場合、BMRの減少と体重の増加は負の相関関係にあることになる。BMRの高い参加者は体重の増加が抑えられるはずだ。

ところが、ホールらの測定では逆の結果が出た。番組の6年後、BMRの高い参加者の体重の増加幅が最も大きかったのだ。BMRが高く1日のカロリー消費が多ければ体重は増えにくいという考え方からすると、この結果は驚きだ。しかし、進化の観点から代謝をとらえると納得がいく。BMRとカロリー消費量は、体重の変化を決定するのではなく、体重の変化に反応しているのだ。『ザ・ビッゲスト・ルーザー』の参加者は番組の進行中と終了後、飢餓モードにあった。BMRと1日のカロリー消費が低いレベルにあったのは、大きく減少したカロリー摂取量になんとかして消費量を合わせるための必死の戦略である。その後の6年間に最も多く食べ、最も大幅に体重が増えた参加者は、飢餓の脅威が去ったことを知らせる最も強い信号を体に送っていたのだ。彼らのBMRとカロリー消費量は体重とともに増加した。

脳は厳格にエネルギーの収支を監視している

私たちの体は身体活動と食事の変化にダイナミックに反応することがわかった。そこで、代謝エンジンについての新しい考え方が必要になる。現在のところ、世間一般は、体は単純な機械だという見方——机上の空論——で一致している。多くの仕事をこなすと多くのカロリーを燃焼する、多くのカロリーを燃焼すると燃料（脂肪）が減る、というのだ。しかし体は賢くて、柔軟にカロリーを燃焼しながら単純なエンジンにはできないようなことをやってしまう。だから、エンジンよりもっといいたとえが必要だ。

代謝を理解するには、体をビジネスのように考える必要がある。このビジネスは進化の産物であり、したがって目的はただ1つ、生殖だ。しかし、大規模なビジネス同様、これには多くの支援業務が必要で、さまざまな器官や生理系がそれを担っている。従業員は37兆。毎日膨大な数の細胞が懸命に自分の仕事を果たしていて、カロリーはすべての業務に必要な通貨だ。カロリーは食物という形でとり入れられ、それぞれの支援システムと従業員に必要に応じて配分される。そしてカロリーに余剰が出ると、すぐに引き出せる当座預金（グリコーゲン）か貯蓄（脂肪）に回される。

予算には、厳格で非情な進化のマネジャーが目を光らせ、カロリーの出入りに注意している。収入が支出より多いのは通常、望ましいこととされる。金庫がいっぱいになり、マネジャーはもっとカロリーを使えるところにそれを回すことができるからだ。支出が収入より多いのは心配の種になる。赤字幅が大きかったり赤字が長期に及んだりするとマネジャーは行動を起こし、カロリーの使い方を変える。一般的に、均衡予算を維持するとは、1日のカロリー消費量が、今の環境で確保することのできる食物エネルギーの量に等しい状態を保つことを意味する。

工業化社会では、体はほとんどの時間、生殖（セックス、妊娠、授乳）とは直接関係のない活動をしている。しかし、それはほとんど問題ではない。それらの仕事をする準備は必要で、その支援システムを稼働できるよう維持しなければならない。37兆の従業員を食べさせ、機能させるのは大事業だ。体が外界とやりとりするには、筋肉や神経、脳、心臓、肺が協調してはたらくことが求められる。防御、修復作業は終わることがない。体のさまざまなシステムは毎日少しずつ消耗していき、ウイルス、細菌、汚染物質、寄生動物は絶えず攻撃してくるからだ。そして、もちろん、生殖系の維持と準備も求められる。こうしたことすべてにカロリーは必要で、脳と消化系は食物を安定的に得、それを有用な栄養に変えるために休むことなく力を合わせている（第2章）。

このような、仕事の調整を巧みにこなすマネジャーは進化によって生まれた。午後0時になると、早く昼食が食べたいと思う。これはマネジャーが、胃が空で、血糖値が低いなどのサインを感知し、脳の中の摂食中枢を作動させるからだ。インフルエンザにかかり、体がだるくて熱がある。これは、マネジャーが、身体活動に回していたカロリーを免疫系に振り向けるからである。チーズケーキを1人で食べつくした。そんなときは、マネジャーはカロリーを使えるところに回し、残りは脂肪細胞に蓄える。

代謝マネジャーは比喩でもなければ漫画でもない。[25] それはあなたの脳、厳密にいうと視床下部である。視床下部は脳の底面中央にある、どうということのないニューロンの塊で、灰色をした嚙みかけのチューインガムのようなものである。視床下部は、代謝や生命維持に必要な他のさまざまな機能を統御している。脳幹と協力して、視床下部はエネルギーが入ってきたことを感知する。その感知は、ブドウ糖、レプチン（食事のあと脂肪細胞が脂肪を蓄えているとき、脂肪細胞自身から分泌されるホルモン）などの血中濃度のモニタリングや、食事の量とそこに含まれている主要栄養素に関する情報を伝える味蕾、胃、小腸からの神経信号をモニタリングすることで行われる。視床下部はまた、エネルギーバランスが負の状態になると、グレリン（空腹時に胃で分泌されるホルモン）、レプチン（体脂肪が減ると濃度が下がる）の血中濃度などからそれを感じとる。そして、その対応として、甲状腺の活動や甲状腺ホルモンの分泌をコントロールし、代謝の制御をする。また、満腹と感じるために、必要な食物の量を調整して空腹レベルを変えることも可能だ。

視床下部のはたらきは、私たちが日々利用するオンライン・サービスを支えるアルゴリズムのようなものと考えていいだろう。グーグル、フェイスブックをはじめとするサイトはどこも、何百ものデータ――年齢、性別、現在地、使用しているデバイスの種類、利用時間、閲覧履歴――を利用して、その人に合った記事や広告を提供している。これはすべて自動的に見えないところで一瞬のうちに行われていて、同じアルゴリズムを使っても、結果は一人一人の状況に合ったものになる。同じことが代謝を制御する体内のアルゴリズムについてもいえる。変数（レプチン、グレリン、血糖、満腹度、食物の種類）はだれも皆同じだが、代謝システムは現在の環境や遺伝、過去の経験に基づいて変数のウェイトを加味し、反応する。たとえば、レプチンの血中濃度が低いと、通常、視床下部は摂食を促進する。しかし、レプチン濃度がいくらならあなたが摂食行動をとり始めるのか、その正確な値はあなたの遺伝子や食習慣、通常のレプチン濃度によって決まる。

進化によってそれぞれの種の代謝アルゴリズムがつくられ、BMR、1日のカロリー消費量、ホルモン、体脂肪率、血糖値、血中トリグリセリドなどの正常範囲が決まる。「正常」とは、視床下部と代謝アルゴリズムがカロリーの出入りを管理しながらすべてをうまく処理しているときの状態だ（体がすべてのシステムを一定の状態に保つことをホメオスタシスという）。しかし、何が正常かは種によって異なる。たとえば、第4章で述べたように、ヒトは類人猿より代謝が速いが、一方ですぐに脂肪がつく。これは私たちの視床下部と代謝アルゴリズムが進化したからである。これらがアクセルペダルに足をしっかりとおき、カロリーが余るとすぐに脂肪として蓄える。チンパンジーをはじめとする類人猿はゆっくりとカロリーを燃やし、余ったカロリーはすべて燃焼するか、除脂肪組織に変えることが多い。

入手できる食物の量が減った。身体活動量が増えた。こうした事態が生じたときどのように対応するかも進化によって決まっていて、飢餓モードに入ると視床下部がすばやく対応する。その目的は、カロリーの少ない期間を生き延びて、状況がいつか改善したときに子孫を増やすことにある。まず、数日のうちに、代謝率を制御する甲状腺ホルモンの分泌が急減する。[26] そして、ミネソタ大学の飢餓研究の被験者や『ザ・ビッゲスト・ルーザー』の参加者にも見られたように、BMRが下がる。食物の不足が深刻で長期に及ぶと、臓器は小さくなるだろう。しかし、どの臓器にも同じように深刻な影響が及ぶわけではない。戦争や飢饉で餓死した人の遺体を対象にした慎重な研究から、脳はその影響を受けないことがわかっている。一方で、脾臓は大きく縮む。進化のマネジャーは勝者と敗者を選び、脳の機能は保つが免疫機能の一部は落とすなど、むずかしい決定を下しているのだ。

視床下部はストレス反応から生殖まで、ほぼすべてのシステムを制御しており、特定の機能を操作することもできる。たとえば、ヒトは困難な状況におかれると、すぐに生殖を後回しにする。[27] 飢餓実験の被験者は性的関心を失う。女性は多くの場合、エストロゲンの分泌が減少し、食事制限が極めて厳しいと排卵が止まる。[28] 私たちのような種にとって、むずかしい状況下で生殖を先送りするのは、進化という点から見て意味がある。私たちは長寿で、子どもを育てるにはたいへんな時間とカロリーが必要になるからだ。しかし短命な種の場合、生殖を先延ばしすると、二度とチャンスは来ないかもしれない。このため、オスのネズミは飢餓に直面しても、2つの器官は何をおいても守る。[29] 脳と精巣である。

運動量が増えると代謝がどのような反応を示すかは、ハッザ族やウェスタータープのハーフマラソン研究の被験者を見ればわかる。研究の数は多くないが、ここでも同じようなことがいえるだろう。筋肉が多くのカロリーを必要とし、蓄えてあった脂肪が減っていくと、進化のマネジャーは収支を合わせるために行動する。当座は空腹感を増して、カロリーの摂取量を消費量に合わせる。しかし、高いレベルの身体活動が数週間、数カ月と続くと、他の手が打たれる。生殖、免疫機能、ストレス反応など、他のシステムの消費を抑えて、活動に必要なエネルギーをまかなうのだ（おもしろいことに、このような代謝の変化はいつもBMRに表れるわけではない。これについては第8章で述べる）。また、行動も変化し、動き回るのを控えて休息を多くとるようになるかもしれない。これらの反応は進化の論理に沿ったものとなるはずで、あまり重要でない仕事が最初にカットされ、長期的には生殖における成功が優先される。3～5カ月すると私たちはこの新しい運動量に慣れ、1日のカロリー消費量は運動量が増える前とほとんど同じになるだろう。私たちの代謝ビジネスと37兆の従業員は新しい状況に適応するのである。

運動や食事の変化に応じて体がカロリー消費量や空腹感を調節すると聞くと、体重は決して変化しないように思われる。それほどがんばらなくても体重を維持できるなんてかなわぬ夢、とほとんどの人は思うだろうが、実のところ、それはそう珍しい話ではない。少なくとも、かつてはそうだった。たとえば、ハッザ族の男性、女性は生涯にわたって体重が一定に保たれている。成人初期から高齢になるまで、体重もBMI〔ボディマス指数。体重の値を身長の値の2乗で割ったもの〕もほとんど変わらない。[30]ちょっと考えてみてほしい。どれだけの食物が手に入るかは季節によって異なる。よい年もあれば、悪い年もある。そして、20代、30代の男女（たいてい、幼い子どもがいる）は年齢の高い世代より、少しよくはたらく。それでも体重は変わらないのだ。おそらく、私たちが皆、狩猟採集民だったころにはこれが普通だったのだろう。私たちが進化したそんな環境の中では、状況に応じて代謝と空腹感を調節していれば体重を完璧に管理することができた。ハムナ・シダ。

今日、私たちは工業化した人間動物園で、いやというほどのおいしいものに囲まれて暮らしている。しかし、そんな状況にあっても視床下部はすばらしい仕事をし、消費カロリーを摂取カロリーに合わせている。カロリーの摂取量が消費量を上回ると、体が余分のカロリーをいくらか使おうとして代謝率が上がる。[31]カロリーの消費量が摂取量を上回ると、空腹感が増し、消費量が減る。確かに、摂取量と消費量は毎日多少は違う——毎朝、1カ月間、体重を量って記録すると、変動しているのがわかるだろう。しかし、長期的に見ると、見事にエネルギーバランスがとれている。肥満が広がる今日、アメリカの平均的な成人の体重は1年間に0・5ポンド（二百数十グラム）ほど増えている。[32]これは年当たり約1750キロカロリーの誤差である。1日にすると5キロカロリー、1日のカロリー消費量の0・2%に満たない数字だ。つまり、あまり考えなくても、1日のカロリー摂取量はカロリー消費量の99・8%の範囲内（あるいはその逆）におさまっているのである。

肥満の原因を代謝が低いせいと考えるのは誤り

消費する以上のカロリーを摂取すれば太るというのは否定しようのない事実で、そこから逃れることはできない。太る方法は他にはない。そして、1日のカロリー消費量を変えるのがむずかしいと示す山のような証拠からも、食事が肥満の大きな原因であることは明らかだ。人体がライフスタイルにかかわらずエネルギー消費量を一定の範囲におさめているのなら、カロリーバランスが崩れ、体重が増える大きな原因はカロリーのとりすぎにあるに違いない。

しかし、肥満は単に食べ過ぎの問題というわけではない。確かに、不健康な体重増加の原因が明らかに食べ過ぎというケースはある――たとえば、毎日チーズケーキを食べるのはいただけないし、クリスマス休暇にはごちそうやクッキーに囲まれ、体重が増えやすい。[33]しかし、ほとんどの人が経験する徐々に増えていく体重や、年々少しずつ大きくなっていく腰回りは、もっと厄介な問題だ。現代の肥満の広がりが示すのは、代謝管理の不具合である。私たちの代謝アルゴリズムは近年の食の変化や体の使い方（あるいは怠慢）にひとまずうまく適応している。しかし、多くの場合、食べ物のとりすぎで、私たちの旧石器時代の脳は現代の環境に圧倒されている。私たちは、摂取量と消費量を完璧に合わせるより、食べ過ぎることが多い――たいてい暴食ではないが食べ過ぎの状態が続き、それが脂肪として蓄積していく。玄関の明かりを月とまちがえている蛾のように[34]、私たちは新しい環境――私たちがつくった環境――にうまく適応できず、そのときは満足できるが、最終的にはトラブルへとつながることをしている。

私たちは肥満と闘わなければならないのを代謝のせいにする。運動によってカロリー消費を増やして減量しようとする。代謝を上げるという最新式の詐欺にだまされる。これは、代謝の仕組みを根本的に理解していないからだ。世界的な肥満の広がりはエネルギー消費の問題ではない。ハッザ族を見ればわかるように、工業化しようと、1日のカロリー消費量は狩猟採集をしていた時代と同じである。人体は1日のカロリー消費量を一定の範囲内におさめるために、活動レベルの変化に実に巧みに対応している。だから、肥満の原因を代謝の低さに求めると、体重変化の原因と結果がまったく逆になってしまう。代謝はエネルギーバランスを決定しているのではなく、エネルギーバランスに反応しているのだ。

ここで、人体をエンジンにたとえる見方についてもう一度考えてみよう。この伝統的な空論によると、私たちはスポーツカーの運転席に座ってエンジンを吹かしている。どこまで速度を上げるのかも、いつアクセルから足を離すのかも、思いのまま。そう考えると魅力的である。しかし、実際には、自分でそこまで代謝をコントロールするのは不可能だ。私たちは風変わりな代謝タクシーの後部座席に乗客として座るのがやっとなのだ。運転席でアクセルに足をのせているのは視床下部である。エンジンの回転を一定に保ち、ガス欠という事態を避けるために、ガソリンメーターに目をやりながらさまざまな手を繰りだす。私たちはどの道を通るかを指示し、運転手を相手にスピードを上げろだの落とせだの、うるさくいうことはできる。だが、実際のところ、エンジンの回転数も何度アクセルを踏むかも、自分でコントロールすることはほとんどできない。

肥満はやはり、根本的には、エンジンに必要以上の燃料を供給することから生じている。私たちは、運転席にいるふりをするのはやめて、摂取量と消費量がぴったり合うはずの仕組みがなぜ工業化社会ではうまくはたらかないのかを問うべきである。

私たちの研究への反響は予想外に大きかった

私たちは2012年にハッザ族のカロリー消費量の測定結果を発表したが、それに対する反応は予期しないものだった。これが狩猟採集民を対象にした初めての測定だったこと、結果も予想外のもので肥満との闘いに大きな意味をもっていたことから、私たちはいくらか関心を引くものと考えていた（そうであればと願っていた）。ハッザの人々は欧米人より身体活動がはるかに活発だが、消費カロリーは同じだ（図5－1）。であれば、肥満危機を解決するにはカロリー消費量ではなく、食事とカロリー摂取量を重視しなければならないと私たちは論じた。カロリー消費量には制限があり、それを変えることはむずかしいと思われたからだ。私たちは、この研究について話し合うために、科学ジャーナリストや研究者が何人かは連絡をくれるものと期待した。

ところが、世界中のジャーナリストから電話がかかって来る事態となった。研究は『タイム』誌やBBCでとりあげられ、『ニューヨーク・タイムズ』紙からは、これについて日曜版に何か書いてほしいという依頼があった。他の研究所の研究者からも結果に関する質問がメールで送られてきた。この研究とその結果が何を意味するかを論じるのはおもしろく、わくわくした。論文へのネットでのアクセス数はこれまでに25万に達している。ビヨンセやネコの動画には及ばないが、通常の科学的研究をはるかに上回る数字である。

ご想像通り、反応は肯定的なものばかりではなかった。公衆衛生に関わる運動の研究者など、運動の力ですべての社会悪を解決できると固く信じている人々は、運動が肥満の解決策にはなりえないという見方が気に入らなかった。肥満研究の分野では近年、重要なのは食事か運動かで党派に分かれており、部族対立のような論争が生じているのもよくなかった。さらに、この研究をとりあげたニュース記事の多くに、研究結果から運動しても意味がないことがわかった、というような誤解を招きかねない閲覧数稼ぎの見出しがつけられたのもまずかった。私たちは、運動は肥満と闘う最高の手段ではないにせよ、健康にとって非常に重要であることを、論文でも、ジャーナリストに対しても伝えていた。

「カロリーは関係ない！　自分が時間を無駄にしていることを知らなかったのか?:」。さまざまなメールや電話をもらったが、これほど当惑する、あるいは熱のこもった声はなかった。エネルギーバランス——摂取カロリーと消費カロリー——は体重には関係ないと彼らは論じていた。そのような考え方は物理の法則に反するように思える。しかし、だれかが書いていたように、「ヒトの体は蒸気機関ではない。熱力学の第2法則は当てはまらない」のだ。このような人たちは怒っていたわけではなく、私が、代謝が本当はどのようにはたらくかを理解していないのではないかと心配してくれていたのだ（私にマンスプレイニング〔主に男性がするとされる自信過剰で見下したようなやり方での説明のこと〕した人たちが男女ほぼ半々だったことは、ジェンダー平等の小さな勝利だと思う）。「カロリーには意味がないことを知らなかったのか？　ゲーリー・トーベスの本を読まなかったのか?!」〔トーベスはサイエンスライターで、『ヒトはなぜ太るのか?:』（太田喜義訳、メディカルトリビューン）などの著書がある。糖質制限を擁護し、カロリー制限と脂質制限を批判してきた〕

実際、トーベスは研究発表後、初めにメールをくれた人の1人だった。彼はとても鷹揚で思慮深かった（そして、彼が言いだしたとされることの多い、体重の増加はどういうわけか物理の法則に反するという見方をはっきりと退けた）。食事と肥満の関係についてハッザ族の研究結果からは何がわかるのか、私たちはメールで議論をした。もちろん私は彼の業績を知っていた。トーベスは食事の研究分野で名を知られ、炭水化物（とくに糖類）の摂取はインスリンの分泌と脂肪の蓄積につながり、肥満の大きな原因になると主張している。このことについては次の章で話そう。

　トーベスは物理の法則は否定しなかったが、肥満との闘いにカロリーは重要ではないと縦横に論じた。その考え方によると、私たちが摂取するカロリーは、炭水化物由来のカロリーでない限り、体脂肪や体重に有意な影響を及ぼさない。彼は、カロリーを有用な尺度とすることに反対する動きの先頭に立っている。インターネット、ツイッターの世界、地元のニューススタンドの健康・フィットネス関連雑誌の棚をのぞいてみると、反カロリー政治改革のような動きが見られる。減量をめざす人々のために何十年もの間カロリー計算を行ってきたあのウェイト・ウォッチャーズ〔ダイエット関連の商品、サービスを提供するアメリカの企業〕[35]でさえ、新プログラムを開始し、食物の量ではなく質を考えたダイエットプランを提供している。

　だが、カロリーをとっても太らないというのは、お金があってもお金もちにはならないというようなものである。これは不思議な考え方だ。第２章で述べたように、体は脂肪組織であれ除脂肪組織であれ、すべてあなたの食べたものでできている。体についた脂肪は、とり入れたものの使われなかったカロリーだ。

　しかし、ハッザ族を対象にしたカロリー研究やこの章でとりあげた研究の結果を見ると、カロリー計算が無意味に感じられてくる。摂取カロリーと消費カロリーを体が見事に調整するので、カロリーが現実のものとは思えなくなるのだ。視床下部は代謝マジックの名人で、私たちの見ていない間にカロリー消費と空腹感に手を加える。近代的な代謝科学のツールがなければ、カロリーを記録するのは消えたり現れたりするマジシャンのカードを追うようなもので無駄骨だ。

私たちの体重を変化させるのはエネルギーバランスだけである。それが逃れようのない現実だ。問題は、私たちが食べたものを追跡できず（第3章）、代謝の操作によってカロリーがどう消費されるのかを追うのもほぼ不可能な点にある。多数の理性的な人々が、カロリーのこととなると不思議な考え方をするのも無理はない。

カロリーはカロリーか？　もちろん、カロリーはカロリーである。だが、これはすべての食物が体に同じ影響を及ぼすということではない。視床下部とそのアルゴリズムは常に、体に入ってきた食物の量と質を確かめて反応している。ここ数十年の間に多数の興味深い研究が行われ、食物やそこに含まれている栄養素が異なると代謝にどのような影響が及ぶのかが明らかにされてきた。それらの研究の大半は、パレオダイエットの、どんな食物がヒトにとって「自然」かという議論の中に集約されている。次の章ではこれらの研究をじっくり見てみよう。ハッザ族をガイドに、本当の狩猟採集民の食事とはどのようなものかを確かめ、ヒトの食事や、食物と肥満との関係について考えることにする。

とはいえ、運動は健康にとって非常に重要である。代謝がさまざまな調整を行うが、病気を避けるには日々の運動が欠かせないという事実に変わりはない。制限的日次カロリー消費やカロリー補償のために、運動は減量の有効な手段とはなりえない（図5-3）。しかし、健康のその他の側面はほぼすべて、定期的な運動を必要としている。実際、第7章でも述べるが、運動が健康にとって重要なのは、運動への反応として消費カロリーが一定の範囲内におさめられ、代謝の変化が生じるからである。

だが、まず食事がカロリー消費とエネルギーバランスにどのような影響を及ぼすかを考えることにしよう。さあ、ハッザランドに行って、今日の夕飯のメニューを見てみよう。

第6章――ダイエット論争にデータを突きつける

人類は300万年前から炭水化物を食べてきた

私たちはキャンプから1マイル（約1・6キロメートル）ほどのところで、それまで歩いていた乾いた砂地の川床を離れ、登り坂に入った。ムワサドとハリマは子どもが1人いるカップルだが、ありがたいことに今日1日、同行していいといってくれた。私たちは無言で歩いた。ムワサドが先頭に立ち、ハリマが真ん中、私は後ろをついていった。ハリマは2歳のステファノをおんぶひもで背負い、手にはイモ掘り用の棒をもっている。ムワサドはハッザの男がもつ道具一式を携えていた。弓と矢、小さな斧、それから容量が1クォート（約1リットル）ほどのプラスチック容器だ。

彼は膝の高さまである黄金色の草で覆われた道を、ペースを変えることなく登っていく。ごつごつした道が一歩踏みしめるたびに重みで崩れる。草のとげが靴の中に入ってくる。私は、とげをとり出すチャンスはないだろうか、このまま1日、かゆい、痛いと思いながら歩くことになるのだろうか、と思っていた。川床は日陰になっていたが、丘を登り始めると灼熱の太陽が背中に照りつける。空気は高圧変圧器のようにパチパチいいながら低くうなっている。アカシアの葉が光を吸い込んで、そよ風に揺れている。

切り立った丘の頂まで来ると、ムワサドが口笛を吹きだした。メロディーのついた澄んだ口笛が空気を裂く。哀調を帯びた口笛はすぐにやんで、あたりは数分の間、静けさにつつまれた。このあとは、その繰り返しだった。ムワサドはぼんやりと空想を巡らしながら、ため息代わりに口笛を吹いているのではない。それは告知であり、情報を広めるためのものだ。赤みを帯びた灰色の、高くそびえるバオバブの古木たち。彼はその枝が天蓋のように繋っている部分に向かって告知しているのだ。口笛の音が枝々にとどまっているように思えた。朝の時間がゆっくりと過ぎていくうちに、ムワサドの口笛は私たちの音の風景の一部になった。それは宇宙に向かって呼びかけているようだった。だれかいるかい？

正午少し前、宇宙から応答があった。私は聞き逃してしまったが、ムワサドはさっと音のするほうを向くと、突然鳥の鳴き声を追い始めた。それはノドグロミツオシエという小さな、けれど驚くべき鳥だった。くすんだ色の単独行動をする鳥で、全長8インチ（約20センチメートル）。ハチのすみかからハチの巣とハチミツを奪って暮らしている。だが、そのやり方が変わっていた。人間を仲間に引き入れ、木に斧をふるって、ハチの巣をとり出す役目を負わせるのだ。この役を務める人間を見つけるのはむずかしくはない。ハッザ族はこの鳥を頼りに大きなハチの巣を見つけるからだ。大きな巣はたいていバオバブの木の上のほうにあり、下からは見つけにくい。ムワサドのような男たちはよく歩いているときに口笛を吹き、いつでもハチミツをとる用意があることを知らせる。蜜がたっぷりのハチの巣のありかを知っているノドグロミツオシエは、独特のさえずりでそれに応え、軽やかに飛び回りながら道案内をする。ハッザ族はこの鳥を「ティキリコ」と呼んでいる。ヨーロッパの分類学者はこの鳥の学名を「知らせる」を意味する *Indicator indicator* とした。[1]

このような協力関係はホモ属が登場する以前から見られた。DNA分析によって、ノドグロミツオシエは300万年以上前に別の種から分かれたことがわかっている。[2] 私たちが確認できる限りでは、この鳥の祖先はそのころから私たちの祖先をハチの巣まで案内していた。ハチミツは私たちだけでなく大型類人猿の好物でもある。多分ホミニンはずっとハチミツを食してきたのだろう。そして、過去300万年かそれ以上の間、ホミニンは十分なハチミツを手に入れて、もう1つ別の種にもそれを回してきた。ハチミツは世界の熱帯地方や温暖な地域に住む狩猟採集民や農業従事者にとって、今も主要な食物である。ノドグロミツオシエはサハラ以南のアフリカに広く生息し、数十の文化の人々と手を組んでいる。ハッザ族は大量のハチミツを消費し、1日の摂取カロリーの15%がハチミツで占められているが、その多くはこの驚くべき鳥との協力で得たものだ。ブライアン・ウッドの計算によると、ハッザ族全体のカロリー消費量の8%以上がノドグロミツオシエの助けを借りてまかなわれている。

鳴き声でハチの巣のありかを教えてくれる鳥が大きなバオバブの木の上のほうに止まっているのを確認したムワサドは、仕事にとりかかった。そばに生えている直径2インチ（5センチメートル）ほどの細い木を斧で切り倒すと、それを1フィート（30センチメートル）ぐらいの長さに切っていく。そして、切り分けた棒をベルトに挟むと、直立したバオバブを登り始めた。斧をさっと振りかざし、銀色に輝く柔らかな樹皮に打ちつける。次に、斧を抜くと、その割れ目に棒の一方をねじ込み、斧頭で半分ほど木に打ち込む。そうしてムワサドは棒の突き出た部分を握ると体を引き上げて、最後はそこに片足をのせバランスをとった。これを慎重に繰り返し、次の棒に乗る。バシッ、ギュッ、ビシッ、ビシッ、ビシッ。石鹸を泡立てては流すように、同じ手順で棒を一本一本打ちつけていき、3階ほどの高さの天蓋部分まで到達した。

ムワサドはいったん下までおりてきた。ハリマが用意した煙がくすぶっている棒と、プラスチック

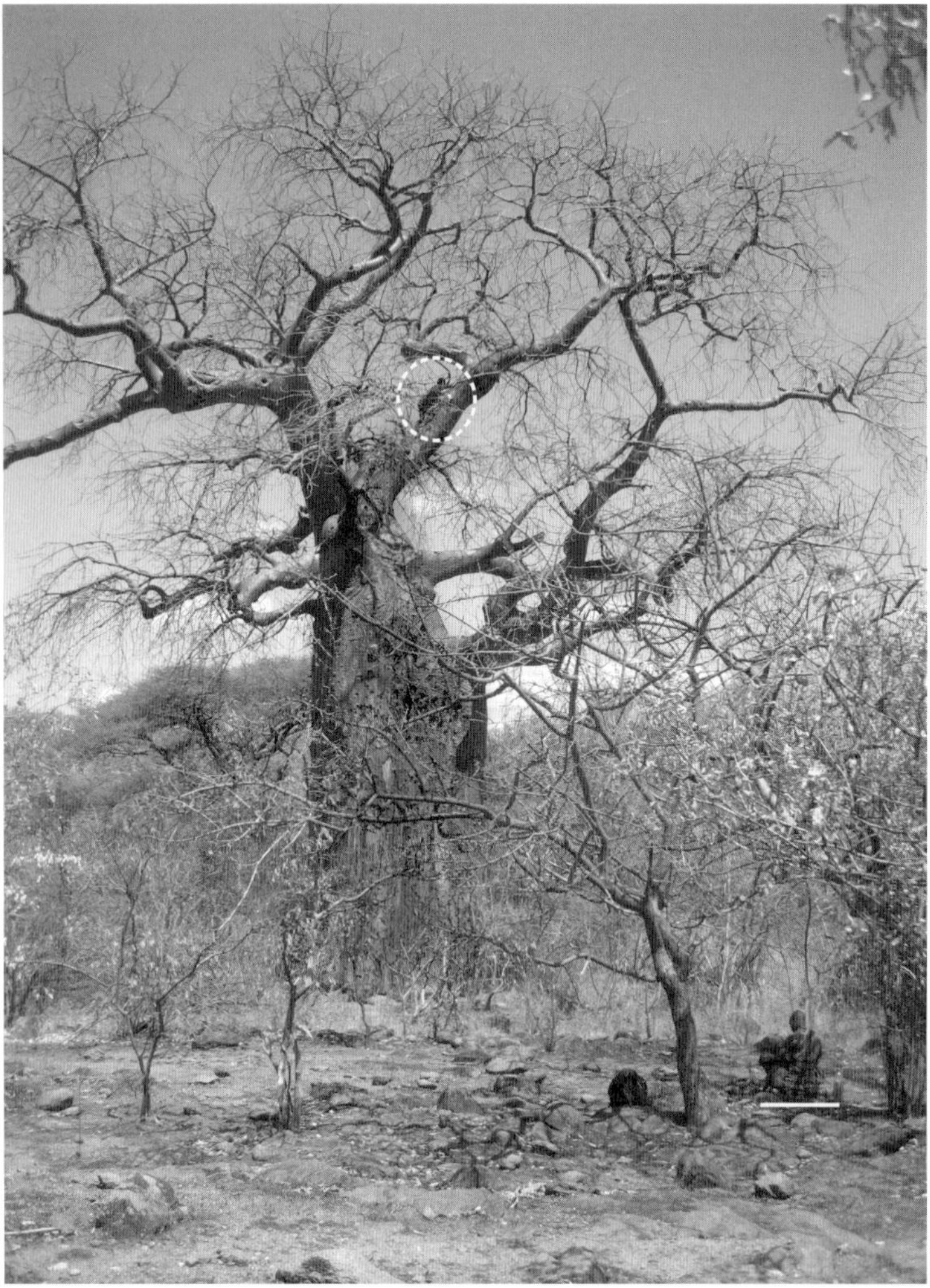

図6-1　ハチミツ　ムワサド（破線の丸で囲んだ人物）がバオバブの木の高いところで空洞になった枝に斧をふるっている。ハリマ（下線を引いた人物）は息子に授乳しながら昼食になるのを待っている。

容器をとりに来たのだ。容器はこのときのためのものだった。そして、さっきの場所までまた登ると、落ち着いたようすでハチの巣に棒を入れて煙でいぶし、斧をふるった。ビシッ、ビシッ、ビシッ……簡単に片づく仕事ではなかった。怒ったハチに何カ所か刺された（参考まで：私は一度、この種類のハチに刺されたことがある。シャツの中に入ってきたハチは背中を登って肩甲骨の間を刺した。そのとき地面ではなくバオバブの木の上にいたとしたら、痛みで枝から落ちていたのではないかと思う。熱く激しい痛みは1日続いた。このハチは私が育ったペンシルベニアのハチとは違う）。ムワサドは作業をしながらハチミツとハチの幼虫を食べた。そして、おりてきたときには、ハチの巣が高く積み重ねられ、ハチミツでいっぱいになった容器を手にしていた。ムワサド、ハリマ、ステファノは昼食にハチミツを食べた。ハチの巣についているハチミツ、卵など栄養のあるものを口で吸って、蜜蠟は吐き出した。彼らは親切に私にも分けてくれた。私はバックパックから安物のクッキーをとり出して、何枚か渡した。ちょっとしたピクニックのようだった。ハチミツは濃厚な味で、煙の香りがした。すばらしい。

この日、ムワサドはハチの巣を少なくとも6つ見つけ、3人は私の1年の消費量を上回るハチミツを食べた。ハリマも忙しくはたらいた。道々、何カ所かで石だらけの地面から野生のイモを掘り出した（図1－2はそのときの写真である）。このような塊茎はスーパーで売っているジャガイモやヤムのような栽培された根菜より繊維質が多い。塊茎はハッザ族の主要なエネルギー源である。カロリーが高く、豊富にあって、年中とれる。塊茎とハチミツ（何匹かの幼虫は別として）で、この日は炭水化物デーになった。

彼らはゲーリー・トーベスの本を読まなかったのか？

過熱するダイエット論争と最新の科学的知見

前の章で述べたように、私たちの代謝は視床下部できちんと調整されている。視床下部は体に入ってくる食物と消費カロリーを常に監視し、エネルギーバランスを保つ。ところが、環境が大きく変化した今日、何かが——いや、多分いくつかの何かが——原因で視床下部が意図した通りの効果を上げず、私たちの摂取カロリーは消費カロリーを上回る結果になっている。ヒトの代謝の健康が映画『テルマ&ルイーズ』のような急展開で奈落へと突き進んでいる今、原因の1つが食物にあるのではないかと考えてみるのは当然の話だ。私たちが今日食べている食物は、私たちが食べるように進化してきた食物とどう違うのか。その違いが肥満にどうつながるのか。食事を体が本来食べるようになっているものに戻すことができれば、私たちはきっと、もっと健康になれるだろう。

問題は、ホミニンの祖先が何を食べていたのか正確にわからないことだ。証拠を手に入れるのは困難で、証拠があったとしても、本当に知りたいこと、つまり旧石器時代のヒトの典型的な1週間の献立はわからない。人類学者はたいていこれについて多くは語らない。不確かなことが多いのを知っているからだ。学者が慎重なために空白のままになっている領域に躍り出てきたのが、ダイエットを売り込むペテン師、ダイエットマニア、大学1年生のとき「ヒトの進化概論」でAをとった(あるいは、受講していればきっとAだったと確信している)偉そうな医療専門家で、人類学の資料について人類学者に大喜びで説明してくれる。狩猟採集時代の祖先の食事について自信をもって語るのは、この分野の教育をほとんど受けていないか、知識がほとんどない人々だ。

自分の知識を過大評価して自信たっぷりに説明することを、科学用語でダニング・クルーガー効果という。[3] 1999年にコーネル大学の心理学者デイヴィッド・ダニングとジャスティン・クルーガーがすばらしい仮説を立てた。それは、能力が低い人は、能力が低いために自分の能力の低さに気づかない、というもので、能力の低い人がなぜ厄介なのか、これによって説明できそうだった。この説が正しいかどうかを確かめるために、2人はコーネル大学の数十人の学生に論理的思考、文法、ユーモア（私のお気に入り）を解する能力についてのテストを受けてもらった。そして、テストがどの程度できたか自己評価するよう頼んだ。予想通り、成績が非常に悪かった人――知識が極めて乏しい人――は決まって自分を専門家であるかのように評価した（納得のいく話だ）。これは新しい問題ではない。ダーウィンもこういっている。「知識より無知のほうが自信を生み出すことが多い」[4]（ありがたいことに、アメリカ国民はこのことを認識し、すぐれた統治能力と国際問題に関する専門知識のある、賢明で公平なリーダーだけを選ぶ[5]）。

世の中には相反するダイエット法があふれているが、最も注目を集めるのは最も声の大きな人々のようである。パレオダイエットの熱烈な支持者は、ヒトの特質と進化に目を向け、ヒトは肉を食べるよう進化したと強く主張する。私たちの祖先はバイソンばかりを食べ、ベリーは一切口にしなかったと論じ、ケトン体が生成される高脂肪・低炭水化物食を強く推す。パレオダイエットの支持者、とくに自らを肉食主義者と称する人は、菜食主義《ベジタリアン》や（許されざる）完全菜食主義《ヴィーガン》は健康的だ、自然だという考え方を認めない。野菜中心の食事が勧められたり、脂肪のとりすぎに注意するよういわれたりするのは、メディアの政治的公正さ《ポリティカル・コレクトネス》への迎合か、あるいは企業の宣伝戦略だと退ける。彼らの考え方によると、誇り高い狩猟採集民はでんぷん質の高炭水化物食はとらず、糖類も一切口にしない。

完全菜食主義者も同じように攻撃的でややこしいかもしれない。私はブルックリンに住んでいたとき、朝夕、地下鉄を利用していた。F系統には、電車の中を歩き回り、ヒトは植物を食べるよう進化したのに、と乗客に向かって熱弁をふるい、パンフレットを配っているエネルギッシュな女性がいた。自らの歯を見よ！　植物を食べるはずの私たちのお腹の中で、肉は腐っていく！〔歯の形状からヒトは植物食だと主張している。しかし、後述のようにこれは誤り〕彼女は食事自警団員だったのかもしれない。しかし、こう主張するのは彼女だけではない。これは、動物の倫理的扱いを求める人々の会（ＰＥＴＡ）の主張でもある。[6]

幸い、私たちはダイエットについて極論をいう人々には耳を貸さず、自分でデータを確かめることができる。祖先が何を食べていたかを教えてくれる確かな証拠には３つの系統がある。考古学的記録と化石記録、現在の狩猟採集民の民族誌、そしてヒトゲノムからの機能解析だ。この３つを細かく見ていくと相違点もあるが、細かい点にとらわれると、重要なポイントを見落とす。これらの証拠からわかるのは、ヒトは日和見主義の雑食動物として進化したということである。ヒトはそのとき手に入るものを食べる。そして、たいていの場合、それには植物性食物と動物性食物（そしてハチミツ）が含まれている。

◉祖先の食に関する考古学と化石の記録

ホミニンがチンパンジー、ボノボと分岐した７００万年前、私たちの祖先が類人猿と同じように植物性食物を食べていたのは明らかだ。[7] ホミニンの進化が始まってから４００万〜５００万年の間にさまざまな種類の人類（有名なルーシーと彼女の仲間のアウストラロピテクス属を含む）が登場したが、その化石を見ると、大臼歯（奥歯）の咬頭〔臼歯のとがった部分〕が丸みを帯び、植物を食べるのに適している。腕が長く、手指が少し曲がっていることから、木によく登っていたこともわかる。おそらく果実や他の植物性食物を得るためだろう。そして、現在のチンパンジー、ボノボと同じように、ときどきはサルや小さな動物を対象にした狩りをしていたのだろう。昆虫を常食していたことも考えられる。[8]チンパンジーがハチミツを狙い、アリやシロアリを食べるのと同じだ。しかし、ホミニンの初期の進化の歴史から得られる証拠はどれも、植物中心の食事をしていたことを示している。

この時期の新しい工夫としてあげられるのが塊茎の採集だろう。[9]アウストラロピテクス属は400万年前から200万年前の化石記録に残っているが（第4章）、大臼歯は大きくエナメル質が厚い。また、歯にはひっかき傷が残っており、これは食物に土砂がついていたことを示唆する。エナメル質の同位体分析を行うと、野生の塊茎の同位体に似ていることがわかった。チンパンジーも塊茎を掘り出して食べることがあるが、まれだ——ヒトの場合は、今日、世界中の文化で根菜が主食とされている。アウストラロピテクスが多量の塊茎を食べていたかどうか、確かなことはまだわからない（化石記録だけで確かめるのはむずかしい！）。私たちはジャガイモやでんぷん質の野菜を好むが、今ある証拠を見る限り、この傾向はホモ属の出現前から見られたようである。

約250万年前、狩猟採集が始まって、私たちの食生活は大きく変わった。この変化が代謝にもたらした影響については第4章で詳しく述べたが、私たちの祖先の食事がどう変わったかをもう一度見ておこう。ホモ属の狩猟採集が盛んになるにつれ、食事に占める肉の割合が大きくなっていった。動物の骨に石器による切断痕が見られるようになるのは250万年ほど前からで、それは今日まで続いている。約180万年前、私たちがドマニシで発掘していたホモ・エレクトスはレイヨウなどの動物を食べていた。40万年前にはホモ・ハイデルベルゲンシスが日常的に野生のウマや大型動物の狩りをしていた。10万年前、ネアンデルタール人はトナカイやマンモスを常食していた。彼らが住んでいた洞窟の床面は、動物を解体したあとの残骸で厚く覆われていることがよくある。彼らが食物網の中で肉食者という位置を占めていたことは、彼らの骨の同位体分析からも明らかだ[10]（他の動物を食べる動物は窒素15という同位体のレベルが高い。この値は食物連鎖の上位にいくにつれて高くなる）。現生人類も狩りは得意で、古代の炉からは実に多彩な種の焦げた骨が出てくる。

食事に肉が加わったことは体全体に大きな影響を及ぼした。肉を食べるということは、一口分により多くのカロリー――とくに脂肪――が含まれているということであり、それまでより少ない量の食物で1日の必要カロリーを満たせた。また、大きな大臼歯や消化官の必要性が低下し、自然選択によって歯と消化管が小さくなり、それらに使われていたカロリーを他の仕事に使えるようになった。体に対する消化系の大きさの割合が菜食主義の大型類人猿と同じであった場合に比べ、現在の私たちの消化管は40％、肝臓は10％小さい[11]。この臓器の縮小によって1日当たり240キロカロリーの余剰が生まれ、それが大きな脳などエネルギーコストの高い適応手段に回された（第4章）。

それでも、狩猟採集民は狩りだけをしていたと考えるのは誤りだ。パレオダイエット支持者の多くがそう考えるのは、考古学的記録や化石記録がどうしても偏ったものになるからだろう。骨は、植物性食物と違って後々まで残る。狩りの道具も同じだ。狩りには剝片石器や尖頭器《せんとうき》がよく使われたが、こうしたものは腐敗も分解もしない。ハッザ族を見ればわかるように、植物性食物を得るには強い手と木の棒がありさえすればいい。植物を食べていたという直接の証拠を考古学的記録、化石記録から得るのはむずかしい。しかし、どの手がかりを見ても、彼らが現在の狩猟採集民と同じようにバランスのとれた食事をしていたのは明らかである。

ホミニンの食事に関する非常に興味深い研究が新たに登場しているのだが、その1つが歯垢の分析である。化石人類の歯垢に交じっている食物の微細なかけらを分析するのだ。ライデン大学のアマンダ・ヘンリーは急速に発展しているこの進化研究の一分野の先駆者である。ヘンリーの研究チームは、ヨーロッパ全土と中近東の化石の発掘現場で見つかったネアンデルタール人の歯から歯石（歯垢が石灰化したもの）を注意深くとり出して、顕微鏡で観察した。すると、わずか数ミリグラムのサンプルだったにもかかわらず、ほぼすべての歯石から穀粒や植物性食物のでんぷん粒が見つかった。ネアンデルタール人は大型動物を狩る典型的な狩猟民だったが、炭水化物の豊富な穀物やでんぷん質の塊茎、甘い果実、ナッツなどを肉と一緒にバランスよく食べていたのだ。[12] ヘンリーは、この時期に生きていた現生人類の祖先の化石化した歯からも同じような証拠を得ている。今日パレオダイエットの実践者の間には、旧石器時代の人々は穀物や炭水化物が豊富なでんぷん質の植物性食品は食べていなかったという考え方が広まっているが、もしそれを当時の人々が知ったら、おもしろがるに違いない。

小麦粉とパンでさえ、一般に考えられているより早くからあった。最近ヨルダンでの考古学発掘調査で、かまどと1万4000年前の黒焦げのパンのかけらが見つかった。[13] 農業が始まる数千年前である。粉には何種類かの穀物が使われていた。この遺跡はパンが焼かれていた最古の場所として注目に値するが、同じようなことは農耕開始以前から広く行われていたのだろう。たとえば、オーストラリアの先住民アボリジニは、ヨーロッパから小麦粉が入ってくる前から野生の穀物を使ってパンを焼いていたことがわかっている。ハッザ族の女性は今もバオバブの実を粉にし、水で練って食用にする。

●民族誌研究から狩猟採集民の食を探る

ハッザ族のように今も狩猟採集生活を営む集団を見つけるのはどんどんむずかしくなっている。グローバル化と留まることを知らない経済開発は、狩猟採集民のコミュニティの大半を社会の主流から置き去りにし、彼らを村に押し込めたり、あるいはアメリカが先住民に対して行ったように、保留地に移住させたりしている。それでもハッザ族、チマネ族、シュアール族のような誇り高く、運のいい集団もいて、開発者を寄せつけずに伝統的な暮らしをしている。また、私たちは世界の数百の狩猟採集民に関する民族誌の記録を利用することもできる。これらの集団の文化がまだ失われていなかった１８００年代、１９００年代に書かれたものだ。このような資料も手がかりにして、現在の狩猟採集社会、最近まで存在した狩猟採集社会、そして農作もする狩猟採集社会を観察すれば、ヒトの食生活がいかに多様かがわかるだろう。

１９６７年に人類学者のジョージ・マードックが出版した『Ethnographic Atlas（民族学アトラス）[14]』から２６５の狩猟採集民を選び、その食事に関するデータをグラフにした（図６－２）。同書には、食事に占める植物、肉、魚の割合、作物、家畜の割合がそれぞれの集団について示されている。残念ながら、どのような方法でこの割合が導き出されたのかについてはほとんど説明がなく、データの質もあまりよくない。しかし、このような明白な欠陥があるにもかかわらず、この本はよく利用されている。ガソリンスタンドのトイレにある粗末なハンドドライヤーのようなもので、理想からはほど遠いが、これらの集団の大半については、これ以外ないのだから仕方がない。

植物、動物から摂取されるカロリーの割合をそれぞれ緯度との関係で見ると（図６－２）、すぐに２つの点が明らかになる。まず、ばらつきが大きいこと。緯度が50度以下の範囲内（つまり、カナダのウィニペグ以南で、フォークランド諸島以北の場所）なら肉中心の集団、植物中心の集団、その中間の集団がある。ヒトの「自然な」食事法の範囲は広いということだ。ヒトは手に入るものを何でも食べる。そう考えると、次の点に気づく。緯度が50度を超える非常に寒い土地では肉の消費が多い（しかし、北極

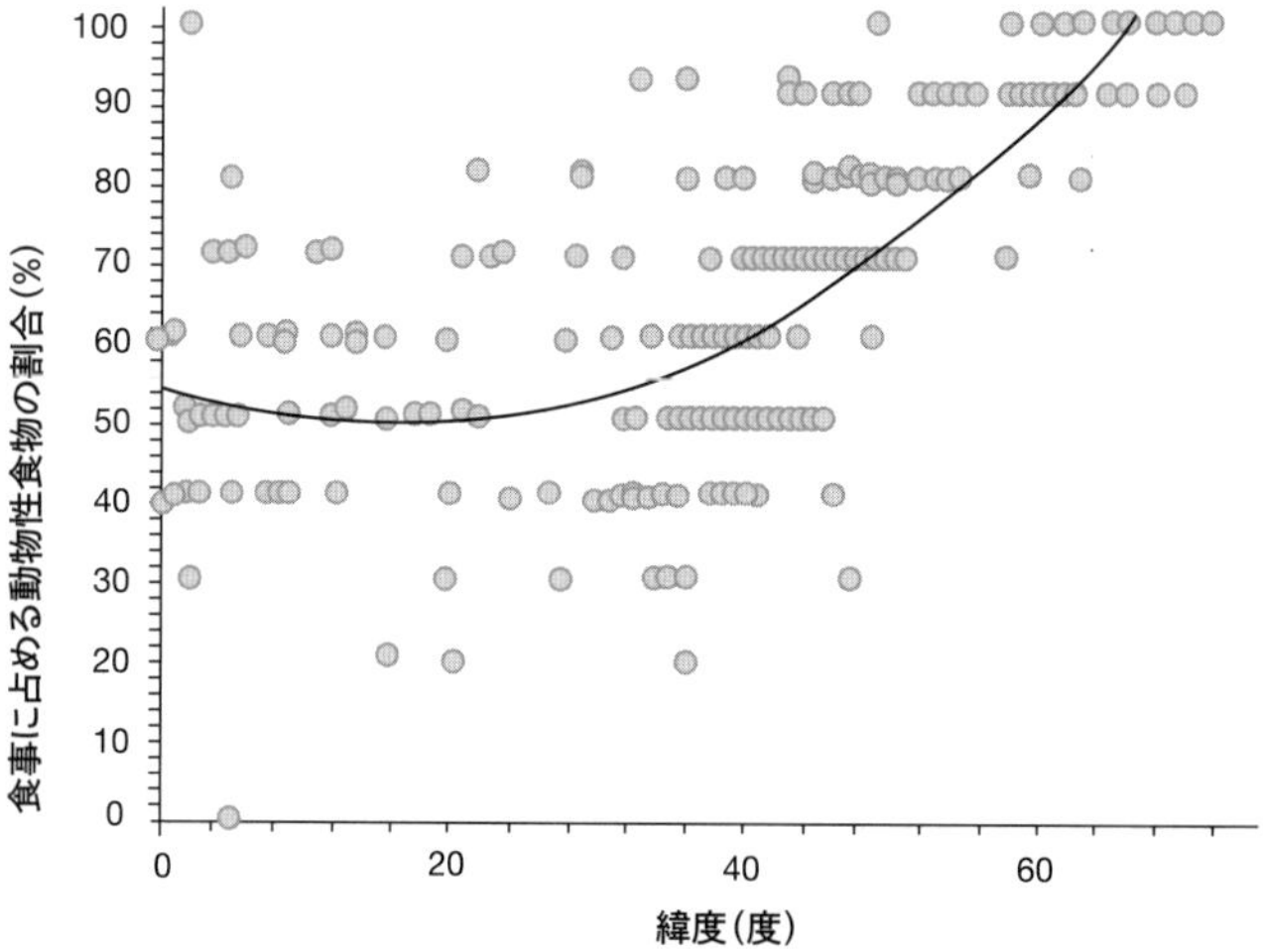

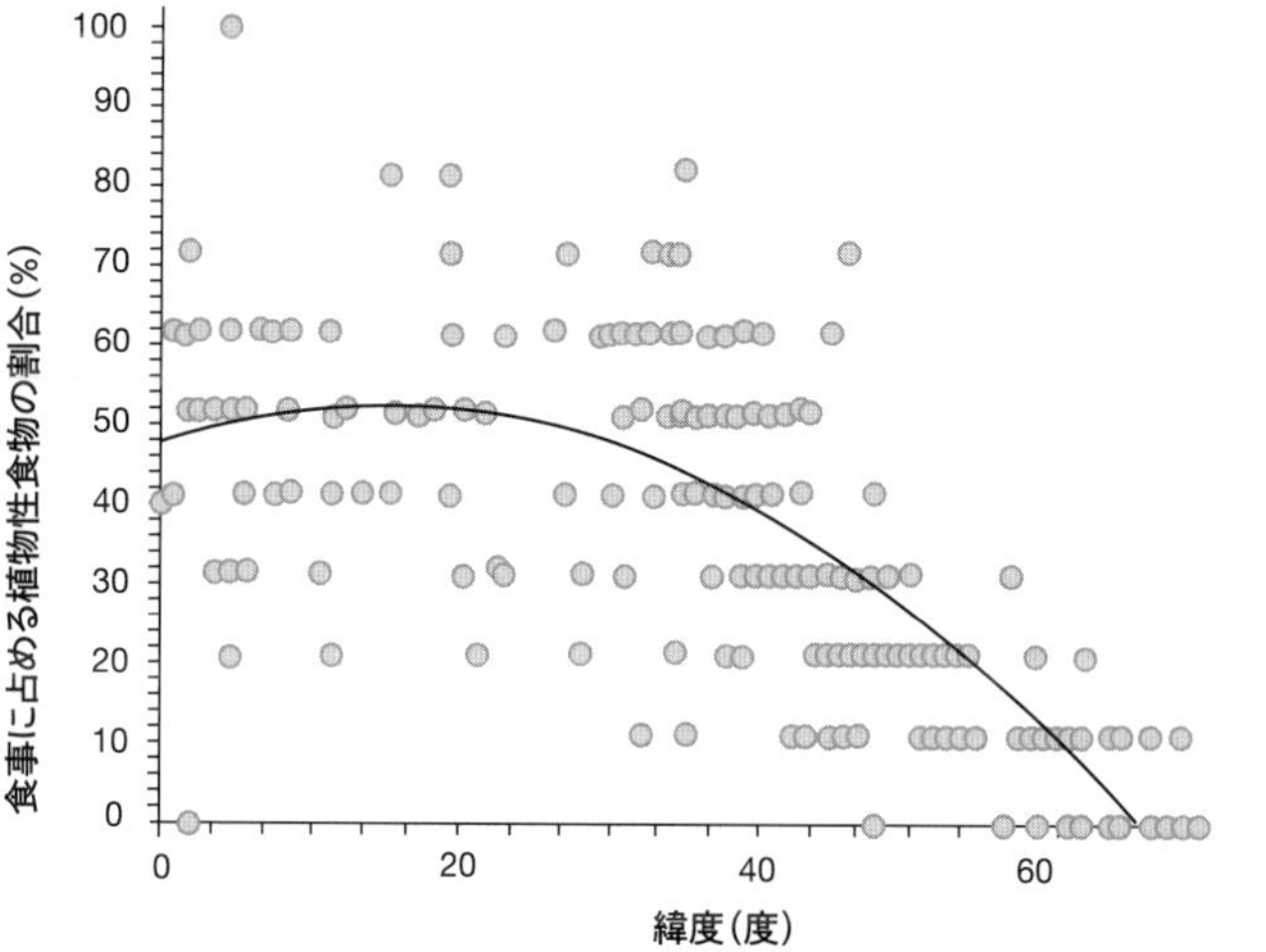

図6-2　265の狩猟採集民の食事分析。マードックの『Ethnographic Atlas(民族学アトラス)』より　各集団はどちらのグラフにも示されている。緯度が50度以下の暖かい土地ではばらつきが見られ、ほとんどの集団は植物性食物と動物性食物をバランスよくとっている。寒冷な亜寒帯に住む集団は肉を多食する。

地方に住む人々は植物性食物をなんとか手に入れようとし、齧歯類が巣に蓄えている野生のイモを奪うこともあった点を指摘しておこう[15]。なぜ北極圏の集団は肉をたくさん食べるのか？　それは、植物が育たないからである。育ったとしても生育は悪い。私たちは手に入るものを食べるのだ。

　ハッザ族のような最もよく研究されている集団については、質の高い、最新のデータが存在し、マードックの本に頼る必要はない。そして、それらの集団は食事に占める炭水化物の割合が高いことがわかっている。ハッザ族、チマネ族、シュアール族はいずれも、1日のカロリー消費量の65％以上が炭水化物だ（典型的なアメリカ人の食事では、この値が50％以下である。図6－3）。また、これらの炭水化物をハチミツと塊茎からだけとっているというわけでもない。ハッザ族では男性にも女性にもケトーシス（高ケトン血症）が見られないが、それもそのはずだ――彼らの食事はケトン体の生成とは無縁である〔ケトン体は脂肪の燃焼に伴い生成される。第2章参照〕。彼らが摂取する炭水化物の多くは、ハッザの女性が採集してくる塊茎のようなでんぷん質の野菜で占められている。ハチミツも炭水化物の大きな摂取源だ。ハッザの人々は好きな食べ物としていつもハチミツをあげる。ダイエットについて発信するブロガーやニューエイジの栄養士は、ハチミツは「自然」食品なので健康的だと考えているが、これはとくにどうということのない食べ物である。ハチミツ（ハッザ族が食べる部分も含め）は糖類と水分でできていて、果糖とブドウ糖の割合は高果糖コーンシロップ〔異性化糖や果糖ブドウ糖液糖、HFCSとも呼ばれるもの。でんぷんを酵素などと反応させ濃縮した糖。ソフトドリンクなどに使用される〕とほぼ同じだ。実際、私たちの血糖値と脂肪代謝は、ハチミツ、高果糖コーンシロップ、砂糖（主成分は果糖とブドウ糖が結びついたショ糖）に対して同じ反応を示す[16]。炭水化物――とくに糖類――が体にとても悪いのなら、炭水化物をたくさん食べるこれらの集団は糖尿病や心疾患にかかっているはずである。ところが、彼らの心臓にはまったく問題がなく、心血管代謝疾患は見られない[17]。

ハッザ族、チマネ族、シュアール族のような集団は脂肪の摂取量が少なく、1日の消費カロリーに占める割合は20％に満たない（アメリカ人の典型的な食事は40％が脂肪である）。きちんとしたデータのそろっている狩猟採集民（たとえばハッザ族）と農作も行う狩猟採集民（たとえばチマネ族、シュアール族）で高脂肪食をとることがわかっている集団は、北極圏（これからお話ししよう）以外には見当たらない。

ハッザ族をはじめとする集団はかなりの量の炭水化物をとっていることがわかった。旧石器時代の「パレオ」食として、タンパク質30％、炭水化物20％、脂肪50％の食事が勧められているのとは真逆である。そして、ケトン食とパレオダイエットの支持者の一部は、これをさらに実際とはかけ離れたものにしようとしている。ベストセラー『「いつものパン」があなたを殺す』（白澤卓二訳、三笠書房）の著者デイビッド・パールマターは――何の証拠も示さずに――私たちの先祖の食事は5％が炭水化物で、75％が脂肪だったと論じる![18] 今日のパレオダイエットの伝道者の多くが、狩猟採集社会の「自然な」食事は低炭水化物、高脂肪だったと主張するのはなぜなのだろう。

その理由の1つはマードックの『Ethnographic Atlas（民族学アトラス）』にある。現在のパレオダイエットの基礎は1990年代末にローレン・コーデインによって築かれた。コロラド州立大学の教授であるコーデインは、狩猟採集民は欧米で問題になっている心疾患をはじめとする病気と無縁のように思えるが、それはなぜなのかを解明したいと考えた。彼は人類学者ではなく運動生理学者として教育を受けていた。そのため、現地調査に行って、狩猟採集民の食事がどのようなものか自分で観察することはせず、協力者とともにマードックの本からデータを集めた。私が図6-2でしたのと同じだ。彼らはマードックがつけたスコアから食事に占める脂肪、炭水化物、タンパク質の割合を丹念に計算し、狩猟採集民の平均的な食事は約55％が動物性食物であると結論づけた。この分析が多数の査読つき論文を生み[19]、『The Paleo Diet（パレオダイエット）[20]』の執筆につながった。コーデインの同書は大きな影響力をもち、これがきっかけで現在のような流れとなった。

これらの研究はよかれと思ってなされたものだ。しかし、肝心なところで行き届いていなかった。まず、マードックのデータから食物摂取に関する正確な情報を得ることはできない。彼は脂肪、炭水化物、タンパク質については何のデータも示していない。どんな種類の食物がどの程度とられているかをおおざっぱに推定し、0から9までのスコアをつけただけだ。スコアの判定方法についてもほとんど述べていない。だが、炭水化物を含む食物の多くが見落とされているようだ。第4章で述べたように、1900年代初めから半ばに研究をしていた人類学者は常に女性の貢献を見過ごしていた。すると、植物性食物の摂取量が実際より少なく見積もられることになる。また、マードックのデータにはハチミツが入っていない。ハチミツはハッザ族をはじめとする多くの狩猟採集民にとって重要な品目だ。

コーデインの分析でもう1つ問題なのは、世界の食はとても多様であることに目を向けず、動物性食物と植物性食物の平均割合に注目している点である。平均に注目するのは、ヒトには「本当の」自然な食事が1つだけあって、それ以外は病気につながるといっているようなものだ。ヒトには「本当の」身長が1つだけあって、そこからはずれている人は病気だというのに似ている。平均値は、場合によってはあまり意味をもたない。図6‐2に示した集団は、食物の大半が植物性の集団から、大半が動物性の集団までさまざまだが、どれも同じように自然な暮らしをし、私たちの知る限りどれも同じように健康である。ヒトは食生活が違っても健康でいられる。パレオダイエットは1つだけではないのだ。

さらに、パレオダイエットを巡る議論の多くがでっちあげ（先祖の食事の5%が炭水化物だったとするパールマターのような見方）だったり、大きな誤解に基づいたものと思われる点も問題だ。たとえば、スティーヴン・フィニーは医師、生化学者で、低炭水化物ダイエットの熱心な唱道者である。[21]彼はよく、東アフリカのマサイ族、北アメリカの大平原でバイソン狩りをしていた先住民、北極圏で暮らすイヌイットのような集団を見れば、私たちの過去の暮らしがわかるという。だが、実際には、旧石器時代の狩猟採集社会を知るのに、これほど役に立たない集団はない。マサイ族はヤギやウシを飼う牧畜民である。彼らは古くからの生活を守っているが、それほど古いわけではない。考古学的記録によると、牧畜が始まってからは1万年たっていないのだ。アフリカで行われるようになったのは6500年ほど前で、中近東の他の文化ではすでに農業が始まっていた。[22]同様に、大平原でバイソン狩りが始まったのも1万年ほど前である。[23]イヌイットのような北極圏の文化はさらに若く、約8000年前に誕生した。[24]フィニーのあげた3つの集団はホモ属の250万年の歴史の中では新参者であり、新しいという点でも、過去の暮らしを示していないという点でも、パレオダイエットの実践者が批判する初期の農耕文化と何ら変わりない。フィニーはすぐれた医師、生化学者なのだろう。そして、のちほど述べるが、低炭水化物食は一部の人にはとてもよいのだろう。だが、彼は人類学者を雇うべきだった。

ハッザ族、チマネ族、シュアール族などの小規模な社会で食事に占める脂肪の割合が低いのは[25]（図6－3）、心臓の健康という点から考えると注目に値する。ハッザ、チマネなどの小集団の人々は心臓にまったく問題がなく、これは高齢になっても変わらない。その理由の1つが低脂肪食なのかもしれない。心臓病とライフスタイルについては次の章で詳しくお話ししよう。

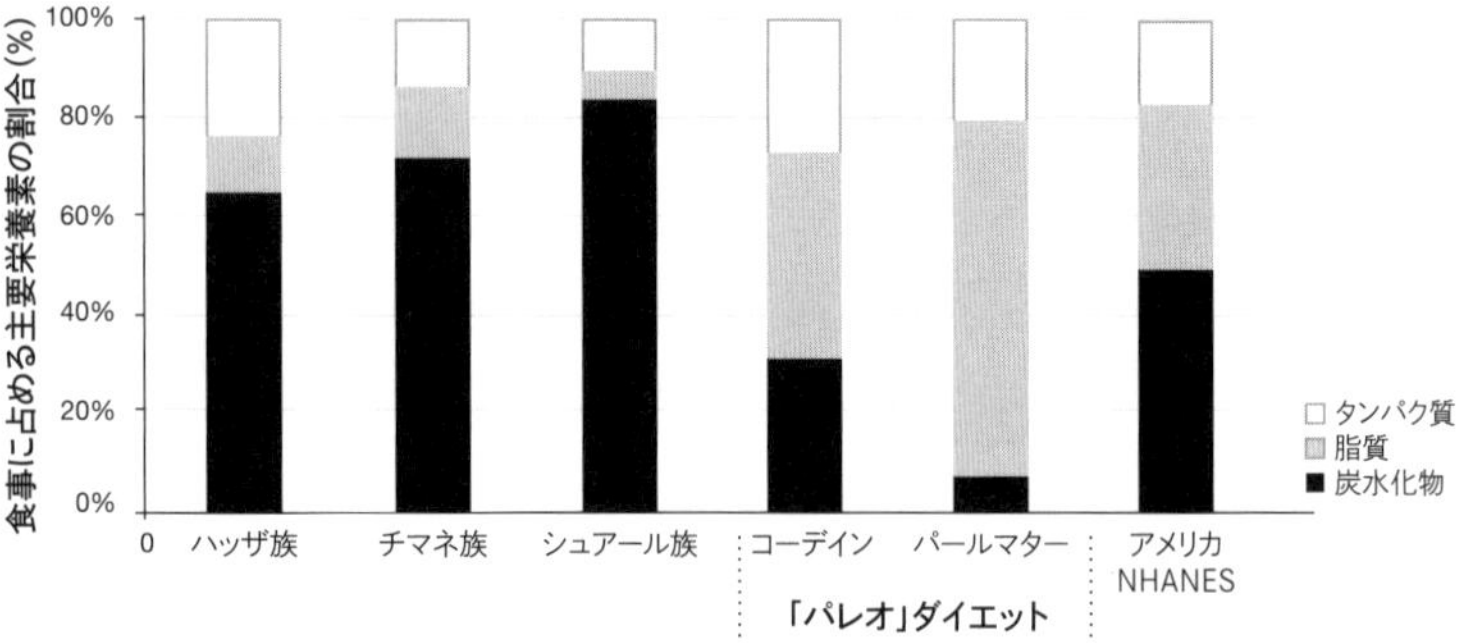

図6-3 ハッザ族、チマネ族、シュアール族が摂取する主要栄養素の割合を、コーデイン、パールマターが提唱する「パレオ」ダイエットでの割合と比較した。アメリカのデータはNHANES(米国国民健康栄養調査)の2011〜2014年の結果に基づいた。

◉遺伝学研究から食についていえること

牧畜、北極圏での暮らし、農業は、1万年ほど前に始まったばかりかもしれない。それでも、1万年といえば長い年月である。世界の人々は過去数千年の間に自分の周囲の環境や食物にどの程度適応してきたのだろう。近年、人類遺伝学が発達し、ヒトゲノム解析によって自然選択の証拠を得、世界のさまざまな文化の食に関する適応進化を知ることが可能になった。民族学的な証拠でも確かめたように、ヒトはどんな土地に住んでいようと、周囲にあるものを食べ、それでうまくやってきたのだ。

マサイ族のような牧畜民は食における適応進化のよい例である。牧畜民の食は乳の占める割合が高く、乳に含まれるカロリーの多くは乳糖で占められている。乳糖はブドウ糖とガラクトースが結合した二糖だ（第2章）。哺乳類全般に見られることだが、乳糖をブドウ糖とガラクトースに分解するにはラクターゼという酵素が必要である。赤ん坊は母乳を分解するためにラクターゼの分泌が多い。しかし、大半の人、そして1万年以上前に生きていたすべての人は、普通、子ども時代の終わりとともにこれに関わる遺伝子がラクターゼの合成をやめる仕組みになっている。これは乳糖不耐症の大人にとって問題である。乳製品をとると、乳糖がそのまま大腸に入り、大腸内の細菌によって分解され、ガスが発生するなどの症状が出るからだ。牧畜民は、ラクターゼに関わる遺伝子が7000年ほど前に変異し、大人になってもこの酵素が合成されるようになった。牧畜社会でこの遺伝子をもつことは大きな強みだった。腹部が膨満したり恥ずかしい思いをしたりすることがなければ、酪農食品から好きなだけカロリーがとれる。彼らは長生きをし、多くの子どもをもった——そして、その子どもも変化した遺伝子を受けついだ。驚いたことに、この変化は二度生じている。東アフリカと北ヨーロッパの初期の牧畜民の間で起きたのだ。[26] 今日、その子孫は、途中でスイッチが切られることなく、大人になってもラクターゼの合成を続ける遺伝子をもっている。

遺伝子が食生活に適応した例は他にも見られる。遺伝子の中にははるか昔に適応進化し、最近、再び進化したことを示すものがある。たとえば、唾液に含まれるアミラーゼ（でんぷんを消化する酵素）をつくる遺伝子の数が、ヒトは類人猿より多い。[27] これはホミニンがでんぷん質の食物をたくさんとるからで、唾液に含まれるアミラーゼの量は類人猿の2倍になった。しかし、今日生きている人は皆、でんぷんを消化するためのアミラーゼ遺伝子をいくつももっているが、その数は集団によって少し異なる。古くから炭水化物をたくさんとってきた集団は、この遺伝子の数がさらに多い。こうしてアミラーゼの量をまた増やし、でんぷんの分解能力を高めるのである。

農耕が始まったことで遺伝子が変化した例もある。NAT2遺伝子はいくつかの代謝に関わる酵素を合成する。この遺伝子は多型で、その中の1つは農耕社会でよく見られるが、それは葉酸〔ビタミンB群の一種〕の摂取が減ったからだと考えられている。[28] また、アフリカとユーラシアで農業が始まり、食事に含まれる脂肪酸の種類が変わると、脂肪酸不飽和化酵素を産生する遺伝子（ＦＡＤＳ１、ＦＡＤＳ２）に変化が生じたようだ。[29] この遺伝子は脂肪の代謝に重要な役割を果たす。食事と代謝は進化の強力な推進力なので、私たちは食べなければならないもののほぼすべてに適応することができるほどだ。チリのアタカマ砂漠にすむ先住民は、高濃度のヒ素が含まれる地下水に適応してきた。[30] 体から早くヒ素を除去する遺伝子をもつ人が自然選択されたのだ。この遺伝子をもたなかった人は、残念だが遺伝子プールに残れなかった（彼らは病気がちで、子どもの数も少なかった）。

北極圏に住む集団では肉中心の食事への適応が生じた。しかし、それはパレオダイエットの支持者が考えるようなものではない。グリーンランドとカナダに住むイヌイットを対象に行った調査で、この集団でもＦＡＤＳ遺伝子に変化が生じたことが明らかになった。[31] 多分、脂肪摂取（とくにオメガ３脂肪酸）の多さに対応したのだろう。彼らは伝統的にアザラシやクジラの脂身をたくさんとってきた。肉や脂肪の摂取量が非常に多いことから、フィニーのような人々はケトン食の効果を示すすばらしい例としてこのような集団をあげる。だが、これらの集団の中の大半の人はケトーシスの状態になりえない。[32] ＣＰＴ１Ａ遺伝子に変化が生じ、これがケトン体の合成を妨げるからだ（「正常」な遺伝子はミトコンドリアでのケトン体の合成を制御する。第２章）。ケトン体をつくらないよう変化した遺伝子はイヌイットをはじめとする北極圏の集団にとって有利にはたらき、今日ではこの遺伝子が広まっている。パレオダイエットの実践者は、古くから高脂肪のケトン食が存在し、多くの利点をもたらしたと主張するが、このような食事を何世代にもわたってとり続けてきた集団では、自然選択はケトン体合成を強く押し返す方向にはたらいてきたのだ。

考古学、民族誌、遺伝という3つの点から見てきて、ヒトは柔軟で適応性に富むことがはっきりとわかった。私たちは環境に応じて変わる雑食動物で、周囲にあるものを食べる。ヒトにとって自然な食事といえるものが1つだけあるわけではなく、過去の典型的な食事は、今日のような肉食のパレオダイエットや、動物性食品を一切とらない菜食主義とはまったく異なっていた。

私たちの進化の道をたどることは、私たちの体が今日どのように機能しているかを知り、どのように健康を維持するかを考えるうえで——実際、これが本書のテーマの1つだ——重要である。しかし、この奇妙な現代社会で、過去の食事法が私たちをこの上なく健康にしてくれるとは限らない。過去にはなかった食事法だからとり入れてはいけないというのでもない。私たちは屋内トイレ、近代医学、ワクチン、あるいは文学とともに進化したのではないが、これらのおかげで私たちの生活が向上したのは確かだ。旧石器時代に生きていた祖先はバイオリンを弾くこともなければ、月に行くこともなかった。しかし、だからといって、私たちもそうすべきではないという話ではない。それに、祖先と同じような食事法に戻りたいと思ったとしても、過去に食べられていたのと同じ野生の植物や動物を見つけるのは一苦労だ。スーパーや農産物の直売所においてある、ふっくら膨らんだ、脂肪と砂糖がいっぱいの食品は、数千年前には手に入らなかった。時代は変わった。そして入手できる食物も変わったのだ。では、今日、私たちは何を食べるべきなのか。

「スーパーフード」には多くの場合、根拠はない

「それは何の肉?」とバガヨが聞いた。もっともな質問だった。私たちは夕食の支度の最中で、私は肉の缶詰からピンクのゼリー状のものをスプーンですくいだし、パスタソースに加えていた。バガヨ

は料理をしているところにやってきては、話をしながら観察をする。ハッザの人々は私たちがもってくる変わった食べ物に興味を示す。私たちの調査キャンプは、『となりのサインフェルド』の再放送のようなものだった。以前見たことはあるけれど、それでもまだいくらか楽しむことができたのだ。

「ヘビ」。私は無表情にいった。

バガヨがちょっと笑った。

「本当に?」。冗談と知りながら、彼が聞いた。

「そう、ヘビの肉。缶にはウシの絵が描いてあるけれど、中身はヘビなんだ」(正直なところ、ありえない話ではなかった。私たちはアルーシャに買い出しに行くが、そこでは所在地のわからない、名前も初めて聞くような会社のつくった缶詰しか手に入らなかった。肉は塩辛く、どろどろになるまで挽いてある。ラベルに牛肉と表示してあっても安心はできなかった)。

バガヨはクックッと笑ったが、嫌悪感は隠せなかった。「ヘビだって」と小さくつぶやいて頭を左右に振ると、この冗談を仲間に伝えに行った。ハッザ族には決して口にしないものがいくつかあるが、そのリストのいちばん上にくるのがヘビだった。実際、爬虫類はどれも嫌われた。爬虫類は食物ではない。

食物には栄養価以上の力がある。プラセボ効果は強力だ。私たちは食物に体内での消化や代謝とは一切関係のない文化的意味づけをしていて、それが私たちの感情に影響を及ぼす。ハッザ族は、「エペメ肉」——大型動物の腎臓、肺、心臓、精巣——は神聖で、そこには大きな力が宿っていると考える。そして、それを食べていいのは男性だけだ。アメリカではマーケッターやペテン師が似たような神話をつくり上げる。だが、マーケッターもペテン師も神話を確立しないうちに姿を消すことが多い。アサイーベリー、ザクロ、ケール、ダークチョコレート、卵、コーヒー、ヤクのバター、ワイン。こうしたスーパーフードが毎月のように登場する。これを書いている今、オズ博士がデトックスウォーターを推奨し、代謝が77%上がるといっている[33]（ネタバレ：そんな結果にはならない）。ソーシャルメディアは、このような食品が健康や胴回り、認知機能、性欲、活力にまちがいなく効果的に作用するという人々であふれている。一部の人には本当にこれが魔法のような効果を発揮しているように見えている。脳は自分をだますのが得意で、ノイズの中に有意なパターンを見つけることがよくある——トーストを焼くと、聖母マリアの顔が浮かび上がるという話と同じようなものだ。私たちは信じたいのだ。十分な数の人がヤクのバターを試したら、どこかで、何人かは、本当に効いている、このバターのおかげで体重が減っている、活力がわいてくると思い込むのだろう。もちろん、効果を認めない人はインターネットに群がって熱く語るようなことはしない。

食物に関するタブーも同じように強力で、何の根拠もないことが多い。ハッザの人々は十分加熱していない肉や少し腐った肉を日常的に食べているが、爬虫類や魚を食べることに対しては強い嫌悪感をもっている。私は寿司、生ガキ、焼いたイナゴが好きだ。ガラガラヘビ、エスカルゴ、それから私が育った町にいるようなリスも食べたことがある。しかし、ウジ虫を食べると考えただけで吐きそうになる。一方、イタリアのサルデーニャ島では生きたウジ虫の入ったチーズ（カース・マルツゥ）がごちそうだ。また、欧米人はよく、アジアには伝統的にイヌを食べる文化があると聞いて震え上がる。だが、豚やウシを食べるのとどこが違うのか、私にはよくわからない。これには敬虔なユダヤ教徒、イスラム教徒、ヒンドゥー教徒も同意するかもしれない。

食物に関するタブーがすべて文化と深く関わっているわけではない。市場主導型のスーパーフードにはそれに対応する悪役がいる。スーパーフードのファンたちが有害とみなして避ける食品だ。悪役に回るのは、グルテンやトランス脂肪、炭水化物（とくに果糖）、牛乳、コーヒー、卵、ワインなど。この中のいくつかは二重スパイで、その時々に応じて善玉にも悪玉にもなる。ある食品をスーパーフードとしたり超悪役とする科学的根拠は、ハッザ族がシマウマの精巣はいいがヘビはだめだとする程度のものである。

エネルギー代謝の促進に関していうなら、消化に通常必要とされるカロリーを超えて計測可能な影響を及ぼすことがわかっている食物はほとんどない。オズ博士のデトックスウォーターのような「代謝を上げる」飲料やサプリメントは、どれもでたらめだ（体を「浄化する」食物、がんを治す食物についても同じことがいえる。前者はでたらめ、後者は危険なでたらめ）。セロリや葉物野菜のような「マイナスカロリー」食品は、含まれているカロリーより消化に必要なカロリーのほうが多いとされているが、これも神話である。[34] しかし、食物繊維の多い低カロリーの野菜で食欲を満たすのは、摂取カロリーを抑えるにはよい方法だ。これについてはのちほど述べることにしよう。氷水を飲んでも、1日に燃焼するカロリーは変わらない。[35] 代謝率を上げることがわかっている食品でも、効果はたいてい限られている。コーヒーを一杯飲んでカフェインを100ミリグラムとっても、1日の消費カロリーは20キロカロリー、つまりM＆M5粒分しか増えないだろう。[36] そして第5章で見たように、1日のカロリー消費量が増加しても空腹感が増して食べる量が増え、相殺されることになりそうだ。

脂質悪玉説と糖質悪玉説、論争の真実

現代の食における悪の親玉は脂肪である。第二次世界大戦後、欧米には心疾患が広がって、だれ一人安心はできないように思われた。アイゼンハワー大統領でさえ心筋梗塞で倒れた。第5章で紹介したミネソタ飢餓実験のアンセル・キーズは、1950年代、1960年代に世界規模の研究を行って、この火を消し止めようとした。そして、彼の研究で心疾患と脂肪摂取のつながりが明らかになった。この考え方は今もおおむね正しい。現在、最も信頼できる証拠を見ても、心疾患の重大なリスク因子とされているのは、やはり飽和脂肪とトランス脂肪である。[37] しかし、脂肪を悪者扱いしたことで思わぬ結果が生じた。肉を食べるのを控えるとタンパク質の摂取量が減るが、あとで述べる通り、タンパク質は食べ過ぎを抑えるのだ。また、この初期の研究では、魚やナッツ、アボカドなどの脂肪の多い植物性食品に含まれているような、不飽和脂肪の効果が過小評価されていた。そして、おそらく最も重要なのは、脂肪がよくないとされたために、脂肪のカロリーを糖類に置き換えた「低脂肪」加工食品が生まれたことである。これらの食品は「心臓によい」という触れ込みで売りだされたが、脂肪を糖類に代えても心疾患のリスクは小さくならないことがわかっている。キーズはきっとそうだろうと考え、脂肪の多い食品の代わりに、豆類のようなタンパク質の豊富な複合糖質をとるよう論じた。そして、その推進のために、妻と一緒に『Benevolent Bean（体にやさしい豆）[38]』という料理本も書いている。

今日のダイエット戦争の最前線では、糖類をはじめとする炭水化物は脂肪の代用として不十分であるだけでなく、実際にはむしろ、こちらが真の悪の親玉だという議論が繰り広げられている。第5章で見たように、ゲーリー・トーベスをはじめとする多数の人々が、何年も前から現代社会に広まる肥

満や心血管代謝疾患の本当の原因は糖質にあると論じ、脂肪が悪者であるとする説はでっちあげで、キーズらがいうような健康への脅威ではないと主張してきた。彼らによると、公衆衛生関係者が私たちを脂肪から引き離そうとしているのはとんでもないまちがいであり、私たちは低炭水化物ダイエットに取り組んで、もっと多くの脂肪をとると、痩せて健康になることができる。

このような主張は脂肪が悪者であるとする説よりもさらに呪術的な思考で、簡単に退けられる。多くの社会運動についていえることだが、手に鍬をもって攻撃の先頭に立つ本当の信奉者は、極端で、自分たちがどんな科学的論文よりもはるかに正しいと信じ込んでいる。物理の法則は人体には当てはまらない、「カロリーは問題ではない」、そして、体重の増減を決めるのは食事に含まれる脂肪と炭水化物の割合だけだと確信している人と論じ合っても意味はない。先ほど述べたように、狩猟採集をしていた私たちの祖先の食事は低炭水化物食だったというパレオダイエット支持者の主張も同じように疑わしい。汚いお金のやりとりがあったり、科学界に世界規模の秘密結社が数十年にわたって存在したりしたせいで、砂糖に不利な証拠は隠されるか、無視されたという陰謀説は、実に馬鹿げている。科学者は昼食会議を開くのもむずかしいような状態ではたらいていて、互いに競い合い、従来の考え方に挑むことを大きな喜びとしているということを、私は科学者のひとりとして直接、読者にお伝えしておきたい。

とはいえ、反糖質論者は、肥満や糖尿病などの代謝性疾患がなぜ生じるのか、そのメカニズムについて、ちょっと聞いたところなるほどと思える説明をしたうえで議論を展開している。トーベスらが提示する炭水化物・インスリンモデルによると、炭水化物、とくに簡単に消化できる糖類を多く含む食物をとると、ブドウ糖の血中濃度（血糖値）が上がり、膵臓からインスリンが分泌される。インスリンにはさまざまなはたらきがあるが、中でも重要なのは、血中のブドウ糖を細胞がとり込んでグリコーゲンとして蓄える、あるいはATPを合成するよう促すことだ（第2章）。しかし、グリコーゲンの貯蔵量には限度がある。そこでインスリンは余分なブドウ糖が脂肪に転換されるよう促進し、また脂肪酸を遊離させたり燃焼させたりする経路を抑制する[39]（図2－1）。トーベスら炭水化物・インスリンモデルの提唱者たちが主張するには、ブドウ糖が脂肪に変わって脂肪組織に蓄えられるために、おかしな話ではあるが、結果的に高炭水化物食は血液中を流れるエネルギーの量を減らすという。すると体は飢餓状態になったかのように反応し、エネルギー消費を減らし、空腹感を増し、過度なカロリー摂取を促す。彼らによると、脂肪の蓄積は、食べ過ぎの結果ではなく原因だ[40]。カロリーばかりに注意を払っていると、炭水化物とインスリンの関係に注意がいかず、要点を外してしまうというのだ。これは肥満のメカニズムに関するおもしろい考え方で、もっともらしく聞こえる。トーベスやデヴィッド・ラドウィグは多数の論文や本で、何年にもわたってこれに肉づけしてきた。

本当ならよいのだが。

低炭水化物食の支持者はよく、科学界のメインストリームが炭水化物・インスリンモデルを無視してきたと不満をいう。だが実際には、ここ10年ほどの間に多数の科学者が実験を行ってこのモデルが正しいかどうかを確かめている。その中には、アメリカ国立衛生研究所（NIH）のシニア研究員ケビン・ホールもいた（彼は、第5章で紹介した『ザ・ビッゲスト・ルーザー』の研究責任者も務めた）。ホールの行った研究は次のようなものだ[41]。過体重か肥満の男性が8週間、代謝病棟で暮らし、初めの4週間は標準的な高炭水化物食をとり、あとの4週間は低炭水化物、高脂肪のケトン食をとった。ケトン食では、カロリーは前半の食事と同じだが、糖質は10分の1以下だった。被験者の体重は実験期間を通して着実に減っていった。しかし、高炭水化物食でも低炭水化物食でも、脂肪の減り方は同じだった。1日のカロリー消費量はケトン食のほうが少し（57キロカロリー／日）多かったが、炭水化物・インスリンモデルで予想された値よりかなり低かった。そして、この話のおもしろいところは……。この実験がトーベスと彼の立ち上げた栄養科学研究所の協力のもとに計画されたということだ。トーベスの側はこの実験によって彼らの主張の正しさが証明されるだろうと考えていた。これこそまさに反糖質派が望んでいた研究だった——ただ、結果は望んでいたものとは異なっていた。

ホールのチームは、肥満の男女を対象にした別の実験も行っている。被験者は入院し、5日間一般的な食事をとったあと、カロリーがそれより30％少ない食事をとった。カロリーは炭水化物、または脂肪の量を減らすことで抑えられていた。[42] この研究では、低脂肪食をとったときのほうがカロリー消費量がわずかに多く、体脂肪の減り方も大きかった。カロリー消費量に関しては先に述べた研究と反対の結果が出たが、これは、先の実験での低炭水化物食のカロリー消費量への影響はノイズにすぎないという可能性を示唆する。まだ糖質批判が行われていなかった30年前、エリック・ラヴシンらが行った研究でそれを示す結果が出ている。高炭水化物食をとった被験者と高脂肪食をとった被験者の間に、1日のエネルギー消費量の違いは見られなかったのだ。[43]

低脂肪食、低炭水化物食が減量にどれほど有効かを調べる大規模な研究では、ほとんどの場合、どちらも同じように効果的（あるいは非効果的）という結果が出ている。トーベスと栄養科学研究所から一部資金提供を受けて行われたＤＩＥＴＦＩＴＳ研究では、６０９人の男女が低炭水化物食グループと、低脂肪食グループに無作為に分けられた。[44] 12カ月後、どちらのグループも体重が平均13ポンド（5・

9キロ）、体脂肪が平均2％減っていた。安静時のカロリー消費量も、どちらのグループも減った。体重が減ったのだからそうなるだろう（第5章）。グループの間に違いは見られなかった（違いといえば、安静時の平均消費カロリーは低炭水化物グループのほうがわずかに少ない傾向があったことぐらいだ）。現実世界の大規模な標本調査で、低炭水化物食のほうが従来の低脂肪食よりすぐれている（あるいは、劣っている）という結果は出なかった。

アメリカをはじめとする国々の食事と肥満に関する疫学的データを見ても、肥満や代謝疾患が急増した原因が炭水化物にあるという考え方が正しいとは思えない。糖類が体に悪いと最初に主張したのはジョン・ユドキンである。彼は1960年代、1970年代に、心疾患の原因が脂肪にあるとするキーズの研究を批判し、欧米では心臓病が糖類の消費量の増加とともに増えているというデータを示した。[45] しかし、ここ数十年、糖類と代謝性疾患は同じ動きになっていない。アメリカでは心臓病で亡くなる人が依然、非常に多い。しかし、1960年代以降、糖類の消費は増えたが、死亡者数は着実に減ってきている。[46] アメリカのがんによる死亡者数が最多になったのは、糖類消費が減少に転じる10年前の1990年ごろだ。そして、糖類（高果糖コーンシロップを含む）の消費量は2000年ごろピークに達し、その後は減っているのに、[47] 過体重や肥満、[48] 糖尿病は増え続けている[49]（図6－4）。他の国でも、糖類の消費量と代謝性疾患による死亡者数に関連性は見られない。中国では1990年代初めから摂取カロリーに占める脂肪の割合が急増し、炭水化物の割合は低下しているが、[50] 肥満と糖尿病は年々増えている。[51] 途上国世界でも、経済が発展し、簡単に食べ物が手に入り、カロリーをとりすぎる状況が生まれ、肥満と代謝性疾患が広がった。[52] 体重増加の原因を1つの栄養素だけに求めるのは無理な話である。

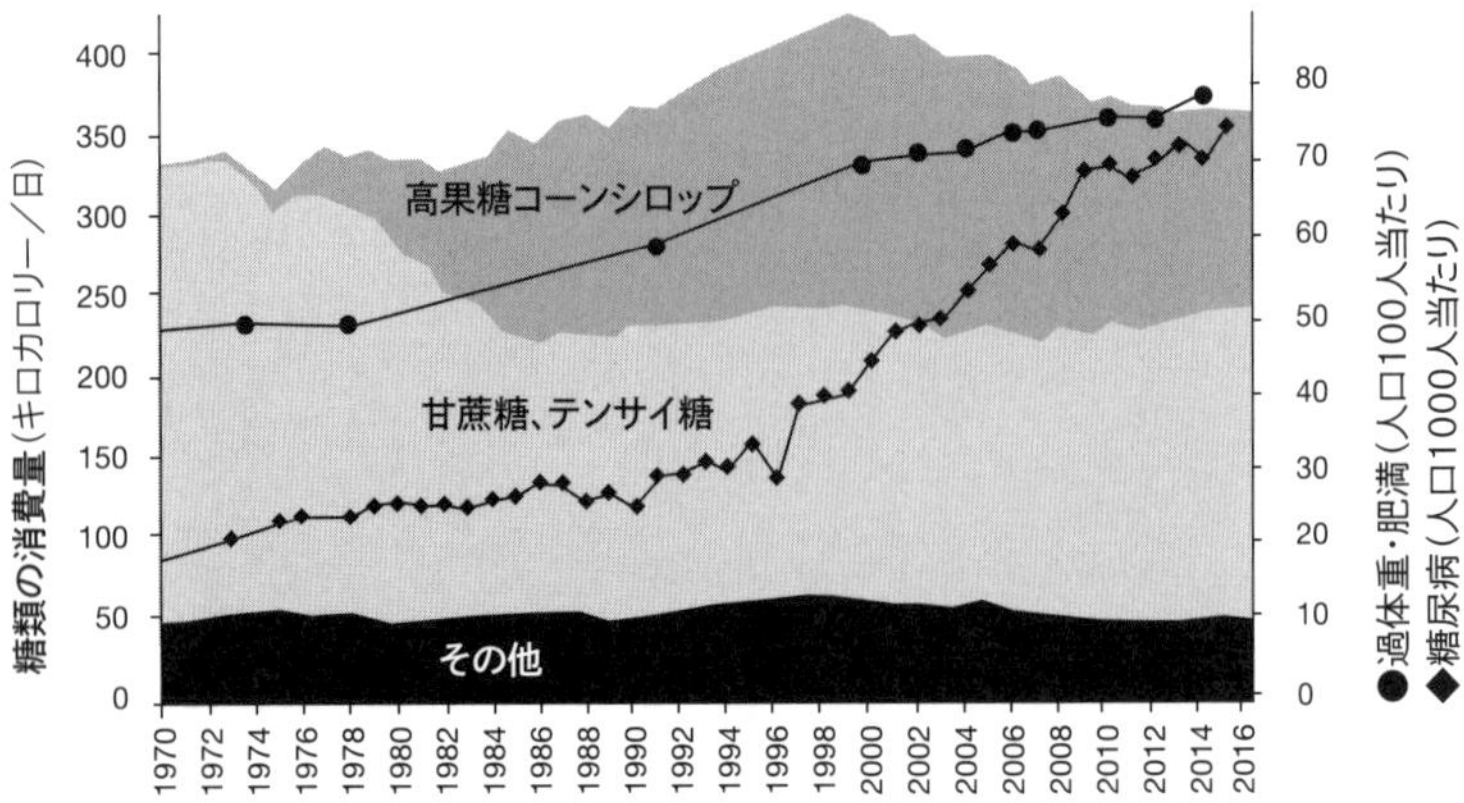

図6-4 アメリカの糖類の1人当たり消費量は1970年から増えていき、2000年にピークに達した。過体重と肥満(高度肥満を含む)の人、糖尿病の人の割合は、糖類(高果糖コーンシロップを含む)の消費量が減っても、上昇し続けた。

低炭水化物食の支持者は主張をやめようとはしない。トーベスらは今も、低脂肪・高炭水化物の食事が病気を招くといい続けている。デヴィッド・ラドウィグのチームは最近、男女を対象に、減量前後の代謝率について調べる研究を行った。[53] そして、被験者が減量後、低炭水化物食をとると、カロリー消費量がいくらか増加したという結果を報告した。しかし、ケビン・ホールがそのデータを分析したところ、この結果に疑問が生じ、たとえ効果があるにせよ、それはごくわずかなものだとした。[54] 低炭水化物食が減量後のカロリー消費量をいくらか増加させるにせよ、させないにせよ、この研究結果では炭水化物・インスリンモデルを復活させることはできない。なぜなら、まず体重が減少したのは単にカロリー摂取量が減ったからであり、炭水化物の摂取を制限したからではない。そして当初、低炭水化物食をとったグループはカロリー消費量が増加したと報告されたが、それによって減量後の体重を簡単に維持できたとはまったく示されていない。

多数の研究が行われ、代謝率の測定が食事法別に行われているが、脂肪に対する炭水化物の割合を変えても、1日のカロリー消費量にはほとんど、あるいはまったく影響しないだろう[55]。そして、影響があるにせよ、それは炭水化物・インスリンモデルで考えられているよりはるかに小さなものにとどまるだろう。また、代謝率が上がったとしても、カロリー摂取の増加によって相殺されそうである。糖類をはじめとする炭水化物は、過剰摂取はしやすいが、体脂肪や代謝性疾患にはっきりとした影響を及ぼす例は見られない。糖類は確かに健康的ではない（第一に、ビタミン、食物繊維などの栄養がまったく含まれていない）。そして、のちほど述べるが、糖類を含んだ食品はつい食べ過ぎてしまう。しかし、糖類（高果糖コーンシロップを含む）からのカロリーが、体重や代謝の健康にとって脂肪からのカロリーより悪い、あるいはよいことを示す証拠はほとんど見当たらない[56]。

ケトン食などの食事法はなぜ成功するのか

炭水化物・インスリンモデルが正しくないのなら、炭水化物の摂取を控えるケトン食はなぜ成功するのだろう。ソーシャルメディア上には、低炭水化物ダイエットで体重が減った、胴回りが細くなった、糖尿病がよくなったという話があふれている。こうした声の大半は心からの声で、実際にそうなのだろう。多くの人にとって、減量や代謝の改善は人生を変えるようなできごとである。このような結果が出たことは魔法のように思えるかもしれない。だが、低炭水化物ダイエットがうまくいく理由は簡単。それは、カロリーの摂取量が減って、カロリー収支がマイナスになっているからである。つまり、消費カロリーが摂取カロリーを上回っている状態だ。

低炭水化物ダイエットはとくに短期的効果が大きい。それは、グリコーゲンが燃やされるからである。炭水化物の摂取を厳しく制限した食事（炭水化物摂取量が1日20グラム以下）をしていると、図2-1に示した炭水化物の代謝経路が閉じられる。そして、溜めてあったグリコーゲン――炭水化物の路線を通ってミトコンドリアに入っていく最後の乗客――が使われる。脂肪と違ってグリコーゲンには水が含まれている。体はグリコーゲンを水と結合した状態で貯蔵しているのだ。グリコーゲンと水の割合は1対3〜4。つまり、グリコーゲンを燃やすと水も失われて、体重が急減することになる。[57]

　グリコーゲンがなくなると、体は脂肪の代謝経路からエネルギーを得ようとする。蓄積していた脂肪を燃やすのだ。しかし、カロリー消費量が摂取量を上回らなければ、そうはならない。ここで見られるのが、低炭水化物ダイエットのマジックだ。低炭水化物ダイエットの実践者は、カロリーを減らしていないのに体重が減ると主張する。その証拠として、自分の食べているカロリーの高い脂肪たっぷりの食品をずらりと並べ、ひもじい思いをしたことがないという。そして、「カロリー計算はしない」点をよく強調する。計算はしないが、カロリー摂取量は以前と変わらない（もしくは、多い！）と確信している――あるいは、頑固に信じ込んでいる――ようだ。

　このような減量に成功したという話を聞くとすばらしいと思う。自分に合った食事法が見つかったなら、それを続けるといい。しかし、消費カロリーより多くのカロリーを摂取して痩せることなどありえない。それが物理の法則だ。低炭水化物ダイエットをしている人は以前と同じ量のカロリーをとっていると感じているかもしれないが、第3章で見たように、私たちは全員、自分の摂取カロリーを推定するのが本当に苦手である。カロリー計算をしなくても減量することは完全に可能だが、それは、預金管理をしなくても口座残高をゼロにできるのと同じことだ。しかし、減量するには必ず、カロリー摂取量を消費量より少なくしなければならない。

炭水化物の摂取を抑えたケトン食も、他の食事法と同じルールに従っている。そして、効果（あるいは効果のなさ）をどれかと比較しても、やはり同じだ。このことは、先ほどのＤＩＥＴＦＩＴＳ研究でも確かめられた。さらに、もっと広い範囲でさまざまなダイエット法を比べてみても、結果は同じである。２００５年にマイケル・ダンシンガーの研究チームがボストンとその近郊に住む１６０人の成人を対象に調査を行った。被験者は人気の高い４つのダイエット法、アトキンス、オーニッシュ、ウェイト・ウォッチャーズ、ゾーンの中から１つを無作為に割り当てられ、12カ月間実践した。[58] アトキンスは低炭水化物ダイエット、オーニッシュは低脂肪ダイエット、ウェイト・ウォッチャーズとゾーンはその中間である。当然、決められたダイエット法をどれだけ忠実に実践したかは、人によって違った。しかし、それがダイエット法ごとに大きく異なることはなかった（継続のむずかしさはどれも同じだった）。重要なのは、ダイエット法の種類と減量幅には何の関連もなかった点である。どの種類であれ、しっかり実践した人は体重が減った。どのダイエット法も、しっかり守れば効果が上がる。

ひどいダイエット法でも、カロリー摂取量を減らすものであれば、減量と代謝の改善は可能だ。１つの食品だけを食べるダイエットがあるが、これで減量できるのは、同じものを繰り返し食べるのに飽きて、食べる量が減るからである。たとえば、人気があるのがジャガイモダイエット。奇術師のペン・ジレットはジャガイモ（ジャガイモにはでんぷん質がたくさん含まれていることを指摘しておこう）だけを食べて、体重が１００ポンド（45キロ）以上減ったそうだ。[59] カンザス州立大学の教授、マーク・ハーブは、体重にとって本当に重要なのはカロリーであることを示すため、ジャンクフードダイエットを10週間続け、その経過をフェイスブックで公開した。[60] 彼は食事をとる代わりにスポンジケーキのトゥインキーを１個、３時間ごとに食べ、それにポテトチップスと砂糖がいっぱいのシリアル、クッキーを添えた。健康を害しそうな食事法だが（私はお勧めしない！）、ポイントはカロリーである。ハーブは1日の摂取カロリーを消費カロリーよりはるかに少ない1800キロカロリーにおさめた。すると、10週間後には体重が27ポンド（約12キロ）減り、BMIは「過体重」の28・8から「正常」の24・9に下がり、コレステロール値とトリグリセリド値も低下した。

低炭水化物ダイエットは2型糖尿病の人にはいいかもしれない。インスリンに対する反応が鈍くなっている人は、炭水化物を多くとると血糖値が上がりすぎるからである（糖尿病ではない人でも、炭水化物を制限すると血糖値は下がる傾向が見られる）。実際、18世紀には糖尿病の治療法として低炭水化物食が利用されていた。[61]「ヴァータ」はスティーヴン・フィニーが始めた健康のための取り組みで、糖尿病に対するケトン食の効果を研究し、期待のもてる結果を多数生み出している。ヴァータの低炭水化物食プログラムに登録した男性、女性の多くが減量に成功し、インスリンや糖尿病の薬をそれほど、あるいはまったく必要としなくなった。[62]低炭水化物ダイエットで糖尿病が治癒したとはいえない。炭水化物を含む典型的な食事に戻ると血糖値が上がり、薬が必要になるからだ。しかし、どう表現するかはともかく、結果は有望で、プログラムの参加者には効果が表れている。

だが、ヴァータのプログラムが効果を上げているのは、単に低カロリーだからではなく炭水化物の摂取を抑えているからだといえるのかどうかははっきりしない。ヴァータの研究は低炭水化物食を他の食事法と比較する仕組みにはなっていないからだ。過体重、肥満の成人で、2型糖尿病の人は、体重を大幅に減らすと寛解することがわかっている。[63]そして、どんな方法で減量しようと問題ではないようだ。ダンシンガーの研究では、被験者が低炭水化物食、低脂肪食、その中間食によるダイエット法のグループに無作為に分けられたが、その食事法をきちんと実践した人は全員体重が減り、心血管代謝疾患の主要な指標である炎症レベル、「善玉の」ＨＤＬコレステロール値、インスリンへの反応性が改善した。これらの健康指標の改善は食事の種類ではなく、体重の減少幅と相関があった。ＤＩＥＴＦＩＴＳ研究は被験者を低炭水化物食グループと低脂肪食グループに分ける大規模なものだったが、どちらのグループでも心血管代謝疾患に似たような改善が見られた。研究開始前にメタボリックシンドロームと診断され、12カ月後の研究終了時にはその状態を解消していた被験者が、どちらのグループにも36人いた。過体重か肥満で糖尿病などの代謝性疾患をかかえている人は、減量すると健康状態が改善するのだ。

食事のたびにカロリー制限を行うのか、食事を何度か抜くのかも大きな問題ではないようだ。長時間何も口にしない断食ダイエットが減量に効果的と広くもてはやされている。（絶食していないときには）食べたいものを食べればいい、カロリー計算は必要ない、私たちの祖先と同じ食べ方だ！　流れている情報は低炭水化物ダイエットと驚くほど似ている。しかし、科学的検証をしてみると、そう騒ぎ立てるほどのものではない。断食ダイエットでもダンシンガーの研究のような無作為の対照試験が行われ、減量し、その体重を維持できるかどうかが確かめられたが、断食グループの結果は従来のカロリー制限食グループと変わらなかった。[64]また、どちらのグループでもインスリンへの反応、血糖値、コレステロール値に改善が見られた。体重過多の人は、カロリーを制限すると、その方法に関係なく減量し、心血管代謝疾患のリスクを下げることができるだろう。

さまざまな食事法を見てきたが、これがよい、これは悪いといえるものはなかった。健康的な体重を維持し、代謝性疾患を寄せつけない食事法を見つけたら、それを続けるといい。ただ、ダイエット戦争の最前線で行われている研究を見ると、私たちは重要な点を見落としているようだ。食事法はどれもきちんと実践すれば効果がある。それは、どれもすべて摂取カロリーを減らすものだからだ。だが、ダイエットを続けるのは非常にむずかしいことが多い。第5章で述べたように、代謝を制御するマネージャーがあれこれ調整し、私たちが減量しようとしているのに、もっと食べるように仕向けるからだ。低炭水化物ダイエットには不思議な力があり、自然の法則に従う必要はないと信じるのはもうやめたほうがいい。それよりむしろ、なぜ一部の人は、低炭水化物ダイエットでカロリーを減らしていると感じずに減量できるのかを考えるほうが興味深いだろう。みじめな思いを伴わない食事法は、減量をめざす人々にとって聖杯のようなものである。

●現代社会は視床下部を「食べたがり」にさせる

ダイエット戦争では物理の法則がひどい誤用をされたが、それでもデータを見る限り、体重の増減を決めるのはカロリーだけだ。カロリーを燃やす以上に食べると、体重が増える。カロリーをとる以上に燃やすと、体重が減る。炭水化物、脂肪、タンパク質をどんな割合で組み合わせても、エネルギー消費量や体重にはこれといった影響が及ばず、適正体重を達成したときのメリットに違いが生じるわけでもない。では、すべての食事法が摂取カロリーの抑制で効果を上げるなら、どうして続けやすいものとそうではないものがあるのだろう。そして、現代社会に広がる病気の元凶が糖質でないのなら、何が原因で今日のような状況が生じているのだろう。

その答えは私たちの脳にあるようだ。第5章で述べたように、視床下部――脳の下側にある目立たない小さな組織――は、代謝や空腹感を調整する複雑なシステムの中枢をなしている。ステファン・ギエネは食欲と肥満の制御に関する研究をし、『脳をだませばやせられる』[65]（野中香方子訳、ダイヤモンド社）という深く掘り下げた興味深い本の中でこのシステムについて詳述している。視床下部は味蕾や消化管から感覚情報を受けとり、血中の栄養素やホルモンをモニタリングし、どれだけのカロリーが出入りしているかを知る。そして、空腹感や代謝率をそれに応じて調整し、エネルギーバランスを保つ。通常、このシステムは信じがたいほどうまく機能し、カロリーの支出と収入を一致させる。私たちは必要を満たす十分なカロリーをとると、満腹感を覚えて食べるのをやめる。貯蔵してあったグリコーゲンや脂肪を燃やすときは、空腹感を覚えて食べる。食べ過ぎもしくは飢餓状態になると、代謝率の調整によって、カロリーの不均衡な状態が修正される。ハッザ族のような集団が、少しも気にかけずに一生同じ体重でいられるのはこのためである。

ところが工業化社会では奇妙ですばらしい食の世界が生まれ、それによってこのシステムの弱点があらわになった。私たちが口にする食べ物が、食物を適度に摂取するためのチェック機能を圧倒するという事態が生じている。要するに、現代の食べ物はおいしすぎるのだ。

私たちが何かを好きになる理由は、食べ物に限らず、皆同じである。それは脳の中の報酬系がはたらくからだ。最も単純な虫から最も複雑な霊長類まで、すべての動物についていえることだが、私たちは生存や生殖の可能性を高める行動に対して報酬を与えるよう進化した脳をもっている。セックス、糖質、社会的つながり……私たちには、このような欠くことのできないものに対する欲求が最初から組み込まれている。「よい」ことを感じとると、それに反応してドーパミンや内在性カンナビノイドのような物質を分泌するニューロンが存在し、この報酬系をまた活性化するために、私たちは同じ行動を繰り返す。進化の論理は単純だ。社会的、物理的環境によく合った報酬系を備えた生命体はより多くの食物やセックスを探し求めるので、子孫をより多くもつ傾向があり、すると同じ報酬系を受けついだ個体が増える。

私たちは非常に複雑で文化的な動物なので、こうした欲求を表現する方法を数えきれないほど身につけ、そこではさまざまな連想がはたらく。おいしいものが食べられそうだと考えただけで報酬系は刺激される。ドーナツが見えただけ、ポップコーンのにおいがしただけで唾液が出てくる。高いヒールの靴や低い声に反応して空想を膨らませる。これは脳が無意識のうちに、連想させるからだ。セクシーに思えるもの、おいしそうと思えるもの、社会的に適切だと感じられるものは、香港とヘルシンキではまったく異なっているかもしれないが、その根底にある報酬系は同じである。

ヒトの脳は食物、とくに脂肪と糖類に対して強く反応する仕組みになっている。[66] 食物はすべて平等につくられているわけではない。味つけをせずに茹でたジャガイモのような食べ物で報酬系を活性化するのはむずかしいだろう。おいしい食べ物——一般的には、脂肪、炭水化物、塩を組み合わせたもの——は報酬系を交響楽団のように反応させ、脳がドーパミンのような報酬系ホルモンでいっぱいになって、私たちに快感を覚えさせる。研究者ならこのようなおいしい食べ物を「嗜好性が高い」というだろう。人が好んで食べるという意味である。

おいしいものを食べたいという欲求を抑えるのが、食べ物がもたらす報酬を減らし、私たちに満腹感を覚えさせる信号である。食物が消化され血流に入っていくと、膵臓がインスリンを、脂肪細胞がレプチンというホルモンを放出する。この2つは脳の中で食物に対する報酬反応を抑えるはたらきをする。また、胃の伸展受容器や消化管からのホルモン信号、神経信号が、満腹であることを脳に伝える。タンパク質の摂取量もモニタリングされ、量が増えるにつれ満腹感が強くなる[67]（実際、私たちはタンパク質の摂取量をモニタリングしており、十分摂取するまで満腹感を覚えないことを示す有力な証拠がある）。これらの満腹信号はどれも本質的には食べ物に対する報酬系の反応を抑え、私たちに満腹感を覚えさせる。その結果、私たちはたとえおいしいものであっても、食べるのをやめることになる。

おいしさと満腹感の綱引きは、脳の報酬系が視床下部と連絡をとりながら管理している。[68] 視床下部はこれらの信号から（ここではこのシステムについて簡単に述べているだけで、信号は他にもある）、空腹か満腹かを総合的に判断する。先ほど述べたように、視床下部によって、少なくとも伝統的な食事をとっているハッザ族のような小さな社会では、カロリーバランスや体重が実に巧みに管理される。

しかし、現代の食事に視床下部は圧倒されていて、摂取カロリーと消費カロリーのバランスをとることが非常にむずかしくなっている。これに関わる問題は2つ。まず、私たちは、狩猟採集をしていた祖先が見たこともないほどの種類の食べ物に囲まれている。種類が多いために、私たちは次々とおいしいものを食べていき、自分がどれだけ食べたのかわからなくなる。しかも、今食べている味に報酬系は刺激されなくなるが、他の味には反応する。これを感性満腹感という。よくあるのが、レストランに行ってメインコースでお腹がいっぱいになったのにデザートを食べるケース。メインコースはたいてい塩味がきいていて、報酬系は脂肪と塩に反応する。しかし、メインコースが終わるころには、視床下部は塩味の食べ物に対して価値を認めなくなっている。もうこれ以上は食べられない。しかし、デザートは甘い。これならドーパミンニューロンが反応する。甘いデザートのメニューを見ただけで、報酬系は活性化する。視床下部はどうしようもない。私たちは笑いながらデザートは別腹といい、クレーム・ブリュレを注文する。

食べ物の種類が多いと肥満になりやすいことは数十年前からわかっていた。肥満が広がり始めた1970年代後半、研究者は、実験用ラットに栄養バランスのとれた標準的な実験食と水を与えると、健康的な体重がずっと保たれることに気づいた。しかし、典型的な欧米食でおいしいものがたくさんある「カフェテリア」式の食事にすると、ラットはまちがいなく食べ過ぎて太る。[69]研究者は対象を広げて実験をしたが、サルからゾウまで、そしてもちろんヒトでも同じ現象が見られた。[70]

現代の食に関するもう1つの大きな問題は、食品が文字通り、食べ過ぎるようにつくられていることだ。これは数千年前、農業、植物の栽培、家畜の飼育の開始とともに始まった。糖類や脂肪のようなおいしい成分が増やされ、満腹感を与える成分が減らされたのだ。このプロセスが工業化で新たな段階に入った。スーパーで買う多くの食品、たとえば私のハッザの友人は缶詰や加工食品をおもしろがっているが、こうした食品は私たちの先祖が見ても何なのかわからないほど手を加えられている。満腹感を与える食物繊維やタンパク質などがとり除かれ、糖類、脂肪、塩などの報酬系を刺激するものが加えられる。その結果、今日、アメリカ人の摂取カロリーの3分の1がこうして添加された糖類と油で占められるようになった。[71]私たちの報酬系は、これらの多種多様な加工食品から送られてくる強い信号にうまく反応する仕組みにはなっていない。視床下部は食欲をゆっくりと抑制するため、その指令が出るまでに私たちは食べ過ぎている。

食品会社は万事心得ている。食品感性工学は数十億ドル産業で、科学者チームは実に多彩な技術と添加物を使って、嗜好性の高い、満腹感を覚えさせない食品、つまり、いつももっと食べたいと思わせる食品を開発する。[72]これらの食品は脳の報酬系と満腹中枢を回避するようつくられる。脂肪と糖類を加えたうえにさらに加える合成香料は、フォーカスグループ〔購買層を代表する属性の数人を集めて新製品について議論してもらうなどする、市場調査の手法〕を使って確かめた、折り紙つきの配合を使う。地元のスーパーの加工食品売場を、報酬系と視床下部が石器時代のままの状態でうろうろするのは、銃撃戦に石斧をもっていくようなものである。「1つじや絶対止まらない（Betcha can't eat just one.）」。このキャッチコピー〔ポテトチップスの「レイズ」のコピー〕は、軽い気持ちでいっているように聞こえるかもしれないが、食品会社はこの言葉通りになることを知っている。

アメリカ国立衛生研究所のケビン・ホールのチームが行った最近の研究で、加工食品は実に強力であることがわかった。[73] ４週間の入院を伴うこの研究では、２種類の食事が用意された。炭水化物、脂肪、タンパク質の割合はどちらも同じで、食物繊維、ナトリウム、糖類の量も同じ。違いは加工度にある。一方の食事はホットドッグ、出来合いのパスタ料理、箱入りのシリアルなど、加工度が高く、もう一方は、ウシのテンダーロイン、サケの切り身、野菜、コメなど、比較的加工度が低かった。被験者の男性、女性は、どちらか一方の食事を２週間とり、その後はもう一方の食事をとった（半分の人は加工食から、もう半分の人は非加工食から始めた）。彼らは食べたいものを食べるようにいわれ、それ以外の指示は受けなかった。結果は驚くべきものだった。被験者の１日の摂取カロリーは加工食品を食べたときのほうが５００キロカロリー多く、体重が１週間で１ポンド（約４５０グラム）近く増えたのだ。

肥満のわなに陥らないためにはどうすればよいか

先進国ではここ数十年にわたって肥満が増加しているが、さまざまな種類のおいしい加工食品が簡単に手に入るようになったことがその主な原因なのは明らかだ。１人当たりの摂取可能カロリーが増えたのだから、平均体重が増加するのは理解できる。[74] だが、人によって体型や体重がこうも違うのはなぜなのだろう。先進国に住む私たちの周囲にあるおいしいさまざまな加工食品が人を太らせるのなら、どうしてすべての人が肥満ではないのだろう。誘惑にもかかわらずスリムな体型を維持できる人がいるのはなぜなのか。

まず重要なのは、肥満は遺伝する傾向が見られる点である。その可能性は高く、遺伝要因が強く影響しているようだ。同じ型の遺伝子をもつ人は体重が同じになる傾向がある。これは、1990年代に行われた双子を対象にした研究でもはっきりと示された。人々に食物を過剰にとらせると（当然）体重の増加につながるが、第5章で述べたカロリー補償がはたらき、一部の人はより多く体重が増加する。だが、双子の場合はカロリー補償が同じようにはたらき、その結果、脂肪が体の同じ場所に、同じだけつく。[75] 双子はカロリーを十分摂取せず、体重が減るときも同じ反応を示す。[76]

ここ20年の間に遺伝子研究はすばらしい発展を遂げ、肥満に関わる遺伝的変異が900以上発見されている。[77] ご想像通り、これらの遺伝子のほぼすべてが主に脳で機能していることから、肥満に関する調節異常は明らかに脳で生じている。食行動における報酬系の役割は複雑で広範囲に及ぶ。空腹感、満腹感、代謝率の調整を担うシステムについても同じだ。これらのシステムを構成する無数の部分は遺伝子によってつくられ、その遺伝子は人ごとにわずかに異なっている。報酬系と満腹中枢を過食に傾きやすくするものもあれば、過食に抵抗する方向にはたらくものもある。あなたの遺伝子を見れば、健康的な体重を簡単に維持できるかどうかがわかるのだ。

しかし、遺伝子ですべてが決まるわけではない。生物の進化はゆっくりとしか進まないからだ。工業化社会で今日私たちを困らせている遺伝子は、肥満危機が起きるはるか以前の、曾祖父母の時代にも存在していた。そして、肥満など問題ではないハッザ族のような集団にも見られるだろう。明らかに、私たちは環境を自分たちにとってプラスとなる方向にも、マイナスとなる方向にも変えることができるのである。

体重を管理し代謝をうまく機能させるには、栄養価が高く、満腹感が得られ、しかもカロリーの高くない食品を中心にした食事をとるのがいいだろう。ありがたいことに、適度なカロリーで食べ応えのある食事がどのようなものかはすでにわかっている。１９９５年にシドニー大学のスーザン・ホルトが、38種類の食品を用意し、２４０キロカロリー分を食べて2時間後に満腹感があるかどうかを比較する基礎的研究を行った[78]。満腹感が十分だったのは、果実、魚、ステーキ、ジャガイモのような手を加えていない食品だった。精白パン、箱入りシリアル、味つきヨーグルトのような加工食品は満足度が低く、とくに低かったのがクッキー、ケーキ、クロワッサンのようなオーブンで焼いたおやつ類だ。ポイントは、タンパク質、食物繊維、エネルギー密度である。食物繊維とタンパク質を多く含み、一口当たりのカロリーが少ないものが最も腹持ちがよかった。当然、おいしさも関係した。おいしさを高く評価された食品――つまり報酬系が大きく反応した食品――は、満腹感が最も得にくかった。

ホルトの満腹感に関する研究は、ダイエット戦争を終わらせるための解決策を示している。それにはこの戦争を戦ってきたどの兵士も喜んで耳を傾けるだろう。ダイエットは、低炭水化物ダイエットにせよ、低脂肪ダイエットにせよ、満腹感の得られない食品を断ち、少ないカロリーで腹持ちのよい食品をとり入れたものが効果を上げる。低炭水化物ダイエット支持者の、糖類の多い食品はつい食べ過ぎてしまうという指摘は正しい。そうした食品は報酬系を刺激するが、満腹感は与えてくれない。砂糖入り飲料（ソーダやスポーツドリンク）、フルーツジュース、炭水化物を多く含む加工食品は危険である。果物や野菜が食欲を満たすのは食物繊維のおかげだが、これらの食品にはそれがまったく含まれていないからだ。だが、脂肪が豊富な食品、とくにタンパク質が含まれていない加工食品も、同じ問題をかかえている。低炭水化物ダイエットが肉やタンパク質の多い食品を重視するのはこのためである。こうすればカロリーを抑え、満腹感を得ることができる。植物性食品を基本とする混食は食物繊維が豊富で、タンパク質をしっかりとるようにすることもでき、カロリーは低いが、満腹感が続く。あなたに最適の食事法は、あなたの報酬系がどうはたらくか、そして、どんな食品の組み合わせが少ないカロリーであなたを満足させられるかによって決まる。

名前のついたダイエット法をとり入れなくても、ひもじい思いをせずにカロリー摂取量を減らすことは可能だ。高カロリーの加工食品を家と職場の机から一掃し、タンパク質か食物繊維が多く含まれている食物（素炒りのナッツ、果物、新鮮な野菜など）をとり入れると、少ないカロリー摂取量で満腹感を持続させることができる。自分で料理する回数を増やすのもよいだろう。ほとんどのレストランは、すぐに食べ過ぎてしまうおいしい食事をつくるのが仕事だからだ。

生活の中のストレスを減らすのもいいやり方だ。感情的、心理的ストレスは、寝不足のような身体的ストレス同様、報酬系の異常を引き起こし、それが食べ過ぎにつながる。脳はまた、私たちが孤独や恐れ、悲しみを感じたときに求める感情的、心理的報酬を、食べ物による報酬で代用することを覚える。その結果がやけ食いだ。これは本当の話で、実験室でさえ、ストレスの溜まる経験をしたあとは、人はいつもより多く食べる。[79] アメリカをはじめとする先進国の人々は、毎年、クリスマス休暇に体重が平均1～2ポンド（約0・5～1キロ）増えるが、[80] これはおいしい食事と社会的ストレスの組み合わせと考えれば説明がつく。一生の間、慢性的にストレスをかかえていたら、体重と健康にたいへんな悪影響が及ぶ。アメリカでは貧困とチャンスに恵まれないことが、肥満と心血管代謝疾患に強く結びついている。[81] とくに構造的な人種差別の中で生きていかなければならないアフリカ系アメリカ人のコミュニティなどで、この傾向が強い。エネルギーと代謝に関する社会的課題については第9章で見ることにしよう。

実際の狩猟採集民の食生活はどのようなものか

朝のハッザキャンプ。ブライアンと私は家々を回って、GPS装置を手渡しながら（土地利用に関する調査の一環）、ようすを尋ねた。どの家でも少し話をするが、長話はしない。皆、起きだしたところだった。それから私たちはマナシのところに行った。

マナシは前の晩、地面に毛布を敷いて野宿していた。ハッザのキャンプを通過してどこかへ行く未婚の男性はよくそうする。1週間前ここにきたマナシもわざわざ家をつくることはしなかった。だが、ここ数日、彼は気分がすぐれず、ここを離れる気にならないようだった。彼は毛布の上に座って症状を話しながら、熱い灰を素手でかき回した。胃がおかしい。ひどく痛む。下痢をする。そうだ、シマウマを食べないか？

マナシは灰の中から焦げた薄いシマウマの肉をひっぱり出すと、3つに裂き始めた。シマウマは5日前に仕留められ、キャンプの皆に分けられた。家々の上に張りだした木々の枝の間からさしてくる日の光の中に、3枚の温かい肉がだらりとぶら下がっている。これがいつから炭火の中にあったのかは不明だが、困ったことに、中は風船ガムのようなピンク色だ。マナシは胃腸がいかに不調かを話し続けながら、私とブライアンに一切れずつくれた。ハッザ族は分け合うということを絶対に守る。それを断るのは失礼だろう。ブライアンと私は互いを横目でちらっと見た。食べなきゃいけないだろうな。私は気後れしないうちに肉を口にぽんと入れ、嚙み始めた。黒焦げになった皮のような食感と味がした。私はそれを飲み込み、肉も、下痢に悩むマナシの指も灰が浄化してくれたものと信じようと努めた。

科学者として、私は自分の研究について講演をすることがある。そんなときよく聞かれるのが、ハッザ族の食事についてだ。彼らの食べ物として何か変わったものを紹介できればよいのだが、私があげるのはハチミツ、塊茎、何種類かのベリー、そして肉などだ。私たちの社会にはない味や食感について話をすれば満足してもらえるだろう。しかし、現実はこうだ。ハッザ族の食はわくわくするようなものではない。ハチミツと風味の強い果実を除くと、どれも味がない。ときどき塩がほんの少し使われるが、スパイスを使うという話は聞いたことがない。食べ物はほぼすべて生のままか、焼くか煮るかして、単独で出される。欧米人ならまず、おいしい、あるいは、おいしそうとさえいわないだろう。ハッザでは、食べ物が血だらけだ、古すぎる、見た目が悪いなどと気にする人はだれもいない。大人数でバーベキューをした翌日、グリルを開けてみたら網の上に冷たくなった手羽元と黒焦げのジャガイモが残っていたという経験はないだろうか。それがハッザ族の食事だ。

工業化した世界でハッザ族の食事の原則をとり入れれば、健康にとてもいいだろう。しかし、新しい食事法が流行すると期待してはいけない。嗜好性の高い加工食品があふれている社会でハッザ族の食事が広まることはまずないだろう。彼らの食事法には重点的に食べなければならない食物はないし、避けなければならない食物も、精巣とヘビ以外にはない。低炭水化物食でも、ケトン食でも、菜食主義でもなく、断続的に断食をするわけでもない。それは、他の小規模な社会同様、食物繊維の多い野生のイモとベリー、そしてタンパク質の豊富な肉を食べる、シンプルで満腹感の得られるものだ（ハッザ族の1日の食物繊維摂取量は平均的アメリカ人の5倍である）[82]。脂肪は比較的少なく（ただ、飽和脂肪と不飽和脂肪の割合に関する研究はなされていない)、ハッザ族に心疾患が見られないのはそのためだろう。[83] 食物はいつでも周囲の自然の中にある(塊茎は年中とれる)。しかし、彼らは自分で食物を獲得しなければならない。さまざまな種類のおいしい食品がいつも身の回りにあるわけではなく、食べ過ぎるようにつくられた加工食品などあるはずもない。彼らは肥満とも代謝性疾患とも無縁である。それはカロリーのとりすぎになるような食環境におかれていないからだ。

サバンナで得た知恵を日々の生活にとり入れるということは、ダイエット戦争やカロリーに関する呪術的思考、陰謀説を超えて進むということである。ヒトは環境に適応する雑食動物だ。そして、旧石器時代と現代の狩猟採集民、DIETFITS研究やホールのアメリカ国立衛生研究所での対照研究などから、健康的な食事法は1つだけではないことがわかった。一般的に、私たちは食物繊維とタンパク質が豊富な、満腹感の得られる食事をしなければならない。そして、報酬系を大いに活性化させる糖類と脂肪を加えた加工食品は避ける必要がある。あなたに合った食事法とは、ひもじい思いをせずに健康的な体重になって、それを維持することのできるものだ。カロリー計算をする必要も(いずれにせよ、正確に計算するのはむずかしい)、カロリーの摂取量、消費量を把握するために研究に参加する必要もない。必要なのは洗面所の体重計だけだ。摂取カロリーが消費カロリーより少なければ体重が減る。体重が日標と異なる人、体重が計画通り減らない人は、食べ物を変えてみるとよい。

とはいえ、食事は健康維持のための一手段にすぎず、代謝という問題を半分解決するにすぎない。食環境がよくなれば体重や摂取カロリーの調整がうまくいくだろうが、消費カロリーまで変えることはできない。消費カロリーを変えるには運動が必要だ。

第5章で、運動が減量に有効だという考え方が誤っていることを示した。身体活動が活発になると、体は他で使うカロリーを減らして1日の消費量を一定に保とうとする。カロリー消費量の増加が続くと摂取量が増やされ、減量の可能性はなくなる。しかし、運動で1日のカロリー消費量を変えることはむずかしいが、カロリーの使われ方を変えることはできる。そして、それが健康と病気の分かれ目になるかもしれない。ハッザ族のように健康でいるためには、狩猟採集民のように体を動かす必要がある。その理由を知るために、アフリカの熱帯雨林に暮らす私たちの親戚を訪ねることにしよう。

第7章——ヒトの体は運動を必要としている

運動しないチンパンジー、運動が必要なヒト

飛行機はサハラ砂漠の上空3万5000フィート（約1万メートル）を飛んでいた。私は小さなプラスチックの窓から眼下に広がる闇を見下ろし、そこでどんな発見があるのだろうと考えていた。アフリカに行くのはそれが初めてで、チンパンジーの木登りについて研究をするため、ウガンダをめざしていた。携帯電話がまだない時代のひとり旅で、私の命綱は1枚のコピーだった――到着後、エンテベ空港から首都のカンパラまでタクシーで行き、そこからバスに乗ってキバル国立公園まで行くのにどう交渉すればよいか、大学院生の間で受けつがれてきた有益な情報がその紙にまとめてあった。私は頭の中でチェックリストと手荷物の確認をし、空港でのタクシー運転手との値段交渉のリハーサルを声を出さずにやってみた。落ち着いていと自分に言い聞かせる。準備はできている。

準備はほぼできていた。熱帯雨林での実地調査は初めてだったが、何週間もかけて準備を整えた。ゴム長靴、長袖のシャツとズボン、レインウェア。大きなダッフルバッグが2つ、荷物でいっぱいになった。その大半は指導教官のものだ。彼は（よい教官は皆そうだが）大学院生を現地まで自分の荷物を運ぶラバのように思っていた。必要なワクチン接種をすべて受け、マラリア予防薬もきちんと飲んでいた。まずはカンパラのホテルにチェックインし、そのあと誘拐されずにキバルに到着できた。例のコピーで、現地の人たちにルトロ語でなんと挨拶すればよいのかも覚えておいた（相手が1人なら「オ

リオタ！」、2人以上なら「ムリムタ！」。返ってくる言葉はいつも「クルンギ！」だ）。虫への備えもできていた。蚊のようなブンブン飛び回る虫には、恐れていたほど煩わされなかった。ときどき皮膚から出てくる食人バエの幼虫〔ヒトを含む大型哺乳類の皮膚に寄生する〕は、下半身に寄生されなくて助かったと思いながらニキビのようにつぶした。軍隊アリに初めて襲われたときもすばやくズボンを脱いで、腿から手際よくつまんでは捨てた。鼻の奥の、そこをさらに上にいった目と目の間から、ダニを根気よくつまみ出したことさえある。親切な（そしておびえた表情の）研究者仲間から借りた長いレブロンのピンセットを使ってなんとかやり遂げた。

だが、チンパンジーのにおいに対する備えはしていなかった。

キバル・チンパンジー・プロジェクトの研究者チームと初めて森に行った日、私たちは広く開けた場所を見下ろせる小高い丘に登り、立ち止まると口を閉じた。前方にチンパンジーの一団が現れ、30ヤード（30メートル）ほど先の、枝を張りだしたイチジクの巨木までやってきたのだ。森の落ち着いた緑と茶色を背景に黒い姿が生き生きと動いていた。チンパンジーは1匹ずつ木の天蓋部分まで登っていくと、実を食べ始めた。大きな枝でくつろぎながら両手いっぱいのイチジクの実をがつがつ食べるチンパンジーは、ギリシア神話の神々のようだった。野生のチンパンジーを見たのはこれが最初で、その姿が記憶に焼きついた。

キバル・チンパンジー・プロジェクトの研究者と同じように、私はルールを知っていた。チンパンジーは静かに観察すべきで、干渉してはいけない。私たちが彼らの世界にいるのだから、その世界を尊重しなければならない。そして最初の数日は、すべてが計画通りにいった。私たちは夜明け前に起きて、チンパンジーを見つけ、可能な限り（たいてい夕暮れまで）彼らのあとについていく。安全な距離を保つため、少なくとも20ヤード（約20メートル）は離れる。私はわくわくした。しかし、まだどこか動物園に行っているような気分だった。チンパンジーが離れたところにいるので、私は研究者としての距離を保つことができていたのだ。チンパンジーは動物で、私は学問的立場から熱心に観察をする研究者だった。

ところが、1週間目が終わるころ、チンパンジーに驚かされるできごとがあった。あとについて歩いていたら、一団が向きを変え、私たちからほんの数フィート（1メートル）ほどのところを1列になって通り過ぎていったのだ。においがした。多湿な森での生活を物語る強烈な、森のムスクとでもいえそうなにおいだった。しかし、それでいてどこか人間のにおいがし、落ち着かない気持ちになった。直感的にそう認識したことで、私は霧の中から抜け出したようだった。突然、動物を観察しているとは感じなくなったのだ。チンパンジーは単なる動物ではなかった。

プリンストン大学の倫理学者ピーター・シンガーは、私たちが動物との間に引く境界線は恣意的なものであると強く主張している。感覚がある動物は、道徳的に人間と同等の存在であるというのだ。ペンシルベニア西部の田舎町で育ち、森や牧草地で、そして、ときには猟銃の照準器を通して動物を観察していた私も、ヒトが生命の樹の何百万という小枝の中の1つにすぎないことは理解していた。しかし、ヒトと動物を混同することはなかった。ヒトは特別な存在ではない、ヒトと動物との間に引かれた線は恣意的で意味がないといわれたら、私は、それは馬鹿げた考え方だ、抽象的なことばかりを考えて森で1日を過ごしたことのない、なよなよした奴の考えることだ、と思っただろう。ウガンダの熱帯雨林の真ん中で、私は自分が何を見ているのかわからなくなった。ヒトと動物との区別は、まだ頭の中にあった。だが、チンパンジーが境界線を越えて私たちの側に入ってきたのだ。私は一緒にいたベテランの研究者に何かぼそぼそといった。彼女は、よくわかるわという表情を見せ、向きを変えるとまたチンパンジーを追い始めた。

もちろん、私たちが類人猿に引きつけられるのは、ヒトとの類似点がたくさんあるからだ。彼らを見ていると、そこに自分の姿を見ることになる。著名な霊長類学者ジェーン・グドールが若いころ、鳥類や哺乳類の生態学者は調査対象の個体にＩＤナンバーをつけていたが、彼女はチンパンジーがあまりに人間に似ていることから、ゴンベ国立公園のチンパンジーにフィフィ、グレムリンなどの名前をつけた。１９６０年代にグドール、ダイアン・フォッシー、ビルーテ・ガルディカスが野生の類人猿の研究を始め、以来、最も近い関係にある類人猿が身体面でも行動面でもいかに人間に似ているかが明らかにされてきた（図４－１）。チンパンジー、ボノボ、ゴリラ、オランウータンは複雑な社会生活を送り、長い友情を築く。狩りをし、多種多様な道具を使い、ふざけて取っ組み合いをし、争い、文句をいい、愛するものが亡くなると悲しむようだ。類人猿には文化のようなものがあり、さまざまな社会規範や狩猟採集のコツを社会の中で学ぶ。

私たちと類人猿にはマイナスの共通点も多数見られる。あの夏、私がキバルで学んだ通り、チンパンジーは怠惰だ。信じがたいほど力が強く、巨木に簡単に登ることができ、オスはときどき互いに攻撃したり誇示行動をとったりする。しかし、森の中を早足で歩いているときや、アルファオス〔群れで第1位のオス〕が歯をむき出しにして叫んでいるときを除くと、私たちはただぶらぶらしているだけのチンパンジーを何時間も観察することになった。チンパンジーをはじめとする大型類人猿は一晩に９～10時間睡眠をとり[1]、日中は休息、グルーミング、食事に10時間をあてる。１日の歩行距離は典型的なアメリカ人を下回り、木登りも一般的に考えられているほどはしない。キバルでの私の記録によると、チンパンジーは1日に約330フィート（100メートル）の木登りをし、約1マイル（1・6キロメートル）のウォーキングに相当するカロリーを消費する。[2] 他の類人猿も似たようなもので、本当に怠惰な集団なのだ。

私たちがこんな生活をしていたら厄介なことになるだろう。ヒトの場合、体を動かさなければ、心臓病や糖尿病などの心血管代謝疾患の発症リスクが高まる。ところが、類人猿は怠惰なのに病気にならない。糖尿病は動物園でさえ極めて珍しい。コレステロール値はもともと高いが、動脈が詰まることはない。飼育下の類人猿の主な死因は心筋症である。心臓の筋肉に異常が発生する病気だが、その原因はまだ解明されていない。しかし、類人猿はヒトがかかる心疾患とは無縁のようだ。血管が硬化することも、冠動脈が詰まって心臓発作を起こすこともない。[3] そして、脂肪も少ない。私はスティーブ・ロスやメアリー・ブラウンらと類人猿のデータを集めたが（第1章）、動物園のチンパンジーとボノボの体脂肪率は10％未満だった。

ヒトといちばん近い関係にあるチンパンジーが、体を動かさないのに健康を保っている。このことからわかるのは、運動は水や酸素とは違って、すべての動物にとって生きるために必須の要素というわけではないということである。運動を必要とするヒトが特異なのだ。それが私たちを異なる存在にしている。ホミニンの先祖が狩猟採集生活に移行すると、信じがたいほどの身体活動が必要になり、体がそれに対応した。適応は体のあらゆる部分で見られた。筋肉、心臓、脳、消化管——すべてが変化した。第4章で述べたように、これに伴って細胞の仕事のペースに変化が生じ、代謝率が増加して、狩猟採集戦略に必要なエネルギーの供給が可能になった。このはるか昔の適応が、今日の私たちに影響を及ぼしている。私たちの体は活発に動かすようにできているのだ。現代の工業化社会では食物を毎日自分で手に入れる必要がないため、体を適切に機能させるには運動をしなければならない。これが狩猟採集時代の遺産である。

運動がなぜそれほど重要なのか、その背景には狩猟採集民としての過去があることがわかった。しかし、運動が健康にどうよいのか、そこまではわからない。運動をすればより多くのカロリーを燃やせるとよくいわれるが、第5章で述べたハッザ族を対象にした調査やその他の研究から、この考え方は誤りであることがわかっている。運動をしても1日の消費カロリーはそれほど変わらず、体重に永続的な影響が及ぶわけでもないと知ると、残念なことに多くの人が、運動は重要ではないと考えてしまう。そんな誤ったメッセージを受けとってはいけない！　ここ数十年の間に何百もの研究と何十万人もの被験者から得たデータがはっきりと示している。運動をすると体の調子がいい、と。しかし、運動によって1日のカロリー消費量が増えるわけではないのなら、運動は私たちの健康にどのような作用をおよぼしているのだろう。

本章では、運動が体にどのような効果をもたらすのか、とくに代謝に及ぼす影響を中心に掘り下げてみたい。これから見ていくが、運動が有益である大きな理由の1つは、運動に対する代謝反応――1日の消費カロリーを一定に保つための無数のトレードオフや適応――にある。制限的日次カロリー消費を口実に運動をしない人もいるだろうが、定期的に体を動かすことが重要な理由の1つはこうだ。運動によって1日のカロリー消費量が変わることはないが、カロリーをどう使うかは変えられる――そして、それが効果を生むのである。

運動したほうがいい理由はたくさんある

運動の効果はカロリー以外にも及ぶ。たとえば運動はあなたを強く、健康にする。これは死神を寄せつけないよい方法だ。おもしろい例を1つあげよう。腕立て伏せを連続11回以上できる男性はできない男性に比べ、心臓まひを起こすリスクが60％以上低い[4]（さあ、あなたも本をおいてやってみよう。待っているから）。有酸素運動は心血管代謝疾患のリスクを抑える——そして健康長寿をもたらす。高齢になるにつれ、丈夫な体でいることがとくに重要になる。高齢者の体力の標準的指標に、6分間歩行距離がある。（ご想像通り）6分間に歩ける距離を測定するのだが、少なくとも1200フィート（約360メートル）歩ける人は今後10年間に亡くなるリスクが、950フィート（約290メートル）歩けない人の半分なのだ。[5]

強度が6メッツ以上（第3章）の激しい運動は、全身によい影響を及ぼす。[6] ジョギング、サッカー、バスケットボールなどのスポーツや、バックパックを背負って歩く、自転車に乗るなどの運動は、心拍数を上げる。血流が速くなると、一酸化窒素が放出される。[7] 一酸化窒素は、血管を広げて柔らかい状態に保つはたらきがある。しなやかな血管は血圧を低めに保ち、詰まったり破れたりして心臓まひや脳卒中を引き起こす可能性も低い。中程度の運動（メッツ3～6。きびきびと歩く、楽に自転車に乗る、ガーデニングなど）も効果があり、血管内のブドウ糖が細胞に入るのを促す。気分転換やストレス解消につながることもわかっていて、うつ病の治療にも役立つ。定期的に運動をすると頭をさえた状態に保つことができ、加齢に伴う認知機能の低下を鈍化させる。[8] ランニングなどの有酸素運動は脳への血流を増やし、ニューロトロフィンの放出につながる。ニューロトロフィンは脳細胞の成長と健康を促す物質だ。デイブ・ライクレンの研究チームによると、ウォーキングとランニングは認知機能を改善する。[9] スピードとバランスを維持しながら進むために、脳は次々と入ってくる視覚などの知覚情報をうまく処理しなければならないからだ。

運動の効果は他にもある。私の博士課程の指導教官だったダニエル・リーバーマンは、身体活動が免疫反応から生殖まで、体のすべてのシステムに影響を及ぼすと『Exercised（運動）』で詳しく述べている。[10] その情報伝達のメカニズムがどのようになっているかはまだ解明されていないが、範囲の広さには驚くばかりだ。筋肉を鍛えると、全身に及んでいる神経系と循環系のはたらきに変化が生じ、さらに何百もの物質が血中に放出される。[11] 運動で体にどのような影響が生じるのかは、ようやくわかり始めたところだ。そして、影響は体のあらゆる部分に及んでいる。

運動に使われなかったカロリーの行き先

ハッザ族をはじめとする身体活動レベルの高い集団を対象にした調査でわかった基本的な知見は、私たちの体は一定のエネルギーでやりくりしているということだ。これが制限的日次カロリー消費モデルである（第5章）。他の動物についてもいえることだが、私たちの代謝システムは、カロリーの需要量や必要とされる使い道が変化しても、1日のカロリー消費量を同じに保つ仕組みになっている。確かにカロリー消費量には、運動をすれば増え、しなければ減るなど、日々の変動がある。しかし、体はいつもの日課や普段通りの仕事量に適応していく。身体活動の消費カロリーが増えれば、他の仕事に使うカロリーが減らされるわけだ（図7－1）。

消費カロリーが一定に保たれているのなら、私たちも、1日の消費カロリーに運動がどう影響するのかを考え直さなければならない。使えるカロリーが一定となると、すべてはトレードオフになる。

運動は1日のカロリー消費量を増やすのではなく、別の仕事に使われるカロリーを減らす。同じカロリーを二度使うことはできない。

ダーウィンの時代からトレードオフの重要性は理解されていたが、公衆衛生においてはほとんど無視されてきた。第3章と第4章で述べたように、公衆衛生分野の臨床医や研究者は、運動をするとカロリー消費量が増え、他の仕事に回されるカロリーの量に変化はないという空論に固執してきた。二重標識水法によってさまざまなライフスタイルのカロリー消費量が測定されるようになり、制限的日次カロリー消費という考え方が関心を集めるようになったのは最近だ。私たちは運動と健康における代謝のトレードオフがいかに重要かを理解し始めたところである。

前の2つの章で、代謝エンジンがいかにすばらしいはたらきをするかがわかった。使えるカロリーが限られてくると、視床下部は代謝率を下げ、私たちに摂食を促す。カロリーが余分に体内に入ってくると、代謝率が上がり、余分なカロリーの多くが燃やされる。これは、私たちの器官とそれぞれの器官が果たす仕事にとって何を意味するのか。使えるカロリーが乏しいときは必須とはいえない代謝が抑えられ、カロリーに余裕があるときは必須とはいえない代謝も促進されるのである。毎日の身体活動が消費カロリーに及ぼす影響を図7-1に示した。

ヒトもその他の動物も、脊椎動物の5億年に及ぶ進化の結果、今存在している。その私たちが厳しい状況に立たされたとき、体のどのはたらきを犠牲にし、どのはたらきを守るかを賢明に判断しているのは当然だろう。ここで紹介したいのが、第5章でも少し触れたジョン・スピークマンのネズミの研究である。彼の研究チームは、カロリー数の異なる制限食を大人のオスのマウスに与え、エネルギーバランスの負の状態が深刻化していくと体はどう反応するかを観察した。[12] すると、代謝率と体重は予想通り急減したが、体の反応は一様ではなかった。心臓、肺、肝臓など大半の臓器は、体重の減少に伴って縮んだ（そして、カロリー消費量も減った）。脳は守られ、同じ大きさを維持した。胃と消化管はいいいい大きくなった。食物からカロリーを最後まで絞り出そうとしたのだろう。だが最も対照的だったのは、脾臓と精巣である。脾臓は免疫機能の要だが、すぐに小さくなって、他の臓器以上に縮んだ。一方、精巣は守られ、カロリー不足でどうしようもない状態になるまでほとんど変化しなかった。私がこの研究を気に入っているのは、ネズミの代謝戦略がよくわかるからである。一生は短い。ならば、子孫をつくろう。免疫はオプションだ。

私たちのような長生きをする種は、これとは異なる代謝戦略を打ち出している。シュアール族の子どもを対象にしたサム・アーラッカーの研究では、感染と闘う子どもたちは成長のために使うカロリーを減らし、免疫防御に使うカロリーを増やすことが示された。[13] ヒトはむずかしい状況に直面すると、長期的観点から、維持管理や生存のためにカロリーを配分するようである。

1日に消費できる限られたカロリーの多くが運動に使われるようになると、似たような優先順位づけが行われる。[14] 他の仕事が締め出されるのだ。必須とはいえない活動——カロリーが十分あるときだけ行えばよい贅沢なもの——がまず停止するが、必要不可欠な活動は最後まで守られる。その結果、運動は代謝調節やカロリーの配分に広く影響を及ぼし、健康を大きく左右することになる。

●炎症

体が細菌やウイルス、あるいはキバルで5日間私の鼻の奥で生活していたダニのような寄生虫に攻撃されると、まず炎症反応が生じる。感染部位に免疫系の細胞が送られ、サイトカインと呼ばれるシ

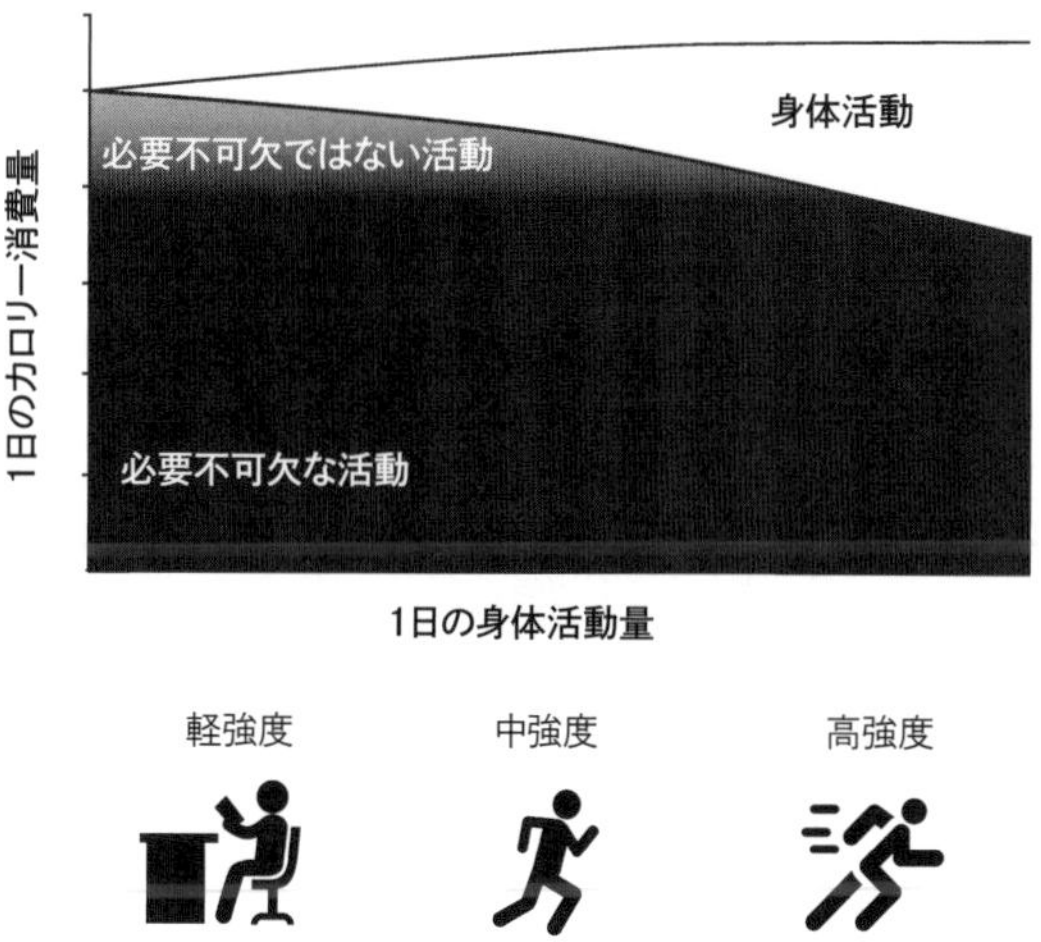

図7-1　1日のカロリー消費量は制限されていて、1日の身体活動量が増えても、それに伴って増加するわけではない（第5章）。ライフスタイルが活発になり身体活動が増えると、そこに消費されるカロリー（白い部分）が増え、必要不可欠ではない活動に回されるカロリーが減る。運動が極端に増えると、必要不可欠な活動に使うカロリーに影響を及ぼして、オーバートレーニング症候群のような問題が生じる。

グナル伝達分子が多数、血流に放出され、組織が腫れる。炎症反応はエネルギーコストが高いが、極めて重要である。これは体内の救急隊であり、侵入者に対処するためになくてはならない存在だ。

炎症が標的を誤り、真の脅威ではなく、自分の体の細胞や無害な花粉粒などを攻撃すると大きな問題が生じる。消防隊が出動して、燃えてはいない家に放水し、ドアを壊すようなものだ。炎症が慢性化すると、いつまでも長引くようになる。その結果は破壊的だ。炎症はアレルギー、関節炎、動脈疾患と、何にでもつながる。また、視床下部にも影響を及ぼし、過食やその他の調節異常を引き起こすことがある。

定期的な運動は慢性炎症の抑制に効果的であることが数十年前からわかっている。[15] 炎症の抑制とは、つまり、心疾患や糖尿病などの代謝疾患のリスクを抑えるということである。運動がなぜ炎症の抑制に効果的なのか、それは消費カロリーが一定の範囲内に抑えられていることを考えるとわかりやすいだろう。1日のカロリーの多くが運動で消費されると、体は残りのカロリーを倹約して使わなければならない。炎症反応も、常に警報を発するのではなく本当の敵に狙いを定めるようになれば、免疫系の不要な活動に使うカロリーを減らすことができる。

●ストレス

人生には非常事態がつきもので、それに対処するには健康的なストレス反応が必要だ。狩猟採集民だった私たちの先祖には、ときおり遭遇するヒョウから逃れるため、アドレナリンとコルチゾール――闘争・逃走反応で重要な役割を果たすホルモン――の分泌が必要だった。現代では路上強盗から逃げなければならないときや、突っ込んでくるタクシーを巧みに避けなければならないときに、行動を促すために必要だろう。しかし、炎症と同様、ストレス反応がまちがって引き起こされたり、いつまでも続いたりすると、ストレスが慢性化し、健康に深刻な影響を及ぼす。

運動はストレスを軽減し、気分を改善することがよく知られているが、これはストレス反応の大きさが抑えられるからだ。このよい例としてあげられるのがスイスで行われた研究である。この研究の被験者は、持久力競技の男性アスリートと、運動はせずに座って過ごすことの多い男性で、ストレス反応を引き起こすためにスピーチが用いられた。[16] 2つのグループの間に、年齢、身長、体重、一般的な不安レベルの違いは見られなかったが、スピーチに対する反応は大きく異なった。心拍数とコルチゾールの濃度はどちらのグループも上がったが、ストレス反応はアスリートのほうが小さく、消えるのも早かったのである。制限的日次カロリー消費モデルから予想される通り、彼らの体はストレス反応に多くのカロリーを使っていなかった。

運動がストレス反応を効果的に抑える例をもう1つあげておこう。中等度のうつ病をかかえる大学生年齢の女性を対象にした研究で、女性は4カ月の実験に参加、8週間は定期的にジョギングをし、あとの8週間は運動を課されなかった。[17] 代謝を進化の観点から見るとわかるように、運動は体重には何の影響も及ぼさなかった（体が活動量の増加に見事に適応した）。しかし、ストレス反応は軽減した。定期的に運動をしているときは、アドレナリンとコルチゾールの1日の分泌が30％減ったのだ。抑うつも改善し、運動の効果が体の広い範囲に及ぶことがここでも示された。

◉生殖

では、ここで問題。人生の最盛期にあるハッザ族の男性と、ボストンの締まりのない体の男性とでは、どちらがテストステロンのレベルが高い？　両者のレベルは大きく異なることがわかっている。ハッザの男性のレベルは、平均的アメリカ人男性のおよそ半分なのだ。これは男性だけの話ではなく、ハッザ族に限ったことでもない。ハッザ族、チマネ族、シュアール族のような、身体活動の活発な小規模社会の男性、女性は、体を動かさない工業化社会の男女に比べ、生殖ホルモン（テストステロン、エストロゲン、プロゲステロン）の血中濃度が低いのである。

小規模社会で生殖ホルモンのレベルが低いのは、体をよく動かす生活をしているからだと確信をもっていえる。実験による研究で運動がホルモンに影響を及ぼすことが再現されるからだ。運動に関する研究に参加する大学生年齢の女性は通常、エストロゲンとプロゲステロンのレベルが低く、生理の周期も乱れがちである。運動をするとなぜ生殖系のはたらきが抑えられるのか、カロリー消費に関する伝統的な考え方では説明がつかない。しかし、制限的日次カロリー消費という視点に立つとうまくいく。身体活動に多くのカロリーが費やされ、その分、生殖に利用できるカロリーが減るからだ。

運動に対する生殖ホルモンの反応を調べた研究では、体が運動量の変化に適応し、ホルモン量が調整されるまでにどれくらいの時間を要するかも明らかにされている。ノースカロライナ大学チャペルヒル校は私の大学のすぐそばにあるが、そこで運動生理学を教えるアンソニー・ハックニーは、男性の持久力トレーニングに対する生理学的反応について数十年にわたって研究をしている。持久走ランナーのテストステロンのレベルを、同年齢のほとんど体を動かさない男性と比べると、トレーニング開始1年後のランナーは平均約10％、2年後のランナーは約15％、そして5年以上経過したランナーは約30％低かった[18]。これは、運動レベルの変化に体が十分適応するには何年もかかることを示している。こうした研究が、工業化社会の運動生理学とハッザ族のような集団の生態学とをつないでくれた。

長くトレーニングを続けているランナーのテストステロンレベルは30％低いが、これは伝統的な小規模集団の男性とほぼ同じである。このような集団の人々は、たいへんな身体活動量に生涯をかけて適応していくのだ。

生殖系のはたらきを抑えるのはよくないことのように思えるかもしれない。だが、一般的にいうとその逆だ。運動は生殖系のがん（乳がんや前立腺がん）のリスクを低下させる最も効果的な方法の1つだが[19]、それは、生殖ホルモンのレベルが低く保たれるからでもある。実際のところ、ハッザ族をはじめとする身体活動の活発な伝統的集団のホルモンレベルから判断すると、体を動かさない工業化社会では、狩猟採集民だった時代に比べ、かなりホルモンレベルが上昇しているようである。

運動によって生殖系が抑えられることは、少なくとも家族の人数という点ではマイナスだ。ハッザ族のような集団では避妊は行われず、たいてい大家族が望まれ、母親は3、4年おきに出産するのが一般的である。アメリカでは、授乳中であれ、希望すれば大半の母親が1、2年おきに出産可能だ。アメリカの女性は身体活動レベルが低く、高カロリーの食品を簡単に入手できる。これは、体がハッザ族の女性より多くのカロリーを生殖に回すことができ、出産後の回復も早いということである。これに関しては第9章でもう一度述べよう。ハッザ族の母親は出産間隔が長いが、このほうがヒトの「正常な」仕組みに近いのだろう。

運動は度が過ぎると、生殖系の正常な機能を乱し始めかねない。運動量が体に悪いほどになると、無月経になる、性欲がなくなる、精子の数が急減するといったことが生じる。そして、問題はこれだけにとどまらない。

過剰な運動で性ホルモンの分泌が低下する理由

90年代初めに自転車競技がドーピング問題で揺れたことを覚えておいでだろうか。もちろん、そんなはずはない。私が話しているのは1890年代のことなのだから。麻薬は車輪の発明以前から気晴らしに使われていた。だから、自転車競技が誕生したとき、ドーピングが存在していたのは当然かもしれない。[20] 今日のような自転車は1885年に発明された。それから10年たたないうちに競技での薬物使用が広まり、ほとんどの場合、それが認められていた。ところが1890年代に選手が死亡し始め、当然ながら、人々は憂慮するようになる。当時、パフォーマンスを高めるとして人気のあったコカイン、カフェイン、ストリキニーネ、ヘロインのミックスが原因のようだった。

しかし、20世紀初めから半ばにかけても同じことが続けられ、1903年に始まったツール・ド・フランスのような何日にも及ぶ過酷なレースを走るために興奮剤や鎮痛剤が使われた。アンフェタミンが開発され、第二次世界大戦中、連合国、枢軸国の双方で兵士の中枢神経を刺激するために広く使用されると、アスリートはそれもとり入れた。国際オリンピック委員会（IOC）がこれ以上放置できないと考え、興奮剤と麻薬の使用を禁止したのは1967年のことだ。その影響はすぐに出た。自転車競技の選手やアスリートは薬物を使用していると認めるのをやめたのだ。

1960年代に自転車競技者の使用薬物の種類はさらに増えた。彼らはテストステロンとその類似物質を使い始めた。テストステロンは筋肉の成長を促し、攻撃性を高めるホルモンである。1975年にIOCが使用を禁止したが、依然、広く使われ、2006年の世界アンチ・ドーピング機構の調査によると、その年の違反者の45%がテストステロンとその合成品を使用していた。[21] そして同年夏、アメリカ人のフロイド・ランディスがツール・ド・フランスで優勝したが、ドーピング検査で陽性反応が出てタイトルを剝奪される。理由は？　テストステロンだった。

実利だけを考えると――ネズミの駆除剤〔ストリキニーネは殺鼠剤の成分として使われた〕や麻薬が健康に及ぼす影響や、規則違反というモラルの欠如は横におくとして――なぜアスリートが筋肉の悲鳴を無視してレースに注力するために興奮剤や鎮痛剤を使用したくなるのかは理解できる。しかし、テストステロン？　どうしてアスリートは健康やキャリアをリスクにさらして、自分の体内でつくられるホルモンをとろうとするのか。テストステロンは筋肉を増強するので、シーズン前のトレーニングに効果的だろう。また、競争心を高めるので、レース中、気分が乗らないときにも役立つだろう。しかし、プロのアスリートが大きな試合を前にしてさらに筋肉を増やそうとし、自分を駆り立てる化学物質を必要とするのはなぜなのか。

その答えの1つは、運動が体に及ぼす、運動以外の機能への抑制作用に求められる。私たちの多く――非常に意欲的な人であれ――が経験するような運動量であれば、他の機能への抑制作用はよいほうにはたらく。炎症やストレス反応、生殖ホルモンを健康的なレベルに保つのに役立つのだ。しかし、運動量が極端に多くなると、運動はかえって毒になる。次の章でも述べるが、ツール・ド・フランスに出場するランディスのような選手は自転車をこぐだけで1日に6000キロカロリー消費し、しかも、レースはひと月近く続く。彼らは体を限界まで追い込んでいる。その結果は厳しい。体が他の機能を停止し、健康を保つために必要不可欠な仕事までなおざりにされるのだ（図7－1）。

これが制限的日次カロリー消費の負の側面であり、これを踏まえると、運動競技における、よく知られてはいるがほとんど理解されていないある現象についても説明がつく。運動のし過ぎが体に悪いということは数十年前からいわれていた。一流のアスリートはたいへんな量の練習を積み、それで体を壊す。病気にかかりやすくなり、回復にも長い日数を要する。これは免疫系が弱っているからだ。けがが治りにくい。朝の目覚めを助けてくれるコルチゾールが分泌されず、常に倦怠感がある。生殖系が休止し、性欲が落ちる。女性は生理が不規則になったり無月経になる。男性は精子の数が減る。筋肉量や競争心の維持に役立つテストステロンが低下する――もちろん、テストステロンをこっそり何度か注射すれば、人為的に増やすことはできる。

これは、過剰なトレーニングをしているアスリートにもっと食事をとらせることで解決できるような問題ではない（選手が摂食障害をかかえているなら話は別だ。そして残念ながら、一流選手の摂食障害は珍しいことではない）。たとえば、2014年にカロリーナ・ラゴウスカの研究チームが、卵巣周期が一定しないなどのオーバートレーニング症状が見られる持久競技（ボート、水泳、トライアスロン）の女性選手31人を対象に、栄養補助食品を与える実験を行った。[22] 摂取カロリーを増やし始めてから3カ月たつと、選手のカロリー消費量は少し増えた。1日の摂取カロリーと消費カロリーが以前より10％ほど増えたのだ。過食に対する体の通常の反応を考えると、当然こうなるだろう。体重と体脂肪率は変わらなかった――選手は余分のカロリーを蓄えずに、使っていた。そのカロリーのいくらかは生殖系に回され、黄体形成ホルモン（卵巣を刺激するはたらきがある）がわずかながら増えた。しかし、卵巣の機能に意味のある影響を及ぼすほどではなかった。1日のカロリー消費量は依然厳しく制限され、違いが生じるほどのカロリーはとれなかったのだ。そして、たいへんな運動量をこなすためにカロリーの大半が使われ、生殖系の正常な機能をとり戻すことはできなかった。

興味深いことに、ラゴウスカがそうであったように、1日のカロリー消費量が制限されていることを異なった角度から発見した研究者は数十年前からいた。彼女らは、1日の総消費カロリーから運動で使われるカロリーを差し引くと、免疫機能や生殖など、運動以外の仕事にどれだけのカロリーが使われるかを推定するのに役立つことを発見した。運動量が増え、アスリートが運動以外に使えるカロリーが除脂肪体重1キロ当たり30キロカロリー以下になると（楽しみのためにスポーツする人にとっては面倒な計算だ。しかし、体重は考慮しなければならない）、オーバートレーニング症候群のリスクが高まる。それならば摂取カロリーを増やして、1日にもっと多くのカロリーを消費すればいいと直感的には考える。しかし、1日の消費カロリーが制限されているために、それではうまくいかない。消費カロリーが一定である以上、他の仕事に回すカロリーを増やすには運動量を減らすしかないのだ。

オーバートレーニング症候群は不可解な変調でもなければ摂食不足でもなく、単に、適度な運動が体によい影響を及ぼすときに生じるトレードオフの延長にすぎない。セックス、水、ブルーグラス・ミュージック、ビールなどと同じで、どんなにすばらしいものでも行き過ぎというものがある。では、運動はどれだけすれば十分なのだろう。どこまでがんばると問題が生じるのだろう。

体にいい運動の量はどれくらいか

1日の最適な運動量を知るのはむずかしいことではないはずだ。キバルでのんびり過ごしているチンパンジーと、ツール・ド・フランスに薬物を使って参加する選手の運動量の差は途方もなく大きい。ここでも、狩猟採集民だった時代を起点に考えることにしよう。

狩猟採集は重労働である。しかし、ツール・ド・フランスとは違う。私たちの調査で、ハッザ族の男性、女性は1日に約5時間、身体活動をすることがわかった。その3分の1——約1〜2時間——は、生理学者のいう「中強度、高強度」の活動で占められている。早歩きをする、塊茎を掘るなどの心拍数が上がる活動で、それ以外の時間はキャンプ周辺を歩く、ベリーを摘むなど、「軽強度」の活動にあてられている。チマネ族、シュアール族のような集団の活動量も似たようなものだ。今日の狩猟採集民やその他の小規模集団はもちろん文化的に多様である。しかし、狩猟採集時代には身体活動に1日5時間があてられ、うち1〜2時間が「中」または「高」強度の活動だったと考えておけばまず妥当といえるだろう。これを歩数で考えると、1万歩をはるかに超える。ハッザ族の男性、女性の1日の歩数は平均約1万6000歩である。[23]

これを一流アスリートのトレーニング量と比較してみよう。プロの自転車選手は1日に約5時間トレーニングをし、その大半は「高強度」（6メッツ以上）の運動である。オリンピックに出場するような水泳選手は、トレーニング期間中、毎日5〜6時間泳ぐ。これは、ハッザ族のデータから考えると、人体が本来こなせる運動量の3倍に当たる量だ。持久競技のプロ選手が、超人的なトレーニングプログラムによって生じる代謝異常をカバーしてくれるホルモンや薬物を試してみたくなるのは無理もない。

この対極にあるのが野生のチンパンジーで、体を動かす時間は1日2時間以下、そしてその大半は軽強度である。[24] 1日の歩数は平均約5000歩で、典型的なアメリカの成人にとても近い。[25] アメリカ人は1日に約2時間、軽強度の身体活動をし（歩数にして5000歩）、中強度、高強度の活動は20分以下である。類人猿の怠惰な暮らしがチンパンジーには合っている。何百万年もかけて体がそれに適応してきたからだ。しかし、ヒトの体はもっと運動をするよう進化した。ハッザ族のような人々を参考にすると、3倍ほど必要である。私たちは類人猿にヒトとの類似点を多数見つけて引きつけられるが、代謝エンジンは根本的に異なっている。類人猿のように行動すると病気になってしまうのだ。

そこでまず、1日に約5時間体を動かし、そのうち1時間ほどを心拍数のあがる、プログラムに基づいた運動か何かにあててみてはどうだろう。この活動量なら類人猿と過度なトレーニングをするオリンピック選手のちょうど真ん中で、狩猟採集民と同じあたりに位置することができる。運がよければ、年を重ねても強い心臓と健脚、さえた頭を維持できるだろう。ハッザ族のように健康で。

このハッザ族お墨つきの身体活動レベルは、臨床データ、疫学データとも一致している。世界にはさまざまな文化があるが、どの文化であれ、健康的に生きられるか、早世するかを予測する最も確かな指標の1つが身体活動量である。アメリカでは5000人近い成人を5~8年間追跡し、その間に亡くなるリスクが日々の活動量によって変わるかどうかを調べる大規模研究が行われた。[26] その結果、1日に1時間以上、中・高強度の運動をしている人は、座位で過ごす時間が最も長い人に比べ死亡リスクが80%低いことがわかった。15万人の成人を対象にしたオーストラリアの同じような研究では、1日に1時間、高強度の運動をすると、丸1日のデスクワークが健康に及ぼす悪影響を和らげるのに役立つという結果が出た。[27] デンマークのコペンハーゲンで市民を対象に行われている有名なコペンハーゲン市心臓研究では、1日に少なくとも平均30分運動をしている人は死亡リスクが半分になることが示されている。[28]

適切な運動量を知るための研究は多数あるが、私はグラスゴーの郵便局員を対象にした研究が気に入っている。[29] ご想像通り、郵便局員は毎日郵便物をもってたくさん歩くが、研究対象となった配達員も1日に1万5000歩（約2時間）歩いていた。彼らは心臓に何ら問題がなく、代謝性疾患も見られなかった。しかも、ここはスコットランド。揚げマーズバー〔ヌガー入りのチョコレートバーに衣をつけて揚げたもの〕発祥の地で、平均寿命は西欧の中で最低の水準にある。[30] アフリカのサバンナに移住しなくても、狩猟採集民のコスプレをしなくても、活動的な生活の健康効果を享受することは可能なのである。

一日中キーボードをたたいている人や、郵便物ではなくネットでミームを届けている人には、ハッザ族と同じぐらい毎日体を動かすなど、到底無理と思えるかもしれない。アメリカ疾病予防管理センターは中強度、高強度の運動を週に150分するよう推奨しているが、これを達成しているアメリカ人は10%にすぎない。しかし、悲観することはない。とにかく体を動かしてみることだ。好きなやり方が見つかるまで探せばいい。階段を上がる。職場まで自転車で行く。運動である必要はないのだ——体を動かすと、どんなやり方であれカロリーの使い方が調整され、炎症をはじめとする不健康な仕事に費やされるカロリーが減る。

体を動かす一方で、休息をとるいちばんの方法についてもハッザ族のような狩猟採集民から学ぶといいだろう。違いは量ではなく質だ。ハッザ族やチマネ族などの伝統的集団は、電灯も西洋人を引きつけるテレビという娯楽もないが、睡眠時間は平均7~8時間で、工業化社会の成人と変わらない[31]。しかし、彼らは太陽に基づいて一定のスケジュールを守っている。私たちの社会ではスケジュールの一定しない人があまりに多い。体内時計と睡眠スケジュールのずれは1日のカロリー消費量を減らし、心血管代謝疾患のリスクを高める可能性がある[32]。また、ハッザ族の成人は日中、キャンプ周辺でぶらぶらして、西洋人と同じだけの休憩をとっている[33]。しかし、私たちは快適な椅子やソファーであまりにも多くの時間を過ごし、それが筋肉をだめにしている。ハッザの人々はしゃがむなど、私たちとは休憩時の姿勢が違う。しゃがむと体幹の筋肉が使われる。このような低いレベルの筋活動はブドウ糖、コレステロール、トリグリセリドの血中濃度を下げるのに役立つ。

では、運動量はどれぐらいがいちばん望ましいのか？　簡単に答えるなら、多いほどいい。私たちの大半は身体活動という点でチンパンジーと変わらず、運動の代わりに炎症のような不可欠とはいえない（しかも潜在的に危険な）仕事にカロリーを使いすぎている。まだ定期的な運動を始めていない人は、体を動かすことにもっと時間を使うべきだ。そうすれば体から感謝されるだろう。また、座位行動にもっと注意を払い、長時間椅子に座り続けるのをやめて、一定の睡眠スケジュールを守るよう心がけなければならない。そして、もしあなたが毎日数時間運動をする数少ない人の1人なら、疲労感が抜けない、風邪がなかなか治らないなど、オーバートレーニングのサインが出ていないか注意したほうがいい。フランスのホテルの部屋でテストステロン製剤をお尻に注射している人。それはまちがいなく運動量を少し控えるべきだというサインである。

運動で減量はできないが体重維持に運動は必須

運動は代謝にこれほど効果があるのに、体重には本当に何の影響も及ぼさないのだろうか。簡単に答えるなら、やはり答えはノーだ。数十年にわたる研究ではっきりと示されている。第5章で述べたように、運動は減量にはつながらず、身体活動を活発にしても、不健康な体重の増加を招く真の問題、つまり過食に対しては何の役目も果たさない。しかし、2つ述べておきたいことがある。運動が体に及ぼす影響について興味深い点があるのだ。

まず、体をまったく動かさなければ――毎日、終日ソファーに座っているか、机に向かっているならば――、食に関する調節を含め、体の代謝調節能力が損なわれる可能性がある。運動はホルモンやその他の物質を全身に送り、体全体に影響を及ぼす。これが途絶えると、代謝がうまく機能しなくなる。さる億万長者が人との接触を断って数カ月暗闇の中で隠遁生活を送り、厄介な事態が生じたが、それと同じだ[34]〔４カ月以上の間、暗い映写室に閉じこもって過ごしたというハワード・ヒューズのこと〕。血中の脂肪を分解する、細胞によるブドウ糖のとり込みを促進するなどの基本的な仕事が果たされなくなる。

　体を動かさないことがいかに危険かを示す証拠は早くからあったが、中でも有力なのは、インドのチェンゲールにあるラドロー・ジュート工場という思いがけない場所で得たものだ。１９５６年にハーバード大学の生理学者ジーン・メイヤーは、この大工場（当時、そこではたらく従業員は７０００人を超えていた）の医師を務める栄養学者と協力し、１日の活動量が体重に及ぼす影響を調べた[35]。労働者は労働強度に基づいて分けられ、週に６日、一日中売店の中で座っている売店の店主から、工場周辺で１９０ポンド（90キロ近く）あるジュート〔黄麻〕の束（ベイル）を運ぶ運搬人まで、２１３人が対象となった。１日の身体活動量は総じて体重に何の影響も及ぼさず、事務員の体重は重労働の石炭係と同じだった（図７-２）。しかし、まったく体を動かさないとなると話は別だ。メイヤーが「途方もなく不活性な生活様式」と評した売店の店主は、他の従業員より50ポンド（約23キロ）体重が重かった。活動量が２番目に少ないグループに入る監督者は30ポンド（約14キロ）上回っていた。カロリー摂取量と消費量を合わせる通常のチェック機能、バランス機能がはたらいていなかったのだ。

「途方もなく不活性」な人々の過食のメカニズムはまだ解明されていない。これは、座りっぱなしの人は１日の消費カロリーが少ない、という単純な話ではない。もしそうなら、１日の活動量と体重とのつながりが、活動量の極めて少ない人だけでなく、すべての人に見られるはずだ。しかし、そうではないことがさまざまな研究で示されている。ララ・デュガス、エイミー・ルークらが最近、アメリカをはじめとする５カ国の男女２０００人近くを２年間追跡した調査があるが、それによると、加速度計で計測した１日の身体活動量は体重に何の影響も及ぼしていなかった[36]。ごく一部の人を除いて、

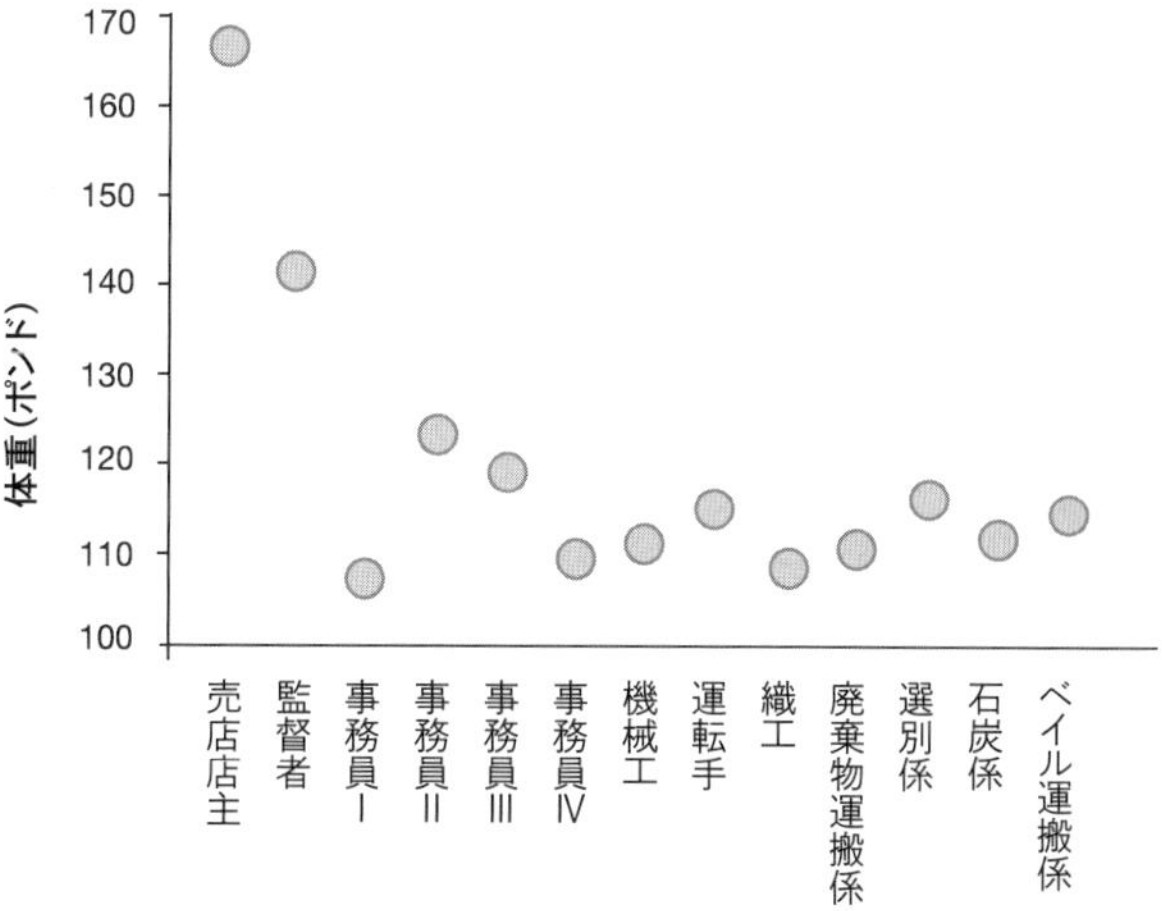

図7-2　メイヤーによるラドロー・ジュート工場研究（1956年）の男性被験者の平均体重
男性は、一日中座っている売店店主から、「重労働」のベイル〔ジュートの束〕の運搬係まで、労働強度に応じてグループ分けされた。1日の身体活動量と体重との関係は、長時間座位の男性を除いて、認められなかった。

身体活動とそれに伴って消費されるカロリーによって体重が変化することはないのである。

　これに関して、もっと説得力のある説明がある。身体活動は脳の空腹感と代謝の調節法に影響を及ぼす、というものだ。[37] 定期的に運動をしていると、脳が食欲をカロリーの必要量にうまく合わせることができるようなのだ。ここでは炎症も作用しているのかもしれない。カロリーの高い、脂肪たっぷりのものを食べ過ぎると視床下部に炎症が生じる。すると、空腹、満腹を知らせる信号の調節がうまくいかなくなり、体重が増える。少なくともラットを使った研究ではそうなった。推測ではあるが、おそらく体を動かさないことで慢性的な炎症が生じ、脳に似たような悪影響が及ぶのだろう。

　どのような仕組みになっているのであれ、毎日何時間もの間、体を動かさずに過ごすのは健康にとって大問題である。それが行き過ぎると、ジュート工場の研究からわかるように、摂食の適切な調整が行われなくなり、体重が増えることがある。仕事をするにせよ、テレビを見るにせよ、座っている時間が長いと心疾患、糖尿病、がんなどの深刻な病気にかかる可能性が高まる。世界には、こうした生活が原因で命を落とす人が年間５００万人以上いる。[38] 近代化によって私たちは屋内に引き入れられ、太陽に当たらなくなり、コンピューター画面に吸い寄せられている――そして、この類人猿のような暮らしが私たちを苦しめているのだ。

もう１つ、身体活動と体重の関係で興味深いのは、減量達成後は、運動が体重管理にも効果的な点である。運動は減量を達成する役には立たないが、減量後の体重を維持するには有効なようである。それを示すのが、ボストンの肥満の男性警察官（先に述べたテストステロンの研究の被験者とは異なる）を対象にした研究である。[39] 被験者は、食事制限を行う減量プログラムか、食事制限と運動介入を併用する減量プログラムのどちらかを割り当てられ、２カ月間実践した。その後グループ間の比較が行われたが、予想通り、体重に差は見られなかった。しかし、運動をした人は、実験終了時点の体重をその後もうまく保つことができた（図７－３）。体重を維持したのは、実験中の2カ月間運動した人と、「食事介入のみ」のプログラムが終了してから運動を始めた人である。これとは反対の状況も見られた。プログラム終了後運動をしなかった人は、体重が実験前に戻ったのだ。

運動が減量達成後の体重維持に役立つことは、全国体重管理レジストリのデータにはっきりと示されている。[40] ここには、少なくとも30ポンド（約14キロ）以上減量し、１年以上その体重を維持している男女１万人以上が登録していて、彼らは、意味のある減量をし、その体重を維持するのは不可能と

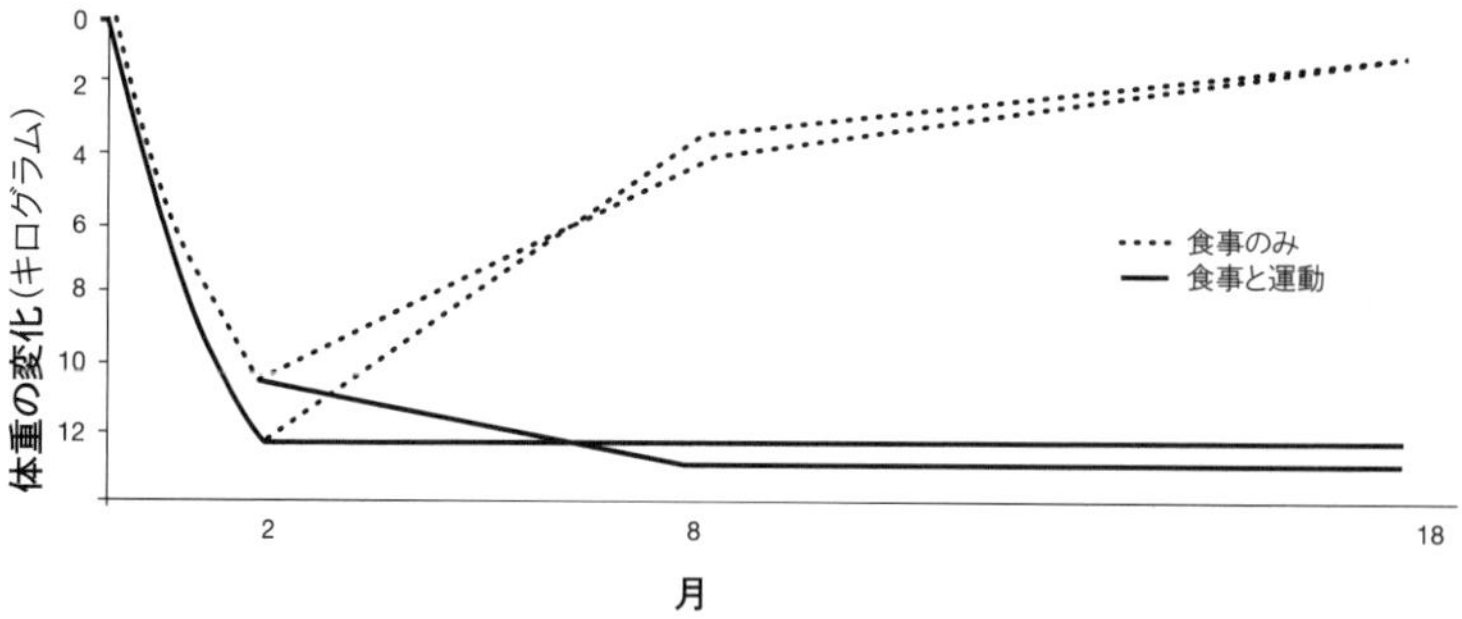

図7-3　ボストン警察官研究における被験者の体重の増減　2カ月間の積極的減量フェーズにおいては、カロリー制限食に運動を加えても、減量がより促されるわけではなかった。しかし、減量後に運動をした人は、体重を維持した。減量後運動をしなかった人は体重がもとに戻った。

いう冷めた見方を打ち破る成果を上げている。平均的な登録者は60ポンド（約27キロ）以上の減量に成功し、4年以上体重を維持しているのだ。彼らのような人たちはそうはいない。

レジストリの登録者に関するデータの多くは質問形式での調査に基づいている。この点を心に留めておくべきだ。人々が自分の食事や運動、体重について話す内容は、まったくあてにならないことはよく知られている。しかし、登録者の減量成功談には興味深い共通点がある。ほぼ全員（98％）が減量のために食事を変えたと報告しているのだ。食事が脳の報酬系と満腹中枢に影響を及ぼし、食べる量を左右することを考えると筋が通っている（第6章）。また、身体活動量を増やしたという報告もされている。新たに始めた運動で最も多いのはウォーキングだ。

レジストリ登録者を対象に、研究者が代謝やライフスタイルに関する確かなデータを集めて行った実証的研究を見るとさらにはっきりする。２０１８年の研究では登録者の１日の身体活動（加速度計を使って計測したもの）が他の２つのグループと比較された。１つは減量前の登録者と同じぐらい体重がある肥満成人のグループ。もう1つは肥満の経験がなく、体重が減量後の現在の登録者と同じ正常体重の成人グループである。ボストンの警察官の研究結果から予想できる通り、レジストリ登録者は肥満グループに比べ、軽強度の身体活動（たとえば通常のウォーキング）をする時間が1日当たり1時間近く、中・高強度の運動をする時間が約40分長かった。[41] 登録者が体重を維持しているのは運動のおかげのようである。

登録者は、正常体重のグループと比較しても運動量が多かった。つまり、彼らは体重を維持するために、肥満を経験したことがない人以上に体を動かしていたということだ。1日の消費カロリーを測定する追跡調査を見れば、その理由がわかる。体重が減少しBMRが低下しても、登録者のカロリー消費量は肥満成人と同じだったのだ。彼らの体――もっと具体的にいうと、彼らの脳の体重調節システム――は、減量前のもっと体が大きかったころと同じだけのカロリーを消費することを目標にしていた。エネルギーバランスを保ち、体重を維持するためには、登録者はそのカロリーをすべて燃焼する方法を見つける必要がある。その答えが運動だったのだ。

全国体重管理レジストリ登録者のカロリー消費量がわかったことで、進化によって形作られた人間の代謝エンジンの仕組みに対する理解が進んだ。まず、食事法で減量しても、視床下部が目標とするカロリー摂取量に大きな変化は見られない。減量後の体重を何年も維持していようと、飢餓反応がなくなり、BMRが正常に戻ろうと、関係はない。多分、飢餓反応の残響がどこか遠くに残っていて、視床下部は摂取カロリーの目標を以前のままに設定しているのだろう。あるいは、1日のカロリー消費量に制限があることがカロリー摂取の調節にも影響を及ぼし、体が摂取カロリーを変えることに抵抗しているのかもしれない。どちらにせよ、問題だ。第3章で述べたように、体重が減少すると1日の消費カロリーが減る。視床下部の摂食中枢、満腹中枢がカロリー摂取の目標を減量前のままにしていると、私たちは消費する以上のカロリーをとるよう仕向けられるだろう。その結果、体重が徐々に増え、体重もカロリー消費量も減量前に戻ってしまう。よく聞く話ではないだろうか？

制限的日次カロリー消費の世界で減量後の体重を保つには、運動をすればいい。体を動かすと、減量前のカロリー摂取量、消費量が保たれ、体重が増えることもない。また、先ほど述べたように、運動は脳がカロリーの摂取量と消費量をうまく合わせるのを助けるようだ。運動をすると、減量後のカロリー消費量が減量前のレベルに戻り、食物摂取の調整も助けられるという両方のことがうまく行き、体重が維持されるようである。

「運動しても痩せない」は〝不都合な真実〟か

数年前、代謝に関する学会があり、私は夜遅く、長年エネルギー消費と肥満の研究をしてきた研究者とバーで話をしていた。その日の発表で、私は1日の消費カロリーに制限があることを示す証拠を並べた。細かいところはあいまいだが、彼はこういった。

「君のいう通りかもしれない。運動をしても消費カロリーは増えず、減量にはつながらない。けれども、気をつけたほうがいい。運動しても減量できないとわかると、みんな運動をやめてしまう。運動すれば死を避けられるといわれても、すぐにやろうという気にはならない。みんな自分をもっとよく見せたいという思いで運動を始めるのだから」

これは現状に不満を抱いている科学者の、人間の弱さに対する生の声だった。私は彼のいう通りだと思う。自分が本当は何を望んでいるかは、怠惰な類人猿を見たほうがよくわかる。私たちはまだ意識下で、食べたりグルーミングしたりしながら一日中ごろごろしていたいのだ。私たちがつくり上げた工業化した人間動物園では、それが簡単にできる。もちろん心臓病は避けたい。でも、いちばんしたいのは携帯電話のチェックだ。それから、おやつをつまんで、少しリラックスして。運動をしても格好よくならないのなら、そんなの後回しでいい。

減量をうたい文句に運動を売り込んでも、そんな効果はない。最後には、結果が宣伝通りではないことにみんなが気づく。一部の人は減量以外のさまざまな効果――気分が改善する、頭がさえる、体が丈夫になる――に引かれて運動を続け、誇大広告は見逃してくれるだろう。しかし、公衆衛生に関わる私たちが正直に運動を売り込めば喜んでくれる人も多いのではないか。運動をしても細身は保てない、だが命は保てると。

運動は単に代謝エンジンの回転数を上げるだけではない。運動は体内オーケストラのリズムセクションを担当し、37兆個の細胞を同じビートにのせる。1日の消費カロリーが制限されているからといって、身体活動の重要性が低下したりはしない。その逆である。消費カロリーが一定の範囲内におさめられているから、運動の効果が全身に及ぶ。私の研究室も他の研究室も、運動が体のさまざまなシステムにどのような影響をもたらすかを解明するために努力を続けている。それはわくわくする探究の時間だ。運動が代謝にも体の他の部分にも、今わかっているよりはるかに大きな影響を与えているのはまちがいない。

しかし、制限的日次カロリー消費の証拠が見つかったことで、さらなる疑問が生じた。カロリー消費量は限られているのに、なぜ一流アスリートや登山家、北極探検家はあれだけのトレーニングをこなせるのか？　第8章と第9章で述べるが、アイアンマンレース〔トライアスロンの中でも長距離のもの。第3章参照〕の選手やツール・

ド・フランスの選手、北極のトレッカーには、妊娠中の母親がエネルギーを得るのと同じ代謝の仕組みがはたらいている。すごいことだが、話はそこで終わらない。ヒトは進化の過程で、自分自身の体が供給できる以上のエネルギーを必要とするようになった。私たち一人一人が意のままにしているカロリーが、今日の世界をつくっている——そして、私たちの長期的な存続を脅かしているのだ。

第8章――ヒトの持久力の限界はどこにあるか

超過酷な持久競技選手のカロリー収支

ブライス・カールソンはごく普通の人に見える。30代後半で、ひょろっとして、歯を見せてにっこりほほ笑む笑顔がトレードマーク。明らかによく鍛えた体をしているが、クリスマスの社内パーティーで見かけても場違いな感じはしないだろう――毎朝とんでもない時間に元気よく起きて出社前に汗を流し、昼食を食べながら、今どのマラソンに備えてトレーニングをしているのか、こともなげに話すタイプだ。もちろん、毎年恒例の会社主催の5キロマラソンの優勝候補である。だが、超人的な世界記録保持者ではない。

ところが、人は見かけによらない。

2018年6月27日の朝、ニューファンドランド島のクイディ・ビディ港でブライス・カールソンはうれしそうににっこりと笑みを浮かべ、集まった地元住民や報道関係者に手を振って別れの挨拶をしていた。そして、時計に目をやり――午前8時だ――2本の長いカーボンファイバーのオールを握ると、こぎだした。こぐと肩と背中にボートの重さを感じる。彼のボート、「ルシル」はあなたが考えるようなボートではない。どちらかというとオールつきの宇宙船のようで、すべすべした白い卵型の船体の先に小さな船室がある。彼はこの日1日をボートで楽しもうというのではなかった。海に背を向けこぎだし、岸から離れていくカールソンは歴史に名を残そうとしていた。彼は単独、無支援で、

２０００マイル（約３２００キロメートル）離れたイギリス南西沖のシリー諸島までボートをこいでいく、北大西洋横断の旅に出たのだった。

ＧＰＳなどの現代的機器を装備していても、何が起きるかわからない。それまでに14人がこの冒険に挑んだが、横断に成功したのは８人だけだった。[1] ２人は北大西洋の暗く冷たい水の中に消えていった。だが、そんなことは気にしない。ブライスには大きな夢があった。無事横断するだけでなく、その夢を実現したいと考えていた。狙うは北大西洋人力横断の世界記録だ。カールソンとルシルに与えられた時間は53日だった。

ことは思うほど順調には進まなかった。まず、航海に出て間もないころ、海水を飲料水に変えるための脱塩装置の本体が故障した。また、ボートはいく度となく転覆し、搭載していた電子機器に塩水がしみこみ、ナビゲーションシステムが壊れた。しかし、ブライスはもちこたえた。８月初めの雲が広がる土曜の夕方、ブライスはシリー諸島のセント・メアリー港に到着。ルシルをおりると大歓迎を受けた。新しい世界記録保持者の姿を一目見ようと、数百人が集まっていた。彼は38日６時間49分で北大西洋を横断し、記録を塗り替えたのだった。

航海はブライスに大きな負担を強いた。航海中、彼は１日に４０００～５０００キロカロリーとっていた。[2] しかし、消費カロリーはそれをはるかに上回り、海から上がったときは航海前より体重が15ポンド（約７キロ）減っていた。脂肪と筋肉を１日に約６２５キロカロリー燃やしていたことになる。これを食事から得たエネルギーと合わせると、１日の消費カロリーは５０００キロカロリーをはるかに上回っていたことがわかる。

彼は大海をたった独りで進んだが、彼の代謝システムはとてもよい味方になってくれた。他の持久系のアスリートも同じように多くのカロリーを消費する。ツール・ド・フランスの選手のカロリー消費量はレース期間中、1日8500キロカロリーに達する。[3] アイアンマンレースに参加するトライアスロンの選手は、同じだけのカロリーを12時間で燃やす。[4] 水中をイルカのように泳ぎ、オリンピックで23個の金メダルを獲得したマイケル・フェルプスは、トレーニング中は毎日1万2000キロカロリー摂取していたと伝えられている。[5] これだけの数字が並ぶと、1日の消費カロリーには制限があり、体は運動量にうまく適応して1日のカロリー消費量を通常2500〜3000キロカロリーの範囲内に保っているという考え方が正しいのか、疑問に思えてくる。本章ではこの謎について考え、ヒトの消費カロリーの限界についてお話ししたい。これから見ていくが、1日のカロリー消費量を一定の範囲内におさめる代謝の仕組みは、極限に挑戦するアスリートにもはたらいている。ヒトの持久力の境界を押し広げるにはスーパーマンである必要はないのだ。あなたのお母さんに聞いてみればいい。

持久力の限界を決めるのは何か

あなたはどれくらい早く走れるだろうか。簡単な質問だが、答えは簡単ではない。最高速度は走っている理由や意欲の強さによって変わる。ライオンから逃げている？　ビール片手にソフトボールの試合をしている？　また、速さはどれだけの時間走るかによっても変わる。何秒かなら全速力で走れるが、1マイル（約1・6キロメートル）走るとなると考え直さなければならないだろう。短時間の全力疾走から長時間のジョギングまで、最高速度はさまざまである。ほとんどの人はこのことを、校庭で鬼ごっこをしていたころから知っている。

持久力に対する時間の影響を私たちは直感的、本能的に理解していて、それについて深く考えることはあまりない。しかし、疲労に関する研究は進んでいない。持久力の限界を決める体の仕組みについて、スポーツ科学者と生理学者はまだ論争を続けている（この戦いをリングサイドで観戦したい人は、アレックス・ハッチンソンの『限界は何が決めるのか？』[6]（露久保由美子訳、TAC出版）を図書館で借りてみるといい）。だが、1つ確かなことがある。限界に達するのは燃料切れのためだけではない。脳は体から送られてくる信号——筋肉を使うことで生じる代謝産物、体温、本人が感じている難易度、予想される残りの仕事量——をすべてまとめ、その情報に基づいて私たちがどれだけがんばれるかを決めているようだ。疲れ切って倒れるとき、そこには脳の判断がはたらいている。その決定に私たちは関わることができない。視床下部が食欲や代謝の調節を行うように、持久力や疲労を司る神経系が脳の奥深くの意識下で仕事をしているのである。

神経系が疲労や持久力を制御するという考え方は１９９０年代には賛否が分かれていたが、それを示す証拠が増えて、受け入れられるようになった。まず、実験室での研究や実際の経験から、本人が疲れ果てたと感じていても、まだ燃料はたくさん残っていることが明らかになった。もう限界だと感じても、疲れた筋肉の中にはたくさんのＡＴＰがあり、血液は多量のブドウ糖と脂肪酸を運んでいる。一流アスリートは長いレースを終え、疲れ切って地面に倒れ込む。しかし見ていると、1分もすれば立ち上がって、笑顔でウイニングランを始めるではないか。次に、神経系が疲労を制御すると考えれば、なぜ気分や認識によってパフォーマンスが左右されるのか理解しやすい。世界クラスのマラソンランナーは2時間自分を限界に追い込み、そのあとさらに速いスピードでラストスパートをかける——必死の思いと断固たる決意によって潜在していた能力が解き放たれるのだ。これとは逆に、精神

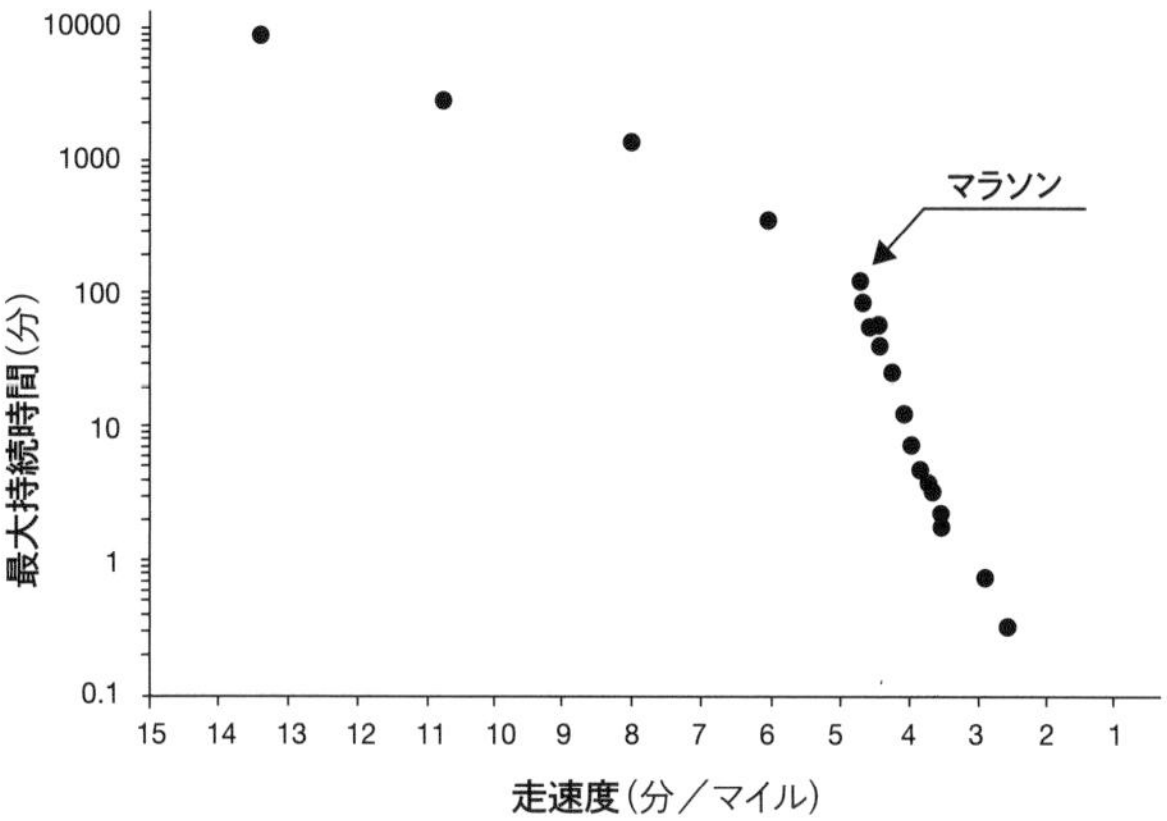

図8-1　持久力を、ある仕事を続けることのできる最長時間として測定すると、それには出力が深く関わってくる。800メートル走から600マイル（960キロメートル）走まで、さまざまなレースの世界記録と走る速度の関係をここに示した。マラソンランナーは酸素をほぼ最大摂取するスピードで走っている。それより速く走ると、体がさらに大きなエネルギーを得るために嫌気的代謝に頼らなければならなくなり、持久力が急減する。

的に疲れていると持久力が落ちることが実験室の研究で示されている。[7] 勝つつもりなら、精神状態を適切に整えなければならない。これについては世界中のアスリートとコーチが認めている。

疲労に脳が大きく関わっていると考えると、エネルギー消費と持久力との関係も理解しやすい（図8－1）。この関係はランニングで見るとよくわかるが、水泳、自転車など他のスポーツについても同じことが当てはまる。第3章で述べたように、速く走ると、カロリーの燃焼も速くなる。この2つは比例関係だ。つまり、10％スピードを上げると、10％速くカロリーが燃える。これは車のエンジンも同じだ。10％加速すると、通常、ガソリンの燃焼が10％速くなる（電気自動車なら、電気の消費が10％速くなる）。しかし、体内の代謝エンジンと車のエンジンには大きな違いがいくつかある。車の場合、満タンあるいはフル充電でどこまで走れるかについては、スピードを変えてもあまり差は生じない。ところがランニングの場合は、限界に達するまでにどれだけのカロリーを消費するかが、スピードによって大きく変わる。動けなくなるまでに燃焼するカロリーは、速度が速いほど少ない。１マイル（約1・6キロメートル）のレースなら１００キロカロリー燃やしたところで倒れるだろう。マラソンなら、同じように疲れて倒れるまでに２６００キロカロリー燃やす。私たちの体は、燃料切れになったときに動くのをやめるわけではない（燃料が切れたと感じるかもしれないが）。問題は強度だ。

スピードが疲労に影響を及ぼす理由の１つは、運動中に体が燃やす燃料の種類が変わることにある。[8]休息や軽強度の運動（本書を読む、公園を散歩する）をしているときは、主に脂肪が燃料として使われる。これは生物学的戦略として理にかなっている。脂肪の蓄えは十二分にある。そして、脂肪を分解してＡＴＰをつくるには時間がかかるものの、エネルギーの消費レベルが低いのだから急ぐ必要はない。運動の強度が増すと、燃料にブドウ糖が加えられる。このブドウ糖の一部は血糖から供給され、一部は筋肉中のグリコーゲンからとり出される。ブドウ糖は（グリコーゲンから変換されるのであれ）脂肪より簡単に、速く燃える。こうしてスピードが上がり、運動の強度が増してエネルギーの必要量が増えても筋肉にＡＴＰが供給される。

強度の高い運動ではブドウ糖に頼ることになる。レースの出場者がグリコーゲンを蓄えるカーボローディングを話題にし、レースにもっていく栄養ドリンクやエナジーバーについて入念に計画を立てるのはこのためだ。エネルギー源となるブドウ糖がなくなると、恐ろしい「ガス欠」が生じる。力が出ず、体がだるく、ゾンビのような状態になり、体はなかなか燃えない脂肪を燃料にせざるを得ない。であれば、脂肪とブドウ糖の両方を使うように体を慣らせばよいだろう。競技者の中には、体が貴重なブドウ糖を残して脂肪を多く燃やすよう、炭水化物をとらない状態で練習をする人もいる（必要な酵素をたくさんつくることで、図２－１に示した脂肪燃焼経路が強化される）。しかし、脂肪から得られるエネルギーは限られているため、レースの日はだれもが炭水化物をエネルギー源にすることになる。

走る速度が上がり、エネルギーの消費が増えていくと、ある時点で、ブドウ糖を安定的に供給していても、ミトコンドリアのＡＴＰ合成が必要量に追いつかなくなる。このとき酸素の摂取量を研究室で計っていれば、スピードもエネルギーの必要量も増しているのに酸素の摂取量が増えず、横ばいになるのがわかるだろう。そうなると、もう長くはもたない。体内にとり込まれる酸素の量が最大（最大酸素摂取量、VO_2 max）になったのだ。細胞に酸素とブドウ糖を運び、それをミトコンドリア内でＡＴＰに変えるエネルギー供給システムが限界に達したため、これ以上速くエネルギーを供給することはできない。

好気的ＡＴＰ産生が上限に達すると、筋肉は嫌気的代謝（第２章）に頼らざるを得なくなる。嫌気的代謝が進むと、酸素の消費量は横ばいのままだが、二酸化炭素の産生が増えていく。すると、血液のpHが酸性に傾く。細胞の中のブドウ糖はピルビン酸に変わり、ピルビン酸はミトコンドリアにとり入れられてアセチルＣｏＡに変わる。そして、アセチルＣｏＡはクレブス回路に入り、最終的に多数のＡＴＰがつくられる（図２－１）。しかし、ミトコンドリアに入るとき混雑が生じ、余分なピルビン酸は乳酸塩、そして乳酸へと変わる。そうすると筋肉が痛みだす。あと、どれだけもつ？　最終決定権をもつのはあなたの脳だ。ランナーならだれもが知っている、暗く、はっきりしない声が頭の奥深くから聞こえてきて、あなたに立ち止まるよう求める。その声は大きく、激しくなっていき、やがてあなたを飲み込む。あなたはついに降参する。もうこれ以上進めない。最後は速度を落とすか、喘ぎながらへたり込むかのどちらかだ。

エネルギー消費量と最大酸素摂取量だけで持久力の限界が決まるわけではない。だが、この2つは重要だ。

脳は、体が純粋な好気的代謝から、厄介な好気的代謝と嫌気的代謝の併用に切り替わるとき、注意深く情報収集している。一流のランナーは最大酸素摂取量に達すると持久力が急減する（図8－1）。世界クラスのマラソンランナーは1マイル（約1・6キロメートル）4分42秒のペース――最大酸素摂取量に達する手前――で2時間ちょっとを走り続けることができる。ところが、スピードを5％上げて4分28秒にすると、このペースを維持できる時間は半分になる。ランナーは最大酸素摂取量を越えると筋肉にエネルギーを供給するために嫌気的代謝に頼り始めるが、これを合図に脳は、問題が生じないうちに走るのをやめさせようとする。スピードを上げると嫌気的代謝への依存がどんどん高まり、持久力――倒れるまでにどれだけの時間走り続けられるか――は急減していく。

私たちの代謝システムは、持久系レースの種目ごとに実にさまざまな様相を見せる。マラソンが刺激的なのは、ランナーがレースの間中、最大酸素摂取量を越えないようにしながら、ぎりぎりのところを走っているからだ（図8－1）。それぞれが自分の体をモニタリングし、ライバルのようすを探りながら、いつ押しのければよいのかタイミングを計っている。もっと距離の短いレースは最大酸素摂取量を超えた争いで、血なまぐさい。各ランナーは、最後まで自滅せず、どんどんスピードを上げて走るには、酸素と苦しさとの兼ね合いをどうすればよいのか見極めようとする。

とはいえ、陸上競技はどれもそう長いわけではない。マラソンも、速いランナーなら3時間かからない。では、本当に長い身体活動はどうなのだろう。地味で、苦しさが延々と続くようなものはどうなのか。たとえば、犬ぞりで3カ月の南極大陸横断に出発する。ところが、食糧をすべて積んだそりがクレバスに落ちる。なんとかして家に帰りつくために、イヌを1匹ずつ食べていく。[9]こんな極端なことはめったに起きないが、ブライスのような人間の限界を押し広げる人たちのエネルギー消費に関する研究は増えている。そうした研究から私たちは持久力について学ぶことができ、代謝の限界に関する理解も変わった。

何日、何週間、何カ月にも及ぶ持久走での実験

ブライス・カールソンの北大西洋横断は偉業だが、これは彼の最も長い遠征ではない。ブライスは海を横断する前に、陸を横断した。

2015年1月16日の朝、勇敢でにこやかなランナーの一行がカリフォルニアのハンティントンビーチで太平洋を背にして立っていた。出発を今か今かと待つ十数人の男女に交じって、もちろん、ブライスの姿もあった。その中の1人はバーモント州からやってきたニュートンという名の男性で、その日が誕生日だった。しかし、一行は誕生日ケーキのろうそくを消すために集まったのではない。彼らはレース・アクロス・USAの参加者で、アメリカ大陸を走って横断しようとしていた。

午前8時、彼らは出発した。南カリフォルニアの都市部をゆっくりとしたペースで走り抜け、東の太陽に向かって進んでいく。そして、午後の半ばには、その日の目標であるマラソンとほぼ同じ距離を走り終えた。そのあとは、ゴール近くの仮設キャンプで休息し、睡眠をとり、翌朝起きると同じことを繰り返す。その次の日も、また次の日も……ブライスをはじめとするランナーは、ニュートンも

含め、週に6回のマラソンを140日にわたって走り続けた。アメリカ南西部の砂漠を通り、テキサスの丘や平原を横切り、サウスカロライナ、ノースカロライナの森を抜け、ワシントンDCまでの3000マイル（約4800キロメートル）を走破。ゴールはホワイトハウスだ。

このレースを企画したダレンとサンディのヴァン・ソイ夫妻は、うれしいことにレースに多数の科学者を招いていた（ダレンはランナーのひとりだった）。当時パデュ大学の教授だったブライスは全行程を走るチームのメンバーで、レースを研究に活かしたいと考えていた。ヴァン・ソイ夫妻は彼に任せることにした。レースの前年、私は人類学の学会でブライスに突然、声をかけられ、ランナーのカロリー消費の測定をしたくないかと尋ねられた。ブライスに会うのも、レース・アクロス・USAの話を聞くのもそれが初めてで、私は彼が妄想を抱いているのだと思った。5カ月かけて北米3000マイル（約4800キロメートル）を走って横断する？　すべてが不条理に思えた。私はすぐにやりたいといった。

カラ・オコボック（博士課程のとき私の研究室にいた）とララ・デュガス（第5章で紹介した）の協力を得て、計画は進んだ。私たちは、ランナーの1日の消費カロリーとBMRを、レース前と、レース中に2回――初めと終わりの週に――測定することにした。そうすれば重要な情報を2つ得ることができると考えたのだ。レース中に2回測定することで、まず、激しい運動をしているときの消費カロリーについて確かな数字が手に入る――数少ない貴重なデータだ。次に、初めと終わりの消費カロリーを比較すれば、カロリー補償について知ることができる。ランナーの体は激しい運動に適応し、運動に使うカロリーが大幅に増えた分、他に使うカロリーを減らすのだろうか？

全行程を走るランナーのうち6人が私たちの代謝研究に参加してくれることになった。レース中の消費カロリーの測定（二重標識水法を使った）は私の研究室の院生ケイトリン・サーバーが担当。レースの開始時にカリフォルニアへ行き、5カ月後、レースの最後の週にバージニアへ行った。もっと早いスケジュールでレースを終えるため、途中で一団から離れて先に行ったランナーが2人いたが（野心の大きさと正気は相対的なものであることを改めて証明する例だ）、彼女は彼らを追跡することさえした。ラ・デュガスもレースの序盤と終盤に、慎重に各ランナーのBMRの測定をしてくれた。だが、例のはぐれ者の2人のランナーについてはレース後のBMRの測定ができなかった。また、6人のうち1人は開始数週間後にけがのためレースから離れた。

その夏、ケイトリンが消費カロリーの分析を終えると、おもしろいことがわかった。レース1週目のランナーのカロリー消費量は、レース前のカロリー消費量にマラソンのエネルギーコスト（約2600キロカロリー）を加えた値だった。これは予想通りの数字だ。体は新しい仕事量――1日に一度マラソンを走る――に1週間では適応できない。そのため、普段のカロリー消費量に、マラソンに必要なカロリーがそのまま加わった。ブライスをはじめとするランナーの平均カロリー消費量は実に6200キロカロリーに達していた[10]。

しかし、140日後、レースが終わるまでに体は変化していた。1日一度のマラソンという仕事量は変わらなかったが、消費カロリーは4900キロカロリーになっていた――たいへんな量ではあるが、1週目と比較すると20%少ない。アメリカの東部は丘が低く、レース中少し体重が減ったこともいくらか関係していたかもしれない。しかし、それを差し引いても、600キロカロリーは日々の消費カロリー予算が減ったようだった。これがカロリー補償で、カロリー制限がはたらいたのだ。運動量が一気に増えたので、ランナーの体は他の仕事に使うカロリーを減らして、消費カロリーを増やさないようにしようとした。1日一度のマラソンはカロリーコストがあまりに大きく、カロリー補償では対処しきれなかった。そのため、レース最終週の消費カロリーはレース前をまだはるかに上回っていたが、体は消費カロリーを減らそうとがんばっていたのだ。

ララ・デュガスのBMRの測定結果からも興味深い事実が明らかになった。1日のカロリー消費量と違い、BMRはレースの初めも終わりも同じだった（しいていうなら、ごくわずかに増えた）。総カロリー消費量の構成要素の1つであるBMRにカロリー補償は見られなかった。代わりにそれが見られたのは、身体活動によるエネルギー消費量（AEE）である。AEEは、総カロリー消費量からBMRと食物の消化に必要なカロリーを引くと計算できる。仕事量（1日一度のマラソン）は同じなのにAEEが減少するのはおかしなことに思える。しかし、実際のところ、AEEでカロリー補償が生じるのは珍しい話ではない[11]。運動量が増えているのに身体活動に使われるカロリーが減るのはなぜなのだろう。

1つ考えられるのは、運動量が増加するとAEEを減らすために運動以外の行動――ジェームズ・レヴァインはこれを非運動性活動熱産生（NEAT）と呼んでいる[12]――を控えることである。運動に必要なカロリーが増えると、そわそわする、立つなどの、小さくて見過ごしていたがカロリーは必要な行動を、体が無意識のうちに減らすのだ。これは興味深い考え方で、確かにエネルギー補償に役立つだろう。しかし、証拠はこれを支持するもの、しないものに分かれている。エド・メランソンをはじめとする研究者がNEATの計測を行っているが、ほとんどの研究で、運動量の増加に伴うエネルギー補償にNEATはほとんど、あるいはまったく貢献しないという結果が示されている[13]。また、レース・アクロス・USAのランナーがちょっとした動作を控えて1日に600キロカロリーものエネルギーを節約したとも考えにくい。

もう1つ考えられるのは、AEEに身体活動以外のものが含まれていることである。私たちは概日リズム〔生物の生理現象に見られる、約24時間を周期とする内因性のリズム〕に従って生きている。安静時代謝率（臓器、組織の代謝率の合計）は1日の中で目まぐるしく変化し、夕方近くに最大、早朝に最小になる。[14] BMRが計測されるのは早朝だ。1日の総消費カロリーからBMRと消化に必要なカロリーを引いてAEEを計算するとき、私たちは安静時代謝率が日中に増えることを暗黙のうちに無視し、そうした身体活動とは関係のないカロリーをAEEの中にひとまとめにする。だから私は、AEEによく見られるカロリー補償は、安静時代謝率の1日の変動を考慮しないことで生じているのではないかと強く疑っている。運動量が増えると安静時代謝率の最小値がさらに削られるわけではなく、最大値が減らされる。するとAEEが減少し、身体活動を控えることでカロリー補償が行われたかに見えるが、実際にはそれ以外のすべての抑制——たとえば、第7章で述べた免疫系、生殖系、ストレス反応の健康的な抑制——が行われたのだ。これは今注目を集めている分野で、私の研究室を含めさまざまなところで研究が進んでいる。

人間の持久力の限界を示すグラフ

レース・アクロス・USAのランナーの1日のカロリー消費量は、持久力が求められる他の競技に比べてどうなのか。これを知るために、私はヒトが極限状態におかれたときの——コナ島で開かれるアイアンマン世界選手権大会、100マイル（約160キロメートル）走るウエスタン・ステイツ・エンデュランス・ラン、ツール・ド・フランス、南極でのトレッキング、軍事遠征など——代謝に関する科学的文献をあさった。24時間でどれだけの距離を走るかを競うレースから、46日という記録のある、2200マイル（約3500キロメートル）に及ぶアパラチアン・トレイルを走破するレースまで、ウルトラマラソンで世界記録が打ち立てられたときの消費カロリーを推定した信頼できるデータも確かめた。レース・アクロス・USAより長く続く競技を探したのだ。しかし、これより長い競技はなかった。最も長期に及び、最も多くのカロリーを消費するのは妊娠だったのだ。期間は9カ月で、最後の3カ月間の消費カロリーは1日3000キロカロリー以上になる。

ヒトの持久力の記録を見ると、あることがわかる。1日のカロリー消費量はトライアスロンのような短時間の競技では多く、ツール・ド・フランスのような長期の競技では少ない。とはいえ、すべての研究を比較するのはむずかしかった。それは、各研究の被験者の体格が大きく異なったからだ。体格の違いは代謝率に影響を及ぼす（第3章）。それを補正するために私は、代謝研究でよく行われるように、1日のカロリー消費量をBMRで割った。この割合をメタボリック・スコープというが、こうすると体格の影響が消える。体格は消費カロリーにもBMRにも同じように影響を及ぼすからだ。メタボリック・スコープは、体格補正後の1日の消費カロリーを表すものと考えていいだろう。

メタボリック・スコープと持久力が求められる期間の関係をグラフにしたところ、実に美しい結果が得られた。パソコンの画面上に、消費カロリーの多い短期の競技から消費カロリーの少ない長期の競技に向かって、優美な弧が描かれていたのだ（図8-2）。そして、そこに私は「地図」を見ていることに気づいた。点と線はヒトの持久力の限界を示す境界線だ。私は、軍事遠征やアスリートのトレーニングなど、持久力に関する他の研究から得たデータを急いで加えてみた。すると、どれもヒトの能力の限界内におさまった。境界線は越えなかった。妊娠は？　妊娠は曲線の右端近くに位置した。

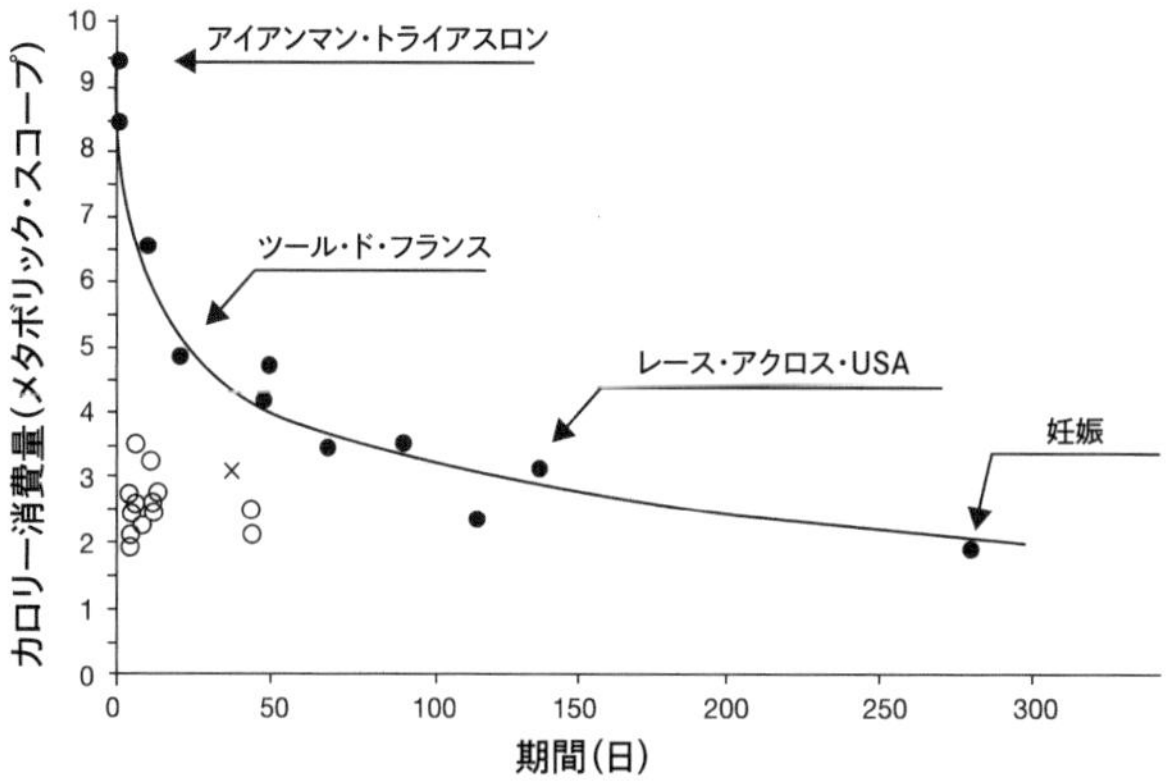

図8-2　何日、何週間、何カ月と続く競技等における持久力の限界（メタボリック・スコープ、BMRの倍数で表した）。黒い丸は各競技（いくつかを明示）等における持久力の限界を示している。白い丸は、登山やオリンピック選手のトレーニング等、長期に及ぶ高強度の身体活動に関する他の研究のデータ。ブライス・カールソンの北大西洋横断時の推定消費カロリーを×で示した。

妊娠中の母親は、ツール・ド・フランスの選手と同じように自分を代謝の限界まで追い込んでいる。妊娠は究極のウルトラマラソンだ。

図8－2に示した代謝の限界は、実際の限界といっていい。これを破った人はいないからだ。代謝の世界の果てまで行った自転車やトライアスロンの一流選手は、限界に近づくためにすべてを鍛えている。それはライバルも同じだ。そのため、数時間、あるいは数週間のレースであっても、勝者は数秒違いという僅差で決まる。代謝の限界を打ち破ることができれば――たとえば、100マイル（約160キロメートル）のウルトラマラソンを走る選手のメタボリック・スコープを、ツール・ド・フランスの選手が4週間保つことができれば――、各ステージで他を引き離し、何時間もの差をつけて優勝するだろう。だが、そうはならない。それは不可能だからだ。ヒトの体の限界を超えることはできない。自分を極限まで追い込んで、ライバルが先にあきらめるのを期待するのがやっと

だ。
2つの大きく異なるスポーツで代謝の限界までいったのは、私の知る限り、ブライス・カールソンしかいない。彼はレース・アクロス・USAのランナーとともに大陸を横断して限界に達した。そして、「ルシル」をこいで北大西洋を横断したときも、ほぼ限界まで行っていた。

代謝の限界を決めるのは消化管だった

レース・アクロス・USAでの測定結果や持久力に関する他の研究結果をまとめ、私はヒトの代謝の限界についてわかったことをスイスで開かれた学会で発表した。代謝生理学の先駆けであるジョン・スピークマンは称賛してくれたが、関心はなさそうだった。彼は多数の研究を行い、哺乳類のエネルギー消費に限界があるのはどういう仕組みによるものかを解明しようとしていた。そして、体温調節が大きく関わっていると主張していた。代謝率が高くなりすぎると、体が過熱するというのだ。私が忘れられないのは、彼のマウスを使った研究である。ジョンは、体外に熱を早く逃がすことができれば、より多くのカロリーを燃やし、より多くの母乳を与えられることを示すために、授乳中のマウスの毛を剃ったのだ。[15] 私はヒトの持久力の境界線を示せたかもしれないが、彼はその境界線を引く体の仕組みを知りたがっていた。

私は仕組みについてはあまり考えていなかったが、体温が関係しているとは思えなかった。私たちの研究には、ハワイのトライアスロンで競う人、うだるように暑い夏のヨーロッパを自転車で走る人、凍えるような南極でトレッキングをする人など、さまざまな人が含まれていた。もし体の過熱が障害となるのなら、南極のトレッカーは――ジョンの毛を剃られたマウスのように――ヒトの通常の持久力の限界を超えていていいはずである。

ジョンと私はデータを見直し、解明の糸口を見つけた。私たちのデータに入っている持久系アスリートの体重の減少幅とカロリー消費量の関係をグラフにすると、明確なパターンが浮かび上がった。カロリー消費量の増加に伴って減少幅が増加したのだ。アスリートは減量しようとしているわけではなかった――反対に、パフォーマンスをあげる高カロリーの食品を精一杯とろうとしていた。それでもカロリーの消費に摂取が追いつかず、消費が増えるにつれ、エネルギーバランスが負に傾いていった。

ここで、もう1つ、パズルのピースが見つかった。1日のカロリー消費量と減量に関するデータを突き合わせてみると、どのアスリート(そして妊婦)も同じだけのエネルギーを毎日、摂取していることがわかったのだ。南極のトレッカーも一流の長距離ランナーも、カロリー摂取量は自身のBMRの約2・5倍だった(体格を補正するために、カロリー消費量同様、カロリー摂取量もBMRの倍数で示した)。そして、BMRの2・5倍を超えるエネルギーは、体に蓄えてあった脂肪ですべてまかなわれていた。だから、カロリー消費量がこのレベルを超えたアスリートは体重が減ったのだ。

体が本当にこれ以上のカロリーを吸収することができないのか確かめるために、私たちは過食に関する研究も分析に加えた。これらの研究の被験者は、1日の消費カロリーをはるかに上回るカロリーの食事を与えられていた。そのうちどれだけ体に吸収されたかを計算すると、だれもがBMRの2・5倍程度だった。これをカロリーに置き換えると、競技の種目や状況にかかわらず、体が1日に吸収できるカロリーは最大4000~5000キロカロリー。消費がそれを超えると負のエネルギーバランスとなり、1日に補充できる以上の脂肪やグリコーゲンを燃やして徐々に痩せていく。

もちろん、負のエネルギーバランスのまま数日、あるいは数カ月でさえやっていくことはできる――ヒトの持久力の境界線付近にある険しい領域がこれにあたる。しかし、永遠にそれを続けられるわけではない。持久力をずっと保つには、体重を維持することが必要で、そのためには1日のカロリー消費量をBMRの2・5倍程度（約4000～5000キロカロリー）か、それ以下に保たなければならない。体はこれ以上速くカロリーを消化、吸収することはできないのだ。何日、何週間と続く競技に私たちをつなぎとめるのは、筋肉ではなく消化管なのである。

そうした競技を数日あるいは数週にわたって続けている間に生じる体重の減少を体がどう解釈し、その信号をどのようにして疲労や持久力の低下に変えるのかについては、まだわかっていない。マラソンやもっと短いレースの場合と同じように、脳がこの調節を行っているのは確かだ。ツール・ド・フランスの選手は空腹だからといって止まったりしない。彼らは疲れたから止まるのである――この感覚は脳だけでつくられている。

しかし私たちは、体重の減少という信号は持久力において重要な役割を果たしていると考えている。第5章で述べたように、脳は体重の変化を正確に追って、それに対応する。したがって、体重がどれだけ減少したかは、持久力を調節する脳にとって重要な信号のはずだ。そして逆にいえば、体のカロリー吸収能力を高める方法が見つかれば、長期に及ぶ競技で持久力を増す効果的な方法になるかもしれない。ツール・ド・フランスの選手なら――あるいは、チームドクターなら――賛成してくれるだろう。1980～1990年代に、夜、レースのステージとステージの間に、脂肪とブドウ糖を静脈に注入する選手が出てきた。[16] 栄養を直接血流に届けると、消化器を迂回し、カロリー吸収の上限にひっかからずにすむからだ。ツール・ド・フランスの選手（1980年代に測定を受けた選手であることをはっきりさせておこう）の体重が思ったほど減っていなかったのは、おそらくこのためだろう。彼らは私たちのデータに入っている選手と大きく異なり、レース期間中の体重の減少が3ポンド（約1・4キロ）に満たなかった。持久系のスポーツでは、競技中に脂肪や砂糖をとることが認められている（何か食べなければならない）。しかし、夜の点滴は感心しない。１９９０年代に静脈投与の取り締まりが行われ、こうしたことはもう行われていないように見える。だが、他の違法なパフォーマンス向上剤同様、さらに地下深くに潜伏しただけかもしれない。

妊娠と出産も代謝の限界に支配される

代謝の限界が重要なのは、南極でトレッキングをしているときやツール・ド・フランスでインチキをしているときだけではない。カロリー吸収に上限があることは、私たちの日常生活にも影響を及ぼしている。妊婦の場合、このような上限があることで妊娠期間が長くなりすぎないようになっているのかもしれない。妊娠中、母親は胎児を育てるために、自分が消費する以上のカロリーをとらなければならない。これが妊娠の基本的ルールである。母親は体重を増やさなければならない。しかし、体重が増えるにつれ、カロリー消費量も増える。そして標準的な妊娠期間とされる9カ月目になると、母親は危険な状態に追い込まれる。[17] 赤ん坊がうんと大きくなると、母親は2人分のカロリーを十分とれなくなるはずだ。母親が代謝の上限に近づくと代謝ストレスの信号が送られ、出産の引き金になるのだと私たちは考えている。

今日の食事とライフスタイルの変化がこの代謝の引き金に影響を及ぼし、母親と赤ん坊を危険にさらしているかもしれない。[18] ヒトにとって出産は常に油断のならない問題であり続けてきた。赤ん坊は骨産道をぎりぎり通ることのできる大きさで生まれてくる。もし、新生児がほんの少しでも大きすぎると、深刻な、命に関わる問題が生じる。赤ん坊が大きくなりすぎるのはどういうときか？ それはエネルギーを母親から多くとりすぎたときで、母親の血中からの栄養の取り分が多すぎた場合か、母親の胎内に長居しすぎた場合にそうなる。ハッザ族のような集団では、妊婦は出産直前まで体をよく動かし、食物は加工されていないのでゆっくりと消化される。このため胎児がとり入れることができるエネルギーは多くはないだろう。母親が代謝の上限に達して、それが引き金となって出産が始まるまでに赤ん坊が大きくなりすぎることは、まず考えられない。出産時にどの程度の割合で問題が生じるのか、ハッザ族のような小規模社会については確かなデータがないが、かなり低いと思われる。アメリカのような工業化社会の活動レベルの低い人々においては、母親は簡単にカロリーをとれる上に、母親の身体活動のためのエネルギー需要と胎児のエネルギー摂取の間に競合が起こらない。多分、それゆえに赤ん坊は少し遅れて、少し大きめになって生まれてくるのだろう。とても大きいわけではないが、それでも問題が生じるには十分だ。食事や身体活動量の変化に伴って、帝王切開による出産の割合がここ半世紀の間に急増しているのだ。

私たちの消化能力に限度があることで、私たちの普段の生活におけるカロリー消費量にも上限が設けられている。私たちは、何カ月、何年、そして生涯にわたって、とり入れられる以上のカロリーを燃やすことはできない。代謝能力の範囲内でやりくりしていかなければならないのだ。1日のカロリー消費量をBMRの2倍をかなり上回るレベルに保つのは無理である。実際、そんな人はだれもいない。日常生活におけるカロリー消費量をオランダ人からハッザ族まで、世界の数百の集団について見てみても、だれもがBMRの2・5倍よりはるかに低いレベルで生きている。そして、ハッザ族のような身体活動の活発な集団では、1日の消費量を持続可能なレベルに保つために体が適応する。

私たちは制限的日次カロリー消費を再発見した。西へと航路をとったマゼランのように、今度は逆の航路で第5章の出発点に戻ってきたのだ。

マイケル・フェルプスは何がすごいのか

ヒトの持久力の限界が明らかになったことで、私は何年もの間かかえていた問題から解放された。ハッザ族を対象にエネルギー消費量の測定を行い、ヒトのカロリー消費量は一定の範囲内に抑えられていることを発表して以来、私は人と話していても、講演をしても、同じ質問を受けるようになった。いつもそうなので、これに名前をつけた。マイケル・フェルプスの謎。懐疑的な研究者はこう聞いてくるのだ。「ヒトのカロリー消費量に制限があるのなら、どうしてマイケル・フェルプスは1日に1万2000キロカロリーも食べられるのだろう」。もっともな質問だ。そして、答えは見つからなかった。マイケル・フェルプスは私の夢にまで出てくるようになった。

一流アスリートの食習慣が彼らの神話やファンによる偶像化の重要な一部であるということは、人の心理を表している。プロのアスリートのプロフィールには、よく詳しい食事内容が記されている。マイケル・フェルプスは信じられないような偉業を何度も達成したが――世界記録、23個のオリンピック金メダル、数えきれないほどの優勝――人の頭から離れないのは彼の摂取カロリーだ。食事は私的なことなので印象が強いのだろう。1日に1万2000キロカロリー!? 彼のようなスーパーヒーローがあなたや私とは根本的に違うのだということを示すのに、これほど強力な証拠があるだろうか。

マイケル・フェルプスの謎を解くには、まず彼が実際にどれだけ食べていたかを知らなければならない。フェルプスや彼のオリンピックのチームメイトの摂取カロリーを測定した人はいない（少なくとも、測定結果は公表されていない）。人々の頭にある1万2000キロカロリーという数字は、フェルプス本人もしくは周辺の人々のはったりか、オリンピックで話に尾ひれがついたものと思われる。[19] フェルプスは、トレーニング中のカロリー摂取量は1日7000〜8000キロカロリーだったといっている。だが、その数字でさえ記憶に基づいたおおざっぱな推定であり、疑問が残る。自己報告によるカロリー消費量は、非常に厳格な研究においてさえ疑わしく、他の水泳選手はもっと現実的な数字を報告しているからだ。ケイティ・レデッキー〔アメリカの競泳選手。オリンピックで5個、世界水泳選手権で14個の金メダルを獲得〕もオリンピックで活躍したが、彼女は4000キロカロリーをかなり下回る数字をあげている。[20] しかし、とりあえずフェルプスの摂取カロリーは1日7000キロカロリーだったとしよう。

一流の水泳選手はほとんどがそうだが、マイケル・フェルプスは大柄で、身長（6フィート4インチ〈約190センチメートル〉）も体重（194ポンド〈約88キロ〉）も平均を大幅に上回っている。[21] この数字を第3章のBMRの算出式に当てはめると、彼のBMRは約1900キロカロリーということになる。しかし、これもかなり不確かな数字である。フェルプスのように平均的な成人より体脂肪が少ない（エネルギー代謝の活発な除脂肪組織が多い）人は、BMRが計算上のBMRより200キロカロリー以上多いということはよくある。フェルプスのBMRが平均を上回ることが考えられる。そこで、彼のBMRは2100キロカロリーとして話を進めることにしよう。

次に、1日に7000キロカロリー食べるとはどういうことかを考えてみたい。消化管は体内に入ってきた食物に含まれるカロリーをすべて吸収するわけではない。ヒトの消化率——口に入れたエネルギーの量に対する吸収量の割合——は約95%で、あなたの消化率はあなたの食事や消化管、体のはたらきによって決まる。とすると、フェルプスが1日に7000キロカロリー食べたのなら、体は6650キロカロリー吸収し、燃焼していたことになる。残りはトイレに流れていった。

6650キロカロリーはフェルプスのBMRの3倍を少し上回る数字だ。これを手元の持久力のデータに照らすと、彼は最も上位に位置する。一流のアスリートは平均するとBMRの2・5倍のカロリーを吸収する。しかし、（代謝に関してはすべてがそうだが）平均といってもばらつきはあり、BMRの3倍をわずかに超えるアスリートが数人いた。フェルプスは7000キロカロリー食べ、BMRの2・5倍というルールの限界を押し広げていたのだろう。しかし、限界を打ち破ることはなかった。一流のアスリートでも、ヒトを超えることはないのだ。

毎年、アメリカでも世界でも多くの子どもたちが水泳の練習を始め、大会に出場する。彼らの多くは第2のマイケル・フェルプスかケイティ・レデッキーになることを夢見ている。では、一流のスイマーになるほんの一握りの人々と、そうではない大多数の人々の分かれ目は何だろう。チャンスや優秀なコーチ、しっかりしたサポート体制、勝つのだという強い意志が必要なのはいうまでもない。しかし、それだけでは足りないだろう。さらに求められるのは、おそらく、プールで燃料切れになったりしないようカロリーを本当にうまく吸収する消化管だ。フェルプスやレデッキー、そして現代のオリンピックで活躍する超一流アスリートは、そのすばらしい実力だけでなく、すぐれた消化管でも他を圧倒しているのだろう。

エネルギー消費の上限を押し広げる進化の末路

私たちは、起源に関する話はシンプルなものを好む。1つの原因、1つの結果、1つの教訓。ヴィシュヌ神が世界をつくり、シヴァ神がそれを破壊する。私たちが料理できるのは、プロメテウスが火を盗んだからだ。おばあちゃんが死ななければならないのは、イブがリンゴを食べたからだ。ジョンとポールがビートルズを結成し、ヨーコが解散させた。しかし、これでは話が進まない。

進化についても私たちはシンプルな話に惹かれる。しかし、自然選択が1つの形質だけにはたらくことはほとんどない。ほとんどの形質が他にさまざまな影響を及ぼし、そのすべてが進化の成功、もしくは失敗へとつながる。今日ある形質が何かの役に立っていても、その形質を獲得した目的は他にあったかもしれない。私たちは、羽は飛ぶためのものと考えているが、初期の鳥類はそれを断熱のために役立てていた。[22] ダーウィンは、ヒトの先祖は手で武器を扱えるよう二足歩行を始めた――悪くはない考え方だ（今の私たちがそうである）――と説いたが、[23] 人類学的記録に照らすと、この説は明らかにまちがっている。ホミニンの脳が大きくなったのは狩猟採集能力が向上するからなのか、社会生活への対応に役立つからなのか（もちろん両方だ、そしてそれ以外にもある）、研究者が延々と議論しているのを私は見たことがある。言語はたくさんの恩恵をもたらし、さまざまに利用できるが、アカデミー・フランセーズは1886年にその起源について論じることを禁じた。[24] 数えきれないほどある説のうち、どれが正しいかなどわからないからだ。しかし、進化の歴史を本当に理解しようと思うなら、もどかしいかもしれないが、進化が複雑で、さまざまな形質や能力が互いに関わり合っていることを受け入れなければならない。証拠と向き合い、相反する考え方のどちらが正しいかをじっくり考慮しなければ、科学は神話と同じになってしまう。

代謝の仕組みを知ると、体の生理的諸機能がどのように結びついているかがわかる。アスリートの持久力に制限を設ける仕組みが、妊娠や妊娠期間にも影響を及ぼし、1日の消費カロリーを一定の範囲におさめる。興味深いことに、私たちの代謝のこうした側面はすべてにおいて類人猿より強化されている。私たちはチンパンジーやボノボなどの大型類人猿より持久力があり、大きな赤ん坊を産み、多くのカロリーを消費する。自然選択によって私たちの代謝能力は上がり、すべての面においてエネルギーの消費を増やした。上げ潮はすべてのボートをもちあげる、というわけだ。

では、私たちの代謝能力の進化につながったいちばんの要因は何だったのか。食物を探し、獲物を追いつめるのに必要な持久力を高めるためなのか、より大きな赤ん坊を何度も産む能力を得るためなのか、より大きな脳とより活発な身体活動を支えるために、より多くのエネルギーを燃やすためなのか。何がヒトを進化させたのかはよく論じられるが、そうした議論と同じで、こうした問い自体がまちがっている。おそらく、こうした利点（そしてこれ以外にもあるだろう）が重なって、ホミニンの代謝能力は進化してきたのだ。そして、どの利点も今、ヒトをヒトたらしめる重要な要素となっている。

確かなことが1つある。私たちは類人猿と違い、代謝の境界線を上へ、外へと押し広げてきた。第4章で述べたように、人間は狩猟採集に移行したことで、周囲の世界からどのようにしてエネルギーを得、それをどのように成長や生殖、生存のために使うかが変わった。私たちは多くのエネルギーを使うように進化した。言語、道具の使用、二足歩行と同じように、代謝能力の進化は私たちの生活のほぼすべての側面に影響を及ぼしたのだ。

しかし、エネルギー消費量の増加は、代謝能力が上がったところで終わりはしなかった。私たちはもっと基本的なところでルールを破ったのだ。過去200万年の間、人間は体の外にあるエネルギーを自分たちのために使う方法を考えてきた。それは生命の歴史の中で一度もなかったことだ。ヒトの未来は、どんどん大きくなっていくエネルギーに対する欲求をいかにうまく管理するかにかかっているだろう。ハッザ族なら何かよい知恵を貸してくれるかもしれない。

第9章——エネルギー消費とヒトの過去・現在・未来

現代人のとんでもないエネルギー消費量

「あんたの家まで歩くとどれぐらいかかるだろう?」。オナワシが聞いた。私たちはセタコと呼ばれるキャンプの男たちのたまり場で腰をおろしていた。トリイカ・ヒルズのふもとの暑く乾いた平地にあるキャンプだ。

彼の質問はもっともなものだった。交通手段のないハッザ族はどこへでも歩いていく。どこも遠すぎはしない。ハチミツを新しい服や鍋と交換するために村まで2日歩くことになっても、遠くのキャンプにいる友人を訪ねるためにさらに長く歩くことになっても、まったく平気だ。どうしてそんなに歩けるのかと思う人は多いだろう。平均的なアメリカ人なら1マイル(約1・6キロメートル)以上先へは車に乗っていく。[1]

ハッザ族のように、定住はせず、キャンプ間を自由に行き来する社会では、幼いころから何日も歩くのが普通だ。私は、多分10歳と思われる少年3人と話をしたことがあるのだが、彼らは全寮制の学校から逃げだした経験があった。両親がお金を貯めて1カ月ほど学校に入れたが——ハッザ族の家族にとっては大きな投資だ——、子どもというのはどこも同じで、彼らは学校を好きになれなかった。他の子どもなら最後まで我慢したかもしれない。そこを出るという選択は考えにくいからだ。学校から家まで歩くと何日もかかる。しかも、ライオンや毒蛇など、危険がいっぱいのサバンナを通らなければならない。だが、彼らはハッザ族の子だ。数日歩くことなど何でもない。ある日の夜明け前、3人の少年はこっそり寮を抜け出すと、家をめざした。当時、せいぜい8歳だったが、夜は地面で眠り、昼間は強い日差しのもと、何も食べずに、見知らぬ土地を何マイルも歩いた。8歳にしてすでに大人の私より勇敢だった子どもと話す機会などそうあるものではない。それは数少ないチャンスの1つだった。

私は話を聞きながら、彼らの目に、そのときの恐怖、あるいは冒険を成しとげた誇らしさがちらっと浮かぶのではないかと思っていた。しかし、彼らはハッザ族のあの平然とした態度で、何事もなかったかのように話をした。彼らは私がなぜ興味をもったのか理解していなかったと思う。学校がいやだった。だから歩いて家に帰った。それがどうかした？

オナワシは時間よりむしろ距離を問題にしていた。ハッザの人々は研究者がマイルやキロメートルを使って距離を測りたがるのを知っている。しかし、彼らはそういう測り方はしない。歩いて何日かかるか。これが、遠い場所までの距離を知るいちばんの尺度だった。オナワシは私の家が遠いことを知っている。だが、正確にはどれぐらい遠いのか。彼が知りたいのはそこだった。どんな旅になるか想像を巡らせて楽しもうとしていたのかもしれない。私の家まで歩いて来る計画を立てていたわけではない。しかし、それもありえない話ではなかった。オナワシの子どもたちはすでに成長し、彼には果たさなければならない義務はない。恐れを知らないラーテル〔イタチ科の動物〕のように自由気ままに、翌日、弓を手に、太陽の光を浴びながら出発することだって十分可能だ。欠勤届を出さなければならない、住宅ローンの心配をしなければならない。そんなわけでもなかった。

ただ、もちろん私の家まで歩くというのはありえない話だった——家は8000マイル（約

1万3000キロメートル）以上向こうにあり、2つの大陸と大海を横断しなければならない。1日に10マイル（約16キロメートル）歩くハッザの男なら、大西洋を歩いて渡れたとしても、到着までに2年半かかる計算だ。消費カロリーは40万キロカロリーになる。

オナワシには真面目に答えなければならない。私は説明を始めた。それは長い旅になるだろう。何年もかかる。それに、ずっと歩けるわけではない。途中に大きな海があるからだ。その海は迂回できない——海はあまりにも大きい。だからボートが必要になる……。

オナワシはそこで興味を失った。1つには数年歩くといわれたからだが、そもそもハッザの男たちはボートには乗らない。

オナワシとの話はそこで終わった。歩くだなんてとんでもない話だと、私はひとり笑った。だが、あれから何年もたち、私は今、違うとらえ方をしている。8000マイル（約1万3000キロメートル）を2年半かけて歩くのは馬鹿げた話ではない——それがヒトの通常の速さだ。馬鹿げていたのは、その距離を私が1日もかけずに移動したことだ。ヒトの本来の速さの1000倍近いスピードで空中を進み、私はハッザのキャンプにやってきた。あまりに速いので時差ボケになった。私のような移動をすると、エネルギーコストが歩く場合の少なくとも10倍になり、ジェット燃料の消費量は乗客1人当たり500万キロカロリー。[2] 私の体が5年かけて燃やすカロリーが1日で消費されたわけだ。しかも、私は汗一つかかなかった。私はこの事実に気づいてさえいなかった。とんでもないのはこちらのほうだった。

生きていくにはエネルギーが必要だ。生理機能、代謝作用はすべてカロリーの燃焼を伴う。私たちがカロリーをどのようにとり入れて燃焼するかによって、生きるペースから健康まで、私たちという存在のあらゆる面が決まってくる。本書では、この代謝について、ミトコンドリアからマラソンまであらゆる角度から考えてきた。しかし、体内だけに目を向け、体が消費するエネルギーしか見ていなかった。

現代のエネルギー経済、再生可能燃料と化石燃料の巨大な世界市場は、体内のエネルギー代謝とは関係のないもののように思われる。使う言葉も違う。体はカロリーだが、家の電力はキロワット時、輸送はガソリンならリットル、原油ならバレルである。しかし、私たちの体内の代謝エンジンと世界を動かす体外のエンジンの違いは、主に言葉によるものだ。私たちは言葉を巧みに使って自分たちをだましている。私たちの食べる食物の中に含まれているのであれ、ソーラーパネルでとらえる太陽光の中であれ、車が燃焼させる化石燃料の中であれ、カロリーはカロリーだ。私たちの体内と体外にある2つのエンジンは互いに依存し合い、しっかりと結びついているが、私たちはそれをほとんど理解していない。ヒトは何十万年か前、狩猟採集時代に火を使い始め、以来、体外でもエネルギーを燃やしてそれを自分たちのために役立ててきた。私たちが火を変え、火が私たちを変えた。私たちの今日の代謝が進化の名残をとどめているように、現代のエネルギー経済とそれへの依存は狩猟採集時代の延長線上にある。

私たちは奇妙ですばらしい未来へと突き進んでいるが、気がつくと、困ったことにいつのまにかガードレールのない崖に近づいてきてしまった。世界と人体に燃料を供給する驚くべき技術を開発し、エネルギー環境をこれまで以上にコントロールするようになった。何十億人分もの食糧を蓄えることも、地球をあっという間に周回して月に着陸することも、山や川を思いのままに動かすことも可能だ。しかし、エネルギー環境を誤った方法で管理したために私たちの存続を脅かす状況が生まれた。肥満と気候変動だ。[3] 人類の未来はこの２つのエネルギー危機を乗り切れるかどうかにかかっている。

本書ではヒトの代謝という新しい科学分野について、進化の視点から、人体が実際にどうはたらいているのかを中心に話を進めてきた。体内と過去をじっくりと見たので、最後に体外と未来に目を向けよう。人は体の内と外のエネルギー環境をコントロールする神のような信じがたい力を身につけ、１００年たたないうちに、ありえないようなＳＦの世界を現実のものとした。しかし、その大いなる力には、途方もない責任と、すべてを台無しにする可能性が付随する。私たちのこれまでの成績はあまりかんばしくない。この力をどのように活かせば、健康を保ち、人類の消滅を避けることができるのだろう。

道具による筋力の有効活用から火の利用へ

私たちはトリイカ・ヒルズの崖の上の藪に覆われた岩場を上り下りしながら、朝の間中、狩りをしていた。だが、突然ダンフォートが何かをやり始めた。それを目にするのは初めてだった。低いアカシアの横を通り過ぎるとき、スピードを維持したまま枯れ枝を親指の長さぐらい折りとり、折った面の真ん中を見ているのだ。何度か同じことを繰り返し、そのたびに手にした枝を放り捨てた。欲しいものではなかったようだ。彼は何を求めていたのだろう。わからなかった私はこの奇妙な行動を覚えておいて、次の休憩時に聞いてみることにした。

思っていたより早く休憩に入った。ダンフォートはついに基準を満たす枝を手に入れると、日陰を見つけて腰をおろし、仕事にかかった。何をしていたのか聞く前に答えはわかった。彼は火を熾していた。前夜少し雨が降ったので、地面に落ちている枝は湿っている。しかし、中が乾いている枝が見つかって、準備が整ったわけだ。彼は親指ほどの長さの枝を半分に割ると、その乾いた表面に小さなくぼみをつくり、それから矢の金属部分を外して、矢じりのない棒の端をそのくぼみにあてた。そしてサンダルの先で枝を地面に固定すると、棒を両手で挟んで回し始めた。手を前後にすり合わせて棒を下の枝に押しつける。

数分のうちに煙が立ち始め、激しく回転する棒の周りを回るように軽やかに立ち上がっていく。すぐに、枝の上に赤い燃えさしがほんの少し見えるようになった。数フィート（約1メートル）離れたところから見ていた私は、その手際のよさに驚く。しかし、どうしてこんな手間のかかることをしているのだろう。午前中ずっと狩りをし、運よくクリップスプリンガーとハイラックスを見つけたものの、仕留められなかった。料理の材料は何もなく、寒くもない。それなのに、なぜ彼には火が必要なのか。ダンフォートは手をカップのように丸めて小さな炎の上にかざすと、もう一方の手で丈の短いズボンのポケットの中を探りだした。器用にとり出されたのは、ずんぐりとした吸いかけの手巻き煙草。彼はそれを口で挟むと、用心しながら火の上にかがんだ。二度息を吹くと火がついた。彼は座りなおし、時間をかけて一服吸う。そして、私に向かってほほ笑んだ。火が必要な理由はわかった。煙草休憩は万国共通なのだ。

ホモ属が登場し、狩猟採集が始まって以来、技術はヒトの戦略を決定する重要な要素となった。1964年にルイス・リーキーの発掘チームが、オルドバイ渓谷で、脳の大きさが現生人類の半分程度の――類人猿よりわずかに大きい――ホミニンの化石を発見したと発表した。[4] しかしリーキーの目は小さな脳以外に向いていた。彼が注意を引かれたのは、化石と一緒に出土した簡単な石器だった。獲物を解体したり植物を細かく切るための礫器（チョッパー）や剥片が見つかったのだ。物議をかもすことの多いリーキーは、この小さな頭の生き物をホモ・ハビリスと名づけ、ヒト属に入れた。彼の主張は明らかだ。道具を、とくに狩猟や採集のために使うだけの知能をもつものは境界線を越えている。彼らは類人猿ではなくヒトである。

　しかし、研究室にこもって研究を続ける厳格な学者は、ホモ属の範囲を広げすぎだとして、彼の大胆な主張を退けた。そして、その後数十年の間にさまざまな発見があり、話はさらに混乱する。[5] リーキーは動物とヒトを分けるのは道具の使用だと主張したが、そうではなかった。最古の石器はホモ・ハビリスの登場以前からあり、今では、野生の類人猿は（剥片ではないにせよ）簡単な道具を使うことがわかっているのだ。それでもリーキーの考え方は、古人類学においてはほぼ一致した見方となっている。石器の使用はホミニンの先祖の生き方を大きく変えた。地球上で技術を利用して捕食するのはヒトだけだ。石刃が狩猟採集――ヒトの典型的なライフスタイル――を可能にしたのである。

　オルドバイで見つかった礫器から家の台所にある包丁まで、シンプルな道具は便利である。なぜなら、そのような道具によって私たちのエネルギーを対象に集中できるようになるからだ。肉を切るには、包丁の刃先に力を入れさえすればよい。包丁がなければ困ったことになる。丸い指先や鋭いとはいえない歯では、肉を裂くなどとてもできない。シャベルやバール、弓矢など、他のシンプルな道具についても同じだ。そうした道具は私たちの力を強くするわけでも、エネルギーを与えてくれるわけでもない。私たちの体がそれらにパワーを与えるのだ。そして、私たちは道具によって自分のエネルギーを賢く使うことができる。

シンプルな道具はとても便利なので、廃れたりはしない。過去200万年の間、私たちは古くからある道具を洗練し（新たに改良された包丁の通販番組が毎日のように流れている）、新しい道具を発明してきた。こうした持ち手のついた道具は、台所からガレージまで家中に山のようにある。狩猟採集社会には、最初の200万年間、穴を掘る棒や剝片、石鎚しかなかった。しかし7万年ほど前、ヒトは筋肉に蓄えたエネルギーを使って槍や矢を放つことを考え出した。ハッザ族が使う弓はこの直系の子孫であり、この道具がいかに役立つかをよく示している。ハッザの男が弓を射るとき、弦を引く力はたいてい体重を超える[6]——片手で懸垂をするのと同じ力だ。力がかかると弓が変形し、ひずみエネルギーが蓄えられる。そして弓が放たれた瞬間にそのエネルギーが解放される。矢が弓を離れるときの時速は100マイル（約160キロメートル）以上。無防備なイボイノシシの胸郭を射ぬくのに十分なエネルギーだ。

こうしたシンプルな道具は創意に富んだ重要な技術だが、その影響力も火の前ではかすむ。火の使用はめざましい技術的飛躍だった。石器や弓矢などの簡単な道具を利用すると、自分自身の体のエネルギーを、蓄える、集中させる、解放するという方法で操作することができる。だが、火の使用によって、ホミニンの祖先はまったく新しいエンジンを手に入れた。体内の代謝エンジンと違って、火は好きなだけ熱く、必要なだけ長く燃やすことができた。その場から離れて火が消えるに任せ、あとで再び熾すことも可能だった。しかし最も重要なのは、火のパワーを成長、体の維持、生殖という進化上、最も重要な仕事に利用できる点である。体外のエネルギーを消費して代謝を高める。これは20億年に及ぶ生命の歴史の中で初めてのことだった。

ホミニンがいつ火をコントロールするようになったのか、正確な時期についてはまだ熱い議論が続いている。１００万年以上前、初期のホモ属、ホモ・エレクトスが使用していたとする研究者もいる。[7] 料理をした炉の跡や焼けた動物の骨などの証拠に基づいて約40万年前とする見方もある。[8] 正確な時期はともかく、火は当初、次の３つの目的で使われていたようだ。料理をする、暖をとる、捕食動物を遠ざける。

私たちの祖先は火で暖まるようになり、夜の寒さに震えなくてもよくなった。第3章で述べたように、多少寒いだけでも代謝率は25％、1時間に16キロカロリー上がることがある。つまり、石器時代の狩猟採集民は、寒い中で8時間眠ると１００キロカロリー以上消費していたのだ。しかし、火で暖をとることで、このエネルギーを成長、生殖、回復などの重要な仕事に回せるようになった。また、大型のネコ科動物などは本能的に火を避けるので、安心して眠れるようになったことも考えられる。

火が私たちの食事や栄養に及ぼした影響はさらに大きい。リチャード・ランガムが『火の賜物』[9]（依田卓巳訳、ＮＴＴ出版）で詳しく述べているが、加熱調理はヒトの食事をすっかり変え、さらには体を変化させた。木を燃やすと、1ポンド（約４５０グラム）当たり１６００キロカロリーのエネルギーが生まれる。[10] ただのキャンプファイヤーだと、このエネルギーはほとんど空中に逃げていく。しかし、エネルギーが熱として食物の中にとらえられると、食物の構造や化学的性質を変える。肉は咀嚼しやすくなる。タンパク質は変性して、消化しやすくなる。そのままでは消化できないでんぷんも加熱によって変化し、炭水化物が消化管で吸収される。とくに効果が大きいのが根菜類だ。根菜類には難消化性でんぷんがたくさん含まれている。だが、ジャガイモを加熱して食べると、生で食べた場合に比べ、2倍のカロリーをとることができる。簡単にいうなら、火は、一口当たりのカロリーを増やして消化に要するカロリーを減らすことで、ホミニンが食事から得られるエネルギーを増加させたのだ。

私たちの祖先は火を使って調理するよう進化した。すると、消化能力が下がり、長い消化管と長時間に及ぶ消化に要していたエネルギーが他の仕事に向けられる。その一部は生殖に使われたようだ。自然選択という点から考えると当然そうだろう。第5章で述べたように、ヒトはどの類人猿よりも大きな子どもを産み、出産回数も多い。加熱調理によるエネルギーの増加は、大きくてエネルギーコストの高い脳の進化にも貢献したかもしれない。

だが、問題はホミニンが生理学的に加熱調理に頼るようになったことだ。熱帯から北極まで、記録に残された文化ではどこも人々は食物を加熱調理している。加熱調理が本当に必要かどうかを、人に加熱した食物を与えないという方法で確かめるのは倫理に反するだろう。だが、食物を生で食べるローフーディズムの支持者はたくさんいるので、それが自然実験となる。彼らはさまざまな哲学的理由から、あるいは食物の中には「生命力」が満ちているという誤った考えに基づいて調理を避ける。こうしたローフードを実践する（厳格さは異なる）300人以上の男女を対象にした最大規模の研究が、ドイツで行われた。[11]その結果によると、生の食品を食べる人は健康的な体重を維持するのがむずかしく、BMIが低栄養とされる18・5以下の人が多かった。女性はよく排卵が止まり、ローフードを厳格に実践している人ほど無月経になりがちだった。男性もときおり生殖機能に問題が生じ、性欲がないという報告も見られた。加熱調理した食物をとらなければヒトの生存、生殖能力――否応なく進化的適応度の尺度となる2つの能力――は著しく低下するわけだ。

彼らは、高カロリーで、食物繊維が少ない栽培作物や家畜動物を食べることができた。コールドプレス製法の植物油のようなエネルギーの詰まった食品も利用した。だが、それでも十分ではなかった。

こうしたものをとり入れても、ヒトの体は生の食物ではうまく機能しない。火がある生活に適応してしまった狩猟採集時代の人々は、野生の食物しか入手できなかったし、そのうえその食物を生で食べていたら、まったく生き延びることはできなかっただろう。

私たちの体は火に依存するようになり、体内と体外のエンジンが結合した。体内の代謝だけではもう十分ではない。私たちは生きる力を得るために、体外の火というエネルギー源に頼るようになり、火で生きる種、ホモ・エナジェティカスになったのだ。

もちろん、火はカロリー以外のものももたらした。火は地勢を変えるのに使われるようになる。[12] 森や林を焼いて動物を追い出し、新たに植物を育てたのだ。火の使用は、化学や新しい物質の世界を開いた。石器時代の狩猟採集民は、木の槍の先を火で硬くすることを覚えた。ハッザ族の女性は今でも塊茎を掘るための棒にこの処理を施している。石を火で加熱処理するとよい石器ができることもわかった。ネアンデルタール人と現生人類は火を使ってタールをつくるようになった。[13] カバノキの樹皮が用いられ、粘着性があることから木の柄の先に石斧や石刃をつけるのに使われた。3万年前には火を高温にして陶器が焼かれた。[14] 7000年ほど前になると初期の農耕社会で鉱石を溶かして銅などの金属をとり出す方法が考え出され、[15] 3000年前には鉄やガラスがつくられるようになった。[16] 水門は開いた。それから100世代を経た今、彼らの子孫はポケットにスマートフォンを入れて歩き回り、ロケットエンジン駆動型ロボットを遠い惑星に送っている。

技術が進むにつれ食料獲得が容易になった

体外のエネルギーの利用は過去1万年の間、増加の一途をたどっている。私たちは火にとどまらず、考えうるあらゆるエネルギー源を利用するようになった。しかし、技術が変化し発達しても、目的は昔のまま変わっていない。エネルギー源が増えるにつれ、そうしたエネルギーへの生理学的依存も高まった。

火の使用が始まって以降、私たちのエネルギー経済に見られた最大の変化は、植物の栽培と動物の家畜化である。1万2000年ほど前、世界のいくつかの集団で新しい試みがなされ、それが大きな変化につながった[17]。自然界で食料となる植物や動物を見つけて食べるのではなく、それをもち帰って育てることが考え出されたのだ。時間の尺度が圧縮される人類学の記録においては、1000年は地層の堆積として2分の1インチ（約1・3センチメートル）くらいの厚さに閉じ込められることになるので、農業への移行は一瞬のうちに生じたように思える。しかし、実際のところ、それが徐々に進んだことは想像にかたくない。私はハッザの男たちが、キャンプの近くの土壌でデザート・ローズを試しに育てているのを見たことがある。デザート・ローズは矢に塗る毒をつくるのに使われる。彼らは壊したハチの巣を整える作業もよく行う。ハチが戻ってきてまた巣作りをするよう、木に空けた穴を石で塞ぐのだ。キャンプの周辺をときおり野犬がうろついて残飯を狙っているが、それを捕まえて、小さな獲物の狩りに連れていったりもする。1万2000年前には狩猟採集社会が多数存在し、地球の至るところでこうしたさまざまな試みがなされていたに違いない。

実験が成功した初期の農耕社会の人々は、植物や動物の代謝エンジンをコントロールすることになった。こうして、自然選択に代わって人による選択が始まる。自然界では、実をたくさんつける植物

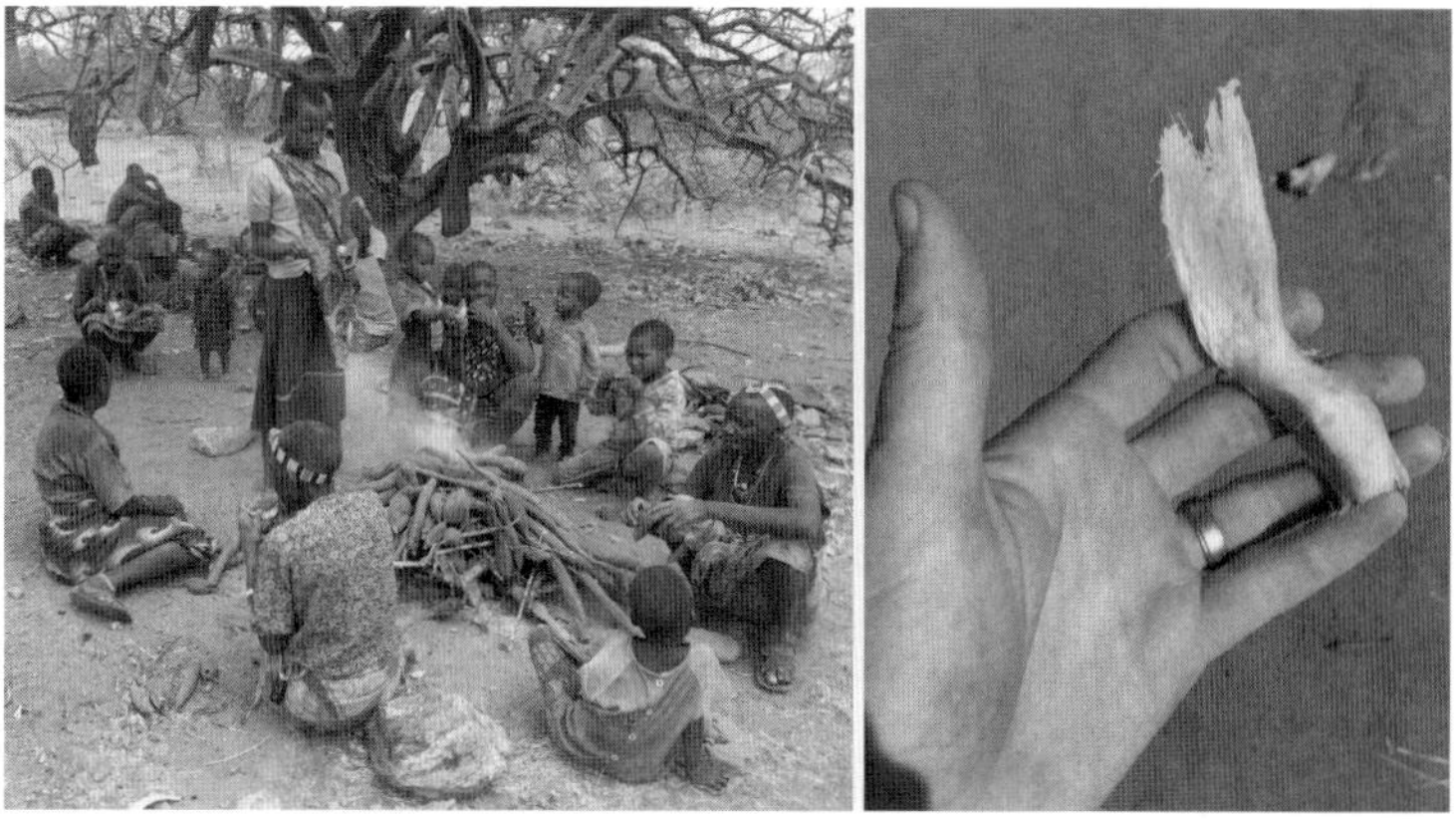

図9-1　ハッザ族の女性が塊茎「マカリタコ」を焼いている　野生のイモは木質化し、栽培種に比べ繊維が多い。彼らはこれを噛んででんぷん質を吸い出し、繊維の部分を吐き捨てる。

や急成長する植物は不利だったかもしれない。そのことに多くのエネルギーが使われ、嵐の中でもまっすぐ立っていられる頑丈な茎や根、あるいは草食動物を遠ざける繊維やとげ、毒をつくるためのエネルギーが不足したからだ。しかし、栽培が始まると、実がたわわになる植物が歓迎された。そして広く植えられるようになり、あまり実をつけない植物に比べ、繁殖という面ではるかに大きな成功をおさめる。ヒトは長い年月をかけて栽培植物の代謝を操作し、植物がもつエネルギーをでんぷんや糖に変えてとり入れてきた。今日スーパーで売られている果物や野菜は、野生の先祖とはまったく異なる姿で、エネルギーが異様に詰まっている。

私たちは家畜に対しても同じことをした。天敵から守り、生殖における勝者と敗者を決めたのだ。家畜には、成長と乳の生産に多くのエネルギーを配分するものが好まれた。人間の管理のもとにおかれた動物は穏やかで、あまり頭は回らないが、脂肪とタンパク質の確かな供給源となった。家畜は私たちには食べられない牧草や飼い葉を乳や血、肉に変える代謝エンジンをはたらかせ、食料を提供してくれる。

ウマのような大型動物も新しい種類のエンジンとして利用された――私たちの身体能力を補う、あるいはそれに代わるものとして力仕事に使われたのだ。産業革命が始まったころ、蒸気機関を発明したジェームズ・ワットはさまざまな実験に基づいてウマの力を計算したが、その推定通り、ウマは１時間に６４０キロカロリー分の仕事（これが馬力の定義だ）を楽にこなし、これを10時間、毎日続けることができる。[18] この数字は見かけ以上にすごい。筋肉が力仕事に使えるのは代謝燃料のせいぜい25％だから、10時間で６４００キロカロリーの仕事をするには、ウマは２万５０００キロカロリー以上のエネルギーを燃やさなければならない――ＢＭＲと、消化やその他の活動に必要なエネルギー以外に、これだけのエネルギーを燃焼するのだ。

役畜《えきちく》の出現は初期の農民にとって、経済的にも心理的にも信じられないようなできごとだったに違いない。ウマがいれば超人的な力を得られた。ウマは10人分の仕事をこなし、ヘラクレスのような力を発揮する。[19] ウマに乗ると１日に楽に30マイル（約48キロメートル）は進めた。[20] 必要ならスピードを２倍にすることも可能で、人間は少しも汗をかかない。これは狩猟採集民が１日に歩く距離の３倍以上だ。それまで遠いと思えた場所が突然近くなった。

火の使用と同様、植物の栽培と動物の家畜化によって食物に含まれるカロリーは増え、食物を得るために必要なカロリーは減った。初期の農民はエネルギーを思いがけず手に入れた。身体活動と消化に必要なエネルギーが減ったことで、体内のエンジンはエネルギーを他の仕事に使えるようになった。進化した生命体を見ればわかるように、余分のカロリーは生殖に回された。世界の初期の農耕社会では、カロリーに余裕ができたことで母親と赤ん坊が恩恵を受け、出生率が上昇。[21] 農業への移行後、女性が一生の間に産む子どもの数は2人増えた。このことは、今日の狩猟採集民と、農耕も行う狩猟採集民を見てもよくわかる。ハッザ族の平均的な女性が一生の間に産む子どもの数は6人だが[22]、伝統的農業によってカロリーを多くとることのできるチマネ族の女性では9人である[23]。

人口が増えると、初期の農民は狩猟採集時代には見られなかったような問題をかかえることになった。人の密集や公衆衛生だ。伝染病は人のまばらな狩猟採集民のキャンプならすぐに終息するだろうが、初期の農耕社会では蔓延した。新型コロナウイルス感染症からもはっきりとわかるように、私たちはこうした問題と今なお闘っている。

だが一方で、人口の増加はさまざまな革新をもたらした。人口が増えるということは、より多くの人々が一緒に暮らし、働き、考えるということである。新しいことを考えるにも、多くの頭が集まれば相乗効果が生じる。ハーバード大学のヒト進化生物学科のジョセフ・ヘンリックは、これを集団脳と呼んでいる[24]。食料の生産能力が増したことで、ヒトの多様化も可能になった。一部の人は食料生産以外の仕事についた。狩猟採集民には考えられない贅沢だ。こうして新しい手工業や職業が生まれた。3000年以上前、地中海や南太平洋で生まれた文化は風の力で航海する方法を考え出した[25]。2000年以上前には水車が登場。流れる水のエネルギーを利用して穀物を挽く、水を汲み上げて灌漑システムに流すなど、幅広い用途に使われた[26]。数世紀後には風車も生まれている[27]。発明がなされ改良が行われるたびに私たちの体外のエンジンは増え、利用できるエネルギーも増大した。

私たちは今、体外エネルギー経済の歴史における最新章を生きている。この章が始まったのは1700年代、石炭を燃料とする蒸気機関が生まれ、その動力が工場でも利用された産業革命の時代だ。化石燃料は太古の数えきれないほどの動植物たちが何百万年という時間をかけてはたらいてきた結果であり、集合的代謝といえる。化石燃料を燃やすと、はるか昔の生命体に蓄えられていたエネルギーが放出される。石炭は数千年前から掘り出して利用されていたが、18世紀のヨーロッパで採炭技術が向上し、本格的に工業用に使われるようになった。その後、石油や天然ガスの利用も始まり、これらは当初は限られた量だったが、1800年代半ばに商業的に採掘されるようになり、今では世界のエネルギー使用量の多くを占めている。今日、これらの化石燃料は地球上のすべての人に1日3万5000キロカロリー以上のエネルギーを提供している。[28]これは、ヒトの体外エネルギー使用量の80％に当たる。

工業化社会では、化石燃料の開発によってエネルギー消費量が大幅に増え、食料生産の方法もすっかり変わった。1840年、産業革命初期のアメリカでは、農業従事者が労働力人口の69％、全人口の22％を占めていた。[29]農業従事者は自分と、自分以外に4人に行き渡る食料を生産していた計算だ。しかしその後、電動機械、石油系肥料、輸送と冷蔵の発達という形で化石燃料のエネルギーが食物生産の分野に注ぎ込まれると、農業従事者1人当たりの食物生産量は急増した。今日、農業従事者と牧場労働者がアメリカの労働人口に占める割合は1・3％、総人口に占める割合は0・8％にすぎない。[30]また、食品の加工、輸送、小売りなどの農業・食品分野に携わる人は人口の約2％だ。農業と食品加工等の分野で働く人は自分を含め36人分の食料を生産している。

現代の食物システムは膨大な量のエネルギーを必要とする。アメリカが食料生産のために消費するエネルギーは、年間500兆キロカロリーだ。[31]農場の機械や輸送に必要なガソリンとディーゼル用エンジンオイルがその3分の1、肥料や殺虫剤の製造に必要な化石燃料も3分の1を占め、残りの大半は農場、倉庫、スーパーを維持するための電気である。

食料生産に使われるこの何百兆キロカロリーというエネルギーは、私たちの食事のエネルギーコストにもエネルギー量にも大きな影響を及ぼしている。それを見る前に、植物や動物を食物に変えるためのエネルギーコストと時間的コストについて考えてみよう。ハッザ族のような狩猟採集社会で食料生産をするには、まず、歩いてあたりのようすをよく調べ、何を狩るのか、何を採集するのか決めなければならない。次に標的を追って射る、塊茎を掘り出す、ベリーを摘む、木を切ってハチミツを得るなどの形で収穫する。それから家にもって帰る。だが、まだ終わりではない。動物は解体して火を通さなければならない（薪も必要だ）。塊茎は焼いて皮をむく。バオバブの実は割って仁《じん》〔種の中の食べられる部分〕をとり出す。こうしてようやく食事になる。この労力が食料生産率に直接影響を及ぼす。ハッザ族の大人は1時間の狩猟採集でおよそ1000〜1500キロカロリーを獲得する。[32]

伝統的農業ではもう少し簡単にことが進む。田畑も動物のいる場所も家に近いので、食物のあるところまで歩く時間もエネルギーも少なくてすむ。作物は大量収穫が可能で、規模の利益を得ることができる。植物が栽培品種で、動物が家畜なら、野生のものより1オンス（約30グラム）当たりのカロリーが少し多いだろう。その結果、チマネ族のような狩猟採集と農耕をする社会の生産率は、1時間約1500〜2000キロカロリーになる。

現代の工業化社会では食料生産に携わる人はほとんどおらず、携わっていても、たいていはその1つの側面を支えているだけである（小麦を育てる人と、それをシリアルに加工する人は異なる）。そうなると1人当たりの食料生産率を計算するのはむずかしい。しかし、他にもやり方はある。工業化社会の経済では労働を商品、サービスと交換するのにお金を使う。自由な労働市場では、たとえば製造業で1

時間働くと、別の業種、たとえば食品産業で1時間働いて生産されるものを十分買えるだけの賃金が支払われるはずだ。だから、食料生産率が計算できなければ、こう聞けばいい。「ブルーカラー労働者は1時間の賃金でどれだけの食料を買えるか?」

1900年、工業化が進展していたアメリカでは、製造業で1時間肉体労働をすると、3000キロカロリー以上の小麦粉、卵、ベーコンなどの主要な食品が買えた[33](図9-2)。そして、化石燃料の消費が増えると、購買力も上がった。今日アメリカの労働者は、1時間働くと2万キロカロリーの主要な食材を入手できる。食料生産の基本的要素はハッザ族のキャンプやチマネ族の村とあまり変わらない。しかし、体外のエネルギーに依存することで、人が使わなければならなかった時間とエネルギーが大きく減った。食品の材料となるものを育て、収穫し、運び、加工するために必要な時間とエネルギーが、大規模かつ効率的に仕事をこなす化石燃料を動力源とする機械によって負担されているのだ。そして、その巨大な機械のそばで摘み取り、加工し、箱詰めをする多数の低賃金の(多くの場合、搾取されている)農場労働者のエネルギーが、そこに加わる。この安価なエネルギーが食品という形になってスーパーの棚に並ぶのだ。そのおかげであなたは、ハッザ族の男性もしくは女性が1週間かけて手に入れるカロリーを、3時間働くだけで得ることができる。

工業化が進むにつれて、食品のエネルギー密度、つまり一口分に含まれるカロリーも増加した。油や糖分を抽出する、シロップや甘味料を製造する、穀物を脱穀、製粉して穀粒の中心部のでんぷんの多い部分をとり出す。現代のこうした加工技術はどれも信じられないほど多量のエネルギーを必要とする。工業化以前の時代にはこのような作業の負担が食品の加工を抑制することになったので、加工食品は珍しく、価格も高かった。砂糖はぜいたく品だったのだ[34]。だが今日、化石燃料という安価なエ

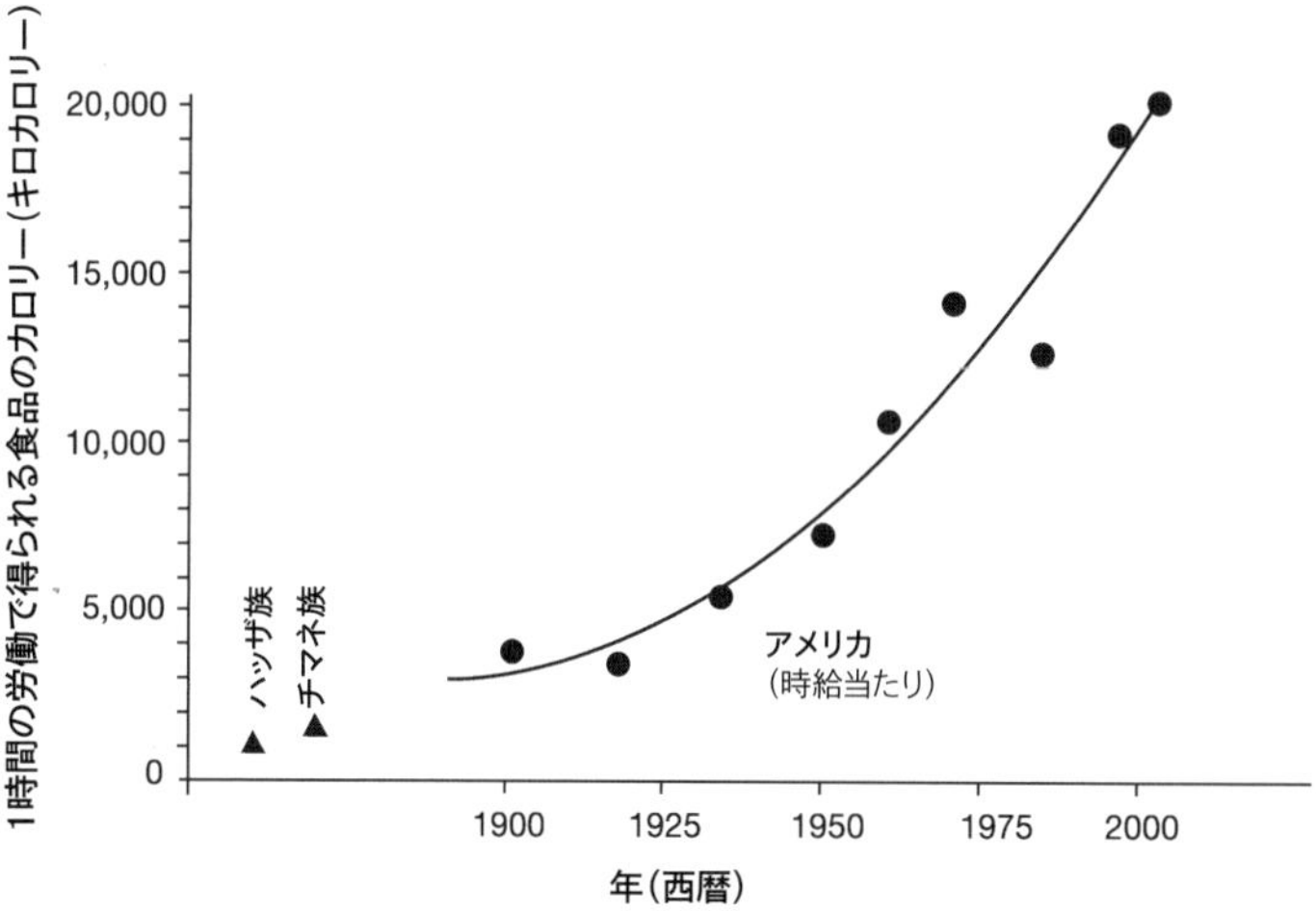

図9-2　工業化社会の人々が1時間の労働で得られるカロリーは、狩猟採集民や自給農業をする人々よりはるかに多い。

ネルギーのおかげで、加工は多くの利益を生んでいる。1グラム当たりのカロリーが最も大きな食品は、最も安く生産、消費できる食品でもあるのだ。[35] アメリカ人の摂取カロリーに占める割合が最も大きいのは、テンサイ糖や高果糖コーンシロップのような甘味料で、全体の20％に達している。[36] 2番目は油で、13％。食品加工はコストとカロリー値の自然な関係をひっくり返してしまった。そうして生まれたのが、加工度の高い、高カロリーの食品だ。工業化社会の食事のエネルギー密度はハッザ族の食事より20％高い。[37] しかも、ほとんど、あるいはまったく体を動かさずに得ることができる。狩猟採集時代の先祖が聞いたら啞然とするだろう。

産業革命によって食物を簡単に消化できるようになり、コストも下がり、出生率の急上昇が起きてもおかしくはない状況が生まれた。ありがたいことに急上昇は起きなかったが、余分にカロリーをとれるようになったことで、潜在的な出生率に影響が及んだ。高カロリーの加工食品（粉ミルクを含む）とほとんど体を動かさないライフスタイルは、生殖のエネルギー負担を軽減し、出産後、母親の体が回復して次の出産ができるまでの時間を短くする。アメリカの10代、20代の母親で2人以上子どものいる人を見ると、出産間隔はたいてい2年以下だ。[38]これはチマネ族の母親と同じである——あるいは、わずかに短い。[39]この割合でいくと、アメリカの母親は妊娠可能な期間に無理なく10人以上の子どもをもつこともできるだろう。

だが、世界の出生率は産業革命の進展とともに上がるどころか、近代化が進むにつれ低下していった。これを人口転換という。女性は出産する子どもの数を減らし、一人一人に多くの時間と資源を投じ始めた。生殖戦略がこのように変化した正確な文化的、生物学的要因はまだ解明されていないが、多くの人は平均余命の伸びを指摘している。[40]自分たちの子どもが大人になるまで生き延びる可能性が高まったことに対する（意識的な、あるいは無意識の）反応がこうした形で表れているというのだ。また、女性が教育機会を得る、家族計画を立てるなど、文化が変化したことによって流れが変わったと考える人もいる。原因が何であれ、私たちは感謝しなければならない。人口転換によって地球の人口増加率が抑えられ、この星を守るための時間稼ぎが可能になったのだから。

1人当たりの消費エネルギーがゾウ並みに

食料生産のエネルギーコストが膨れ上がったことで、先進国の人々は懸念すべき状況におかれている。どんな種であれ、食料を得るために食料から得られる以上のエネルギーを使うと生きてはいけない、というのが生命の基本的なルールだ。野生で暮らす哺乳類は、1キロカロリーのエネルギーを使って、約40キロカロリーの食料を得ている。[41]ハッザ族のような狩猟採集社会や、チマネ族のような農耕と狩猟採集をする社会では、１キロカロリーの労力に対して得るカロリーは10キロカロリーだ。ところが、私たちの食料生産システムは生態学の基本的なルールを破ってしまった。食料生産に必要なエネルギーに化石燃料のエネルギーも含めると、私たちは１キロカロリーの食料を生産するために８キロカロリー燃やしている。[42] 絶滅を避けるには、これではまずい。

状況はさらに深刻だ。食料生産に消費されるエネルギーはエネルギー経済のほんの一部にすぎない。アメリカの１年の消費カロリーは実に２京５０００兆キロカロリーである。[43] 人口が約３億３０００万人なので、１人当たりの消費量は７７００万キロカロリー、１日当たり21万キロカロリーになる。これは体重が９トンの哺乳動物（アフリカゾウでも7トンしかない）の１日のカロリー消費量に等しい。アメリカ人は１人で狩猟採集民70人分を上回るカロリーを消費しているのだ。

１人当たりカロリー消費量がさらに多い国はいくつかある。[44] サウジアラビアのような産油国や、さまざまな代替エネルギー源をもつアイスランドのような国は、自由にエネルギーを消費する傾向がある。しかし、世界の大半の国は、先進国が当然と考えている体外のエネルギーの利用が簡単にはできない。地球全体で見ると、人類は1年に14京１０００兆キロカロリー、１日に１人平均４万７０００キロカロリー消費している。これは体内の代謝エンジンのほぼ16倍に当たる数字だ。世界の人口は77億人だが、１２００億人分を燃やしていることになる。

これではなんだか持続可能ではないように思える、少し恐ろしい、と思ったあなた。それはまちがいである。完全に持続可能ではないし、これほど恐ろしい話はないのだ。現在最も確かとされる数字によると、石油と天然ガスはあと50年、石炭はあと１１０年ぐらいしかもたない。[45] こうした燃料を発見し、採掘する技術が向上すれば、もう少しもつだろう。だが、それは資源がなくなるまでの期間を長引かせているにすぎない。衝撃は今世紀か来世紀にはやってくる。化石燃料が枯渇すると、私たちが体外で燃やしているエネルギーの80％近くがなくなってしまう。旧石器時代に火の使用が始まって以降、体外のエネルギー経済は拡大する一方だったが、化石燃料の最後を見届ける人は、その経済規模が親の時代より縮小する初めての世代となるだろう。化石燃料に代わるエネルギー源がなければ、食料の生産、輸送システムはすべて崩壊するはずだ。ガジェットのない『ハンガー・ゲーム』、車やバイクのない『マッド・マックス』のようになってしまう。

化石燃料の枯渇よりさらに恐ろしいことが1つある。それは、化石燃料をすべて燃やしたときに生じる悲惨な状況だ。人類が引き起こした気候変動は進行中で、化石燃料の使用が始まった1800年代後半以降、地球の気温は0・8度上昇した。[46] 現在の気候モデルは温暖化や異常気象を正確に予測してきたが、それによると、現在あるとされている化石燃料をすべて燃やすと、22世紀か23世紀には気温がさらに8度上がる。[47] かつて地球がこれほど暑かったのは、5500万年前の暁新世‐始新世境界温暖化極大期である。[48] 海水の温度が上がり、海の生物はほとんど死滅した。海面水位は今より少なくとも100メートル高かった。[49] 気候変動で海面がまた同じぐらい上昇すると、たいへんなことになる。現在、世界の大都市の3分の2の住民を含め、世界人口の約10％が海抜10メートル以下の地域に、[50] 世界人口の半分が海抜100メートル以下の地域に住んでいる。[51] 化石燃料の蓄えをすべて燃やすと、地球の姿が変わり、大都市が水につかり、水没する国も出てくるのだ。

気候変動の悲惨なシナリオは数々あるが、最悪の事態を避けるには化石燃料に頼る習慣を断たなければならないだろう。断つなら早いほうがいい。中には簡単に変えられることもあり、本当ならずっと前にやっておくべきだった。車やビルの効率性を高める、包装や商品の無駄をなくす、公共交通を整える、もっと賢明な方法で農業、製造をする。どれもエネルギー使用量の削減につながるだろう。燃料効率の規制や公共交通機関への投資に反対する声もあるが、私たちがエネルギーを少し賢く使うようになったことを示す希望の明かりも見える。先進国ではエネルギーの1人当たり消費量が、ゆっくりではあるが、1970年代から着実に減っている。[52] イギリスでは2000年以降30%減少。アメリカではピーク時の1970年台後半以降30%、2000年以降15%減少した。

だが、効率性をよくするだけでは十分とはいえないだろう。私たちホモ・エナジェティカスはたいへんな量のエネルギーを必要としている。文化的にも生物学的にも、私たちは日々の生活のあらゆる面に必要なエネルギーを体外の大規模エネルギー供給源から調達するよう進化した。産業革命以前のエネルギー経済ではもう間に合わない。現代的な生活らしきものを続けたいのなら、それでは無理なのだ。先ほど見たように、アメリカでは、わずかな人数の農業従業者と食料生産に携わる労働者が、遠く離れた都会の住民をはじめとする数億人の人々に栄養を与えるために、年間500兆キロカロリーを消費している。そして、その10倍のカロリーを、近代的な家やアパートの冷暖房や照明に使っている。そうした環境制御が行われなければ、サンベルト〔アメリカの北緯37度以南の地域〕は人がほとんど住まない砂漠地帯のままだっただろう。また、アメリカでは、私たちを家族や物、仕事とつなぐ輸送のために、7000兆キロカロリー以上が消費されている。自分の足に頼るしかないハッザ族の男性は1日に約8マイル（約13キロメートル）歩く。アメリカやヨーロッパで暮らす人々の通勤距離も片道平均ほぼ8マイルで、[53] 航空券さえ買えば、明日、地球上のどんなところにでも飛んでいくことができる。ハッザ族の男性はうまくいった日には、1マイル（約1・6キロメートル）当たり10キロカロリーのエネルギーコストで、30ポンド（14キロ）の食物をもって家に帰るだろう。一方、ディーゼルの貨物列車は30ポンドの荷物を1マイル1キロカロリーほどのエネルギーコストで、大陸のどこへでも運ぶことができる。食物、住まい、移動——工業化社会に住む私たちは、生活を維持するために体外のエネルギーに頼り切っている。

私たちのめざすべきところは明らかだ。むずかしかろうと、そこに到達しなければならない。ホモ・エナジェティカスとして存続したいのなら、体外のエンジンを駆動させる方法を化石燃料以外に求める必要がある。悲惨な結末を避けるには２０５０年までに地球全体の二酸化炭素排出量をゼロにする必要があるという点で、気象学者の見方は一致している。[54] 人類は、温室効果ガスを排出せずに大量のエネルギーを生み出す方法をこれまでに４つ考え出した。水力発電、風力発電、太陽光発電、原子力発電だ。水力発電は基本的に限界に達している。せき止める大きな川がなくなったからだ。それに、この方法は生態系に大きな被害を及ぼす。となると、まず太陽光と風力だが、この２つで今まかなわれているのは、地球のエネルギー消費量の２％だ。そして原子力は５％。化石燃料にとって代わるなら、これらの方法を組み合わせて、発電量を大幅に増やさなければならない。ハードルは非常に高いが、いくつか策は考えられる。[55] そして、私たちを導いてくれる前例もある。フランスは電気の70％以上、エネルギー需要の45％を原子力と再生可能エネルギー（ほとんどは原子力）でまかなっている。一時的にせよ、長期的にせよ、原子力発電を増やす戦略は怖いと思えるかもしれない。しかし、化石燃料発電に起因する単位発電量当たりの死者数は原子力発電より数千人多いことは注目に値する。[56] これから始まる長い旅のためにどのような方策を立てるにせよ、肝心なのは一歩を踏み出し、進み続けることだ。

成功はまちがいなし、などと考えてはいけない。いずれにせよ、化石燃料はすぐに尽きる。新しい持続可能なエネルギーシステムを構築するには、全員の努力と政治的勇断が求められるだろう。私は、人類は技術面で大躍進を遂げ、絶えず進歩してきたことですっかり満足し、遠い過去の教訓を理解しようとしなくなっているのではないかと案じている。ドマニシ（第4章）のような場所で見たように、絶滅は特別なできごとではない。地球は何が起きるか予測のつかない場所で、生きていくのはむずかしい。さまざまな生物種が、あるいはさまざまな社会が、繰り返し試練にさらされ、多くの場合、立ち直れなかった。人類も体外からエネルギーを得る持続可能な方法を考え出さなければ立ち直れなくなるだろう。地球は私たちを飲み込んで、平然と存続し、私たちの骨や廃墟は土の中に埋まる。地中にはまだたくさんのスペースがある。

「人間動物園」を望ましいものに改造せよ

体外のエネルギーというライフラインの確保を急ぐ一方で、私たちはそれが人体に及ぼしている悪影響にも対処しなければならない。工業化社会のエネルギー経済は現代的な生活を可能にしたが、一方で人を病気にした。私たちは成長と快適さを重視して世界をつくってきたが、これからはもっとよい環境づくりをして、体内の代謝エンジンを守らなければならない。

食の環境を変える断固たる行動をとらなければ、世界に広がる肥満という問題を解決することはできない。第5章と第6章で述べたように、摂取カロリーが消費カロリーを上回るとエネルギーバランスが崩れて体重が増える。そして、消費カロリーは変えようがないことをハッザ族などから学んだ。1日の消費カロリーには制限があり、一定の範囲内に保つために体は懸命にはたらいている。ということは、肥満の主な原因はカロリーの過剰摂取ということになる。そして、それを修正するには、食物の見直しが必要だ。

私たちは皆、自分の食事に対して責任をもたなければならない。しかし、食べ過ぎは単なる意志や自制心の問題ではなく、もっと厄介だ。脳は、代謝率や空腹感、満腹感を管理する古くからあるシステムを使って、無意識のうちにエネルギーの摂取量を制御している。しかし、食物を生産、加工するためにエネルギーを投じることで、栄養源である食物がドラッグのようなものに変わっている。スーパーの棚で幅をきかせ、コマーシャルにもたびたび登場する香料を使った加工度の高い食品は、エネルギーバランスを制御する脳の能力を簡単に圧倒してしまうのだ。ケビン・ホールの研究によって示されたように（第6章）、加工食品ばかりの食事は過食と体重の増加につながる。[57]

工業化が進み、体外のエネルギーを簡単に手に入れて食料生産を進めた結果、安価で高カロリーの加工食品が生まれた（図9－2）。これは、実際、驚くべきことである。私たちは生態学の基本的原則を変えたのだ。自然界ではハチミツ、狩りの対象となる動物、果実などカロリーの高い食物は豊富とはいえず、葉っぱのような低カロリーの食物に比べ、手に入れにくい。ところが、現代のスーパーではまったく逆のことが起きている。油や甘味料、ジャンクフードのような加工度の高い食品は1オンス（約30グラム）当たりのカロリーが高く、しかも1カロリー当たりのコストが低い。ダンキンドーナツのダブルチョコレートを1ダース買うと、1個当たりのカロリーは３５０キロカロリーで、価格は83セント。[58]１００キロカロリー当たり25セントだ。1ポンド（約４５０グラム）1ドルのリンゴ、レッド・デリシャスは、１００キロカロリー当たりの価格が37セントで、ドーナツより6割高い。リンゴのほうが体にいいのは明らかで、スーザン・ホルトの研究（第6章）から、リンゴはドーナツの倍以上腹持ちがいいこともわかっている。ところが、困ったことにドーナツはおいしくできている。お腹がすいたとき、ポケットに1ドルあれば、あなたはドーナツ1個とリンゴ1ポンド、どっちを買うだろうか。

私たち自身がこのような奇妙な食品を自分たちの生活にもたらしたのなら、それを引っ込めることもできるはずだ。だが、だれも（少なくとも私は）ドーナツのない世界には住みたくない。しかし、食品の価格は、それが健康に及ぼす影響を考慮したものにしなければならない。そのための方法の1つが、不健康な食品の値上げである。ソーダや甘味料入りの飲料への課税はいつも不人気だ[59]〔アメリカの一部地域やフランス、イギリスなどで課税が実施されている〕。しかし、消費量が減少していることを見ると、有効な手段のようである。この課税対象を加工度の高い食品にまで広げると、こちらの消費も落ちるかもしれない。そして、これは、私たちのウエストサイズに比例するかのように増大していく医療費に頭を悩ましている政府の収入となる。

また、健康的な、加工度の低い食品の価格を下げ、手に入れやすくすることも必要だ。2015年のアメリカでは、3900万人以上の低所得者が食の砂漠に住んでいた。[60] 食の砂漠とは、都会なら歩いて半マイル（約0・8キロメートル）以上、地方なら車で10マイル（約16キロメートル）以上離れたところに行かなければ生鮮食料品店がない地域である。たとえそうした人々がスーパーに行けたとしても、価格体系はねじれている。1キロカロリー当たりの価格はたいてい、加工食品のほうが、新鮮な青果、肉、魚などの未加工品よりはるかに低い。[61] 当然の結果として、肥満や心血管疾患は貧しいコミュニティでとくによく見られる。政府は毎年何十億ドルという補助金を支払って食品市場やエネルギー市場をコントロールしている。[62] それをもっと賢明にやりたければ、その資金を使って、健康によい食品の価格を下げ、もっとたくさん出回るようにするのがいいだろう。一生の健康は子ども時代に決まるため、学校給食では栄養を最優先に考え、ジャンクフードの提供は控え、献立てに加工されていない食品の割合を増やすべきだ。

そして、自分の食環境を変えるには、規制や社会の変化を待つ必要はない。ステファン・ギエネらがいうように、つい手が伸びる、高カロリーの食品を遠ざけるためにちょっとした工夫をするだけで、大きな効果が上がる。[63] 家に買い置きしなければ、ソーダを飲みながらクッキーを1箱空けることもない。オフィスの机にあるボウル一杯のキャンディは、そこにある必要はなく、だれのためにもならない。高カロリーの加工食品は、手の届く範囲におかなければ、それをいつ食べるかを意識的に判断するようになる。

近代化によって私たちは体を動かさなくなった。狩猟採集民として進化した私たちの体は、身体活動をするようつくられている（第4章と第7章）。サメと同じように、ヒトは、生きていくには動き続ける必要がある。ところが工業化社会では、食料の生産と輸送のために体外のエネルギーが使われ、身体的な労力は必須ではなくなった。過去1世紀の間にアメリカでは弁護士、医師、公務員のようなホワイトカラーが増え、労働人口に占める割合は、１９１０年には約25％だったのが、２０００年には75％になった。[64] 現在、アメリカの全職業の13％以上は「デスクワーク」に分類され、24％は「軽労働」しか伴わない。[65] この割合はホワイトカラーの職業で高い。それほど遠くない昔、狩猟採集民だった私たちの祖先は、いつも1日に1万５０００歩以上歩いていた。ところが今、ヒトの進化の歴史上初めて、椅子に座ったまま生計を立てることのできる状況が生まれた。

体外のエネルギーを利用する輸送や機械化によって現代の生活は機能している。家から職場までの道、往復16マイル（約26キロメートル）を歩く人はいないだろう。30階のオフィスまで階段を登っていく人もいない。私たちは毎日の生活の中でもっと体を動かす必要がある。運動はすばらしい。私たちにはたくさんの運動が必要だ。しかし、毎週数時間を運動にあてる習慣を身につけるだけでは十分とはいえない。長時間座り続けるのは命取りなのだ。夜や週末にジムに行こうが関係はない。私たちは歩くのに適した場所を必要としている。人が自分の力で移動する都市や町になるよう、本気で投資をしなければならない。コペンハーゲンのようなところはすでにこれに取り組んでいる。自転車にやさしい市街地をつくり、車より人を優先する。自転車をシェアするシステムは、1日の身体活動量を増やし、病気を減らす大きな可能性がある。[66]

工業化と近代化には他の代償も伴うが、それを数字で示すのはむずかしい。狩猟採集時代の人々は、ハッザ族のように、家族や友人からなる豊かな社会の中で生きていた。日中は太陽のもと、戸外で過ごす。だれもが同じ仕事をし、何世代かの間に富の集中が生じることもなく、社会的、経済的不平等はあまり見られなかっただろう。ハッザ族は誇り高い平等主義者で、自分にしか仕えない。

農耕、そして工業化が始まると、社会契約は大きく変わった。土地、それから資本という形で富が蓄積され、社会的格差や階層が生まれた。これは上流階級にとっては、もちろん都合のよいことだった。しかし、社会の底辺におかれ、奴隷にされた人々や労働搾取をされた人々にとっては、これほどひどい話はない。そして、間におかれた残りの人たちは、社会経済的なはしごを登りたいと思う一方で、下には落ちまいと必死だ。

このようにして社会経済的配列が決まり、お金に関する不安や、日々尊厳を傷つけられているという辛い思いが生まれ、それがストレスにつながった。これはヒトにとって初めてのことで、うまく対処できていないようだ。社会経済的に恵まれない立場におかれると、病気になり、寿命が縮む。貧困層には富裕層より肥満が多く、糖尿病、心疾患などの心血管代謝疾患の罹患率も高い。[67]そして、これには食事や運動以上に、ストレスが強く影響している。また、有色人種やのけ者にされたコミュニティの人々も同じように健康状態が悪く、短命だ。[68]代謝を健康的な状態に戻すために真剣に環境を変えようとするなら、食事や運動だけでなく、社会経済的格差という問題にも対処する必要がある。

残念ながら、工業化によって、ストレスの影響を緩和すると思われるいくつかのツールも損なわれてしまった。1日の身体活動量が減ったのもその1つだ。また、社会的つながりが希薄になったこともあげられる。家族の規模が小さくなり、ばらばらに暮らすようになった。孤独と感じる人が増え、孤独感は今では医学的症状の1つとして認められている。[69]近代化によって私たちは屋内で過ごすことも多くなったが、戸外で過ごすとストレスが和らぎ、身体活動が促され、心血管代謝リスクも小さくなるように思われる。[70]ハッザ族は起きている時間は基本的にずっと戸外にいる。典型的なアメリカ人は人生の87%を建物の中で、6%を車の中で過ごす。[71]狩猟採集民だったころの健康的な要素を現代生活にとり戻すなら、幅広い視野で総合的に考えなければならない。すばらしいのは塊茎だけではないのだ。

数年ぶりに訪れたハッザのキャンプで見たもの

火であってほしい。私はそう思った。

ムケレンジのはずれにある大きな暖かい岩の上に私は座っていた。ムケレンジはトリイカ・ヒルズの切り立った崖の上にあるハッザ族のキャンプだ。アカシアの茂みの間から谷間の平地が見える。私は物思いにふけっていた。ハッザランドを訪れたのは数年ぶりで、ハッザ族を対象にしたエネルギー消費調査から10年が経過していた。ほんの少し前、太陽が広い渓谷の向こう側の断崖をオレンジ色に照らし、西の地平線に沈んでいった。世界が色あせ、暗くなり始めたころ、ハッザのキャンプでは目にしたことのないものが遠くに見えた。明かりだ。

明かりは5つ見えた。まちがって配置された星座のように、数マイルの範囲に散らばっていた。多分ハッザ族ではない。あのあたりにいるのはダトーガ族だ。彼らは牧畜民で、乾いた低木地帯でウシやヤギを放牧する。私の脳は、明かりを最初は料理用の火と認識した。しかし色が違う。火はオレンジがかった赤だが、見えているのはまちがいなく電気の白色だった。それに、なぜダトーガ族が屋外で料理をしているのかという疑問もあった。

答えは明らかだった。ハッザランドに電気が入ってきたのだ。

私はハムナ・シダでいようと努めた。いや、喜ぶべきかもしれない。明かりは有用で、私も毎日明かりに頼っている（そのときポケットには懐中電灯が1つ入っていて、テントに戻ればあと2つあった）。これは私が口出しするような話ではない。家に明かりがあれば、ダトーガ族の女性も子どもも、夜あれこれ用事をするのに助かるだろう。それに、使われているのは小さなソーラーパネルで、ハッザランドの真ん中を電線が横切っているわけではない。少なくともクリーンエネルギーではある。

ハッザランドには数十年前から工業化社会が入り込むようになった。ハッザ族は土地を追われながらも、困難な状況の中で精一杯やってきた。現代の技術もうれしそうにいくらかとり入れた。キャンプではときどき、懐中電灯やラジオが使われているのを見る。ただ、電池の入手がむずかしい。携帯電話も増えてきて、どのキャンプにも、自分は携帯をもっていないのに、どの丘に登ればつながりやすいかを知っている人がいる。タンザニア政府から食糧援助としてたまに配られるトウモロコシも喜んで食べる。こうしたことを受け入れながらも、ハッザ族は信じられないほどの柔軟性を発揮して文化を守ってきた。自分たちのやり方で、少しずつ現代世界を受け入れてきたのだ。

そう考えても、やはり私は暗い気持ちを振り払うことができなかった。喪失感を覚えた。工業化社会はじわじわと、容赦なく、彼らの土地に侵入している。もちろん今日とはいわない。多分、来年ではないだろうし、10年後でもないかもしれない。しかし、まるで氷河がゆっくりと進むように、私の目の前で計り知れないほどの影響力をもつ文明が、人々のこれまでの生活を引き裂きながら、谷間を進んでいた。ハッザ族はこのあたりの丘で狩猟採集をしながら何百世代、いや、おそらく何千世代もの間暮らしてきた。すべてが消えてしまうまで、それはあと何世代続くのだろう。これまで数えきれないほどの先住民文化が工業化社会にとり込まれ、社会経済のはしごの最下段に追いやられてきたが、ハッザ族が同じ運命をたどるまでにどれほどの時間が残されているのだろう。今キャンプにいる若者は、老後は汚れたコンクリートブロックの家で暮らしながら、低木地帯で生活する夢を見、現代社会がかかえる肥満や心疾患などの問題と孫が闘うのを見るのだろうか。よく生きるにはどうすればよいかを教えてくれた彼らに、工業化社会はこんな仕打ちをするのか。

しかし、ムケレンジに滞在して目にしたハッザ族の暮らしに、私は希望を与えられた。彼らは以前と同じように、伝統に従って狩猟採集をしていた。女たちは老いも若きも午前中は塊茎をとりに行き、マカリタコとエウカを掘り出すと、もって帰って火で焼いた（図9－1）。バオバブの実は、殻を割って仁をとり出す。果肉を使ってスムージーもつくられた。男性は狩りに出るが、キャンプに残って弓矢をつくることもある。私がそこを訪れたのは乾季の終わりで、バオバブの木が花をつける、1年でも特別な時期だった。白い花が香りを放ちながら風に揺れ、散った花の周りに草食動物が集まっている。男たちは日の出前にキャンプを出、花の咲くバオバブのそばの隠れ場から動物を追うつもりだった。狩りの対象となる動物は多い。キャンプではインパラやダイカー、ディクディクが食べられていた。

私は未来へも希望をもった。キャンプには元気な子どもがたくさんいて、走り回り、ハッザ語を話していた。少年は軽い弓と父親の斧をもってハチミツや動物を探しに行くのだろう。少女は母親やおばと一緒に採集に出かけ、地面のイモのつるが出ているあたりを軽くたたいて、塊茎が食べ頃かどうかを確かめるすべを学んでいた。家族や友人はいつもそばにいて、食べ物を分け合い、笑い、話をする。遠くや近くのキャンプから人が訪ねてくる。休憩していく人、軽い食事をする人もいるのだろう。コミュニティの結束は固かった。

私はハッザ族だけでなく、私たちについても明るい見通しをもってムケレンジを離れた。人体や代謝の健康に関しては学ぶべきことがまだたくさんある。しかし、自分の体に気を配り、健康的な子どもを育てるために、まず必要なことは十分理解した。私たちはどこから来たのかを知り、古い伝統を守っているハッザ族のような人々から学び、学んだことを持続可能な方法で自分の生活にとり入れる工夫をする。すべてはそこから始まるのだ。ヒトは地球上で最も頭のよい、最も創造的な種で、神のような技術を思いのままに使える。私たちは自分の体も、隣人も、この地球も、きっと大切に扱えるようになるはずだ。

謝辞

ここ十数年に及ぶ研究の成果を、家族、友人、共同研究者など、数えきれないほどの方々の助力と助言を得て、このような形にまとめることができた。まず初めに妻のジャニスと2人の子どもたち、アレックス、クララに感謝したい。私が野外調査で留守にしたときも、研究室で尿サンプルの分析にかかりきりだったときも、地下室にこもってこの本の原稿を書いていたときも、いつも気持ちよく支えてくれた。ありがとう。愛しているよ。

そして、家族（母、父、ハイデ、ホリー、エミリー）にも感謝している。私が批判的思考を身につけ、有意義な議論を楽しむよう育ったのは彼らのおかげだ。そして私は科学者となり、本書を出版することができたが、この道に導いてくれたのはペンシルベニア州立大学での4年間である。私を指導し、チャンスを与えてくださったジェフ・カーランド、アラン・ウォーカー、ボブ・バークホルダーに謝意を表したい。

ハッザ族の人々はとても寛大である。私と研究仲間は快くキャンプに迎え入れられ、数えきれないほどの質問と依頼に辛抱強くつき合っていただいた。ハッザのキャンプでのできごとと会話は実際に経験したもので、記憶と日誌に基づいて、可能な限り正確に再現した。ハッザ族の親切なもてなしと友情にお礼申し上げる。本書の説明で、彼らのすばらしい文化が正確に伝わることを願っている。ハッザ族の社会についてもっと知りたい方は、こちらをご覧いただきたい（HadzaFund.org.）。

ハッザ族を対象にした調査を行うことができたのは、親しい友人であり共同研究者でもあるブライアン・ウッドとデイヴィッド・ライクレンのおかげだ。長年にわたるタンザニアでの研究は、次の方々の力をお借りし、実りあるものとなった。マリアム・アニャワイア、ヘリース・クレオファス、ジェイク・ハリス、クリスチャン・キフナー、フィデス・キライ、リーヴ・リネン、ナサニエル・マコニ、オーダックス・マブラ、イブラヒム・マブラ、カーラ・マロル、フランク・マーロー、ルース・マサイアス、エレナ・モーリキ、ブンガ・パオロ、ダウディ・ピーターソン、クリストファー・シュメリング、ナーニ・シュメリング。

科学は団体競技である。ヒトの進化やエネルギーの分野のすぐれた研究者から学び、共に仕事をすることができたのは幸せなことだった。ステファン・ギエネ、ケビン・ホール、ダニエル・リーバーマン、ジョン・スピークマンからは長年にわたって貴重な意見を頂戴し、本書の初期の草稿へのフィードバックも受けることができた。また、次の方々との共同研究や会話からも多くのものを得て、本書は生まれた。レスリー・アイエロ、アンドリュー・ビウェナー、リック・ブリビエスカス、ジョン・ビュゼ、ヴィンセント・カロー、エリック・チャーノフ、スティーヴ・チャーチル、メグ・クロフット、モリーン・デヴリン、ララ・デュガス、ホリー・ダンズワース、ピーター・エリソン、メリッサ・エメリー・トンプソン、リード・フェリング、マイケル・ガーヴェン、アンソニー・ハックニー、ルイス・ハルシー、スティーヴ・ヘイムズフィールド、キム・ヒル、リチャード・カーン、ヒラード・キャプラン、ウィリアム・クラウス、クリストファー・クザワ、ミチェル・アーウィン、カレン・イスラー、エイミー・ルーク、ポール・マクリーン、フェリシア・マディメノス、アンドリュー・マーシャル、エド・メランソン、デボラ・ムオイオ、マーティン・ミューラー、ガイ・プラスキ、スーザン・ラセット、エリック・ラヴシン、リアン・レッドマン、ジェシカ・ロスマン、スティーヴン・ロス、ロバート・シューメーカー、ジョシュア・スノッドグラス、デイル・シェラー、ローレンス・スギヤマ、ベンジャミン・トランブル、クローディア・ヴァレジア、カレル・ヴァン・シャイク、エリン・ヴォーゲル、カラ・ウォーカー、クリスティン・ウォール、クラース・ウェスタータープ、ウィリアム・ワン、リチャード・ランガム、ヨウスケ・ヤマダ。また、研究をご支援くださったアメリカ国立科学財団、ウェンナー・グレン財団、リーキー財団にお礼申し上げる。

学生、ポスドク研究員、研究助手と密接に連携しながら仕事ができたのもありがたいことだった。本書でとりあげた研究の多くは彼らによって行われ、その大半が興味深いものだった。彼らの協力、すぐれたアイデア、多大な努力に感謝したい。全員の名前をあげると1冊の本ができそうなので控えるが、次の方々はぜひ、ここに記しておきたい。ケイトリン・サーバー（レース・アクロス・USAで測定を担当）、サム・アーラッカー（本書で述べたシュアール族の調査を担当）、メアリー・ブラウン、エリック・カスティロ、マーティン・ホラ、ヨルク・イェーガー、イレイン・コズマ、マイラ・レアード、カラ・オコボック、ジェニー・パルタン、レベッカ・リンバック、カリファ・スタフォード、ゼイン・スワンソン、アナ・ウォレナー。

本書の出版にあたっては、エージェントのマックス・ブロックマンにたいへんお世話になった。見識を備えた編集者であるキャロライン・サットンからはいつも励まされ、ハナ・スタイグマイヤー、ドリアン・ヘイスティングス、そしてペンギン・ランダムハウス社の制作チームの方々には本書の完成までずっと導いていただいた。謝意を表したい。カシア・コノプカにはグラフの作成を引き受けていただいた。ビクトリア・エアハルト、ホリー・ダニエルズ、エミリー・カーン、サリム・カーン、ジャニス・ワンからは草稿に対する有益な助言を頂戴した。最後になったが、デューク大学の皆様にお礼を申し上げる。とくにブライアン・ヘアとヴァネッサ・ウッズの変わらぬ友情と執筆中のご支援に深く感謝したい。

■原注

第1章

1 ハッザ族についてはこの本が詳しい。Frank Marlowe, *The Hadza: Hunter-Gatherers of Tanzania* (Univ. of California Press, 2010).

2 E. Bianconi et al. (2013). "An estimation of the number of cells in the human body." *Ann. Hum. Biol.* 40 (6): 463–71, doi: 10.3109/03014460.2013.807878.

3 体重が70キログラムの人は1日に約2800キロカロリー、体重1キログラム当たり40キロカロリー燃焼する。太陽の質量は1.989×10の30乗キログラムで、1日に7.942×10の27乗キロカロリー、1キログラム当たり0.004キロカロリーのエネルギーを生み出す。以下を参照されたい。Vaclav Smil, *Energies: An Illustrated Guide to the Biosphere and Civilization* (MIT Press, 1999).

4 N. F. Butte (2000). "Fat intake of children in relation to energy requirements." *Am. J. Clin. Nutr.* 72 (suppl): 1246S–52S.

5 R. Meerman and A. J. Brown (2014). "When somebody loses weight, where does the fat go?" *BMJ* 349: g7257.

6 Chris Cilliza, "Americans know literally nothing about the Constitution," CNN、2017年9月13日最終更新、https://www.cnn.com/2017/09/13/politics/poll-constitution/index.html。

7 著者の未発表の分析。AnAgeデータベース(https://genomics.senescence.info/species/index.html)を利用し、有胎盤哺乳類の体重、成熟年齢、最大寿命、出生時の体重のアロメトリー〔体の大きさにかかわらず成り立つ両対数線形関係〕を回帰分析した。R. Tacutu et al. (2018). "Human Ageing Genomic Resources: new and updated databases." *Nucl. Acids Res.* 46 (D1): D1083–90. doi: 10.1093/nar/gkx1042.

8 E. L. Charnov and D. Berrigan (1993). "Why do female primates have such long lifespans and so few babies? *or* Life in the slow lane." *Evol. Anthro.* 1 (6): 191–94.

9 S. C. Stearns, M. Ackermann, M. Doebeli, and M. Kaiser (2000). "Experimental evolution of aging, growth, and reproduction in fruitflies." *PNAS* 97 (7): 3309–13; S. K. Auer, C. A. Dick, N. B. Metcalfe, and D. N. Reznick (2018). "Metabolic rate evolves rapidly and in parallel with the pace of life history." *Nat. Commun.* 9: 14.

10 M. C. O'Neill et al. (2017). "Chimpanzee super strength and human skeletal muscle evolution." *PNAS* 114 (28): 7343–48; K. Bozek et al. (2014). "Exceptional evolutionary divergence of human muscle and brain metabolomes parallels human cognitive and physical uniqueness." *PLoS Biol.* 12 (5): e1001871. doi: 10.1371/journal.pbio.1001871.

11 Brian K. McNab (2008). "An analysis of the factors that influence the level and scaling of mammalian BMR." *Comp. Biochem. Phys. A—Mol. Integ. Phys.* 151: 5–28.

12 T. J. Case (1978). "On the evolution and adaptive significance of postnatal growth rates in the terrestrial vertebrates." *Quar. Rev. Biol.* 53 (3): 243–82.

13 P. H. Harvey, M. D. Pagel, and J. A. Rees (1991). "Mammalian metabolism and life histories." *Am. Nat.* 137 (4): 556–66.

14 H. Pontzer et al. (2010). "Metabolic adaptation for low energy throughput in

orangutans." *PNAS* 107 (32): 14048–52.
15 Y. Nie et al. (2015). "Exceptionally low daily energy expenditure in the bamboo-eating giant panda." *Science* 349 (6244): 171–74.
16 Serge A. Wich, S. Suci Utami Atmoko, Tatang Mitra Setia, and Carel P. van Schaik, *Orangutans: Geographic Variation in Behavioral Ecology and Conservation* (Oxford Univ. Press, 2008).
17 H. Pontzer et al. (2014). "Primate energy expenditure and life history." *PNAS* 111 (4): 1433–37.
18 L. C. Aiello and P. Wheeler (1995). "The Expensive Tissue Hypothesis: the brain and the digestive system in human and primate evolution." *Curr. Anthropol.* 36: 199–221.
19 Charles Darwin, *On the Origin of Species* (John Murray, 1861), 147. （邦訳はチャールズ・ダーウィン『種の起源（上・下）』渡辺政隆訳、光文社古典新訳文庫。2009年）
20 Arthur Keith (1891). "Anatomical notes on Malay apes." *J. Straits Branch Roy. Asiatic Soc.* 23: 77–94.
21 K. A. Nagy and K. Milton (1979). "Energy metabolism and food consumption by howler monkeys." *Ecology* 60: 475–80.
22 K. Milton (1993). "Diet and primate evolution." *Scientific American*, August, 86–93.
23 K. Isler and C. P. van Schaik (2009). "The Expensive Brain: A framework for explaining evolutionary changes in brain size." *J. Hum. Evol.* 57: 392–400.
24 H. Pontzer et al. (2016). "Metabolic acceleration and the evolution of human brain size and life history." *Nature* 533: 390–92.

第2章

1 少し簡略化して述べている。本来なら、分子をつくるためのエネルギーを消費エネルギーの中に含めなければならない。
2 J. Taylor and R. L. Hall (1947). "Determination of the heat of combustion of nitroglycerin and the thermochemical constants of nitrocellulose." *J. Phys. Chem.* 51 (2): 593–611.
3 1ミリリットルの水の温度を1度上げるのに必要なエネルギーは、水の始めの温度によって少し異なる。現在、1カロリーは4.184ジュールと定義される。1キログラムの物体を（重力に逆らって）1メートルもちあげるのに必要なエネルギーが約10ジュールだ。ジュールという単位は、1800年代に力学的仕事と熱エネルギーの関係を明らかにしたイギリスの科学者、ジェームズ・プレスコット・ジュールにちなんだものである。
4 J. L. Hargrove. (2006). "History of the Calorie in Nutrition." *J. Nutr.* 136: 2957–61.
5 1カロリーは実際には4.18ジュールだが、4で割っても誤差は約5%。日常生活で使うなら、これで十分だろう。kJはキロジュール（1000ジュール）、MJはメガジュール（100万ジュール）である。
6 大学生のときにこのような見方を示され、私は本当に驚いた。ペンシルベニア州立大学教授のケネス・ワイス博士に感謝したい。
7 R. W. Sussman (1991). "Primate origins and the evolution of angiosperms." *Am. J. Primatol.* 23 (4): 209–23.

8 R. Holmes (1971). "Carbohydrate digestion and absorption." *J. Clin. Path.* 24, Suppl. (Roy. Coll. Path.) (5): 10–13.

9 P. J. Matheson, M. A. Wilson, and R. N. Garrison (2000). "Regulation of intestinal blood flow." *Jour. Surg. Res.* 93: 182–96.

10 グリセミック指数に関して慎重に行われた研究を見ると、グリセミック指数の低い食品が健康にいいのかどうか、証拠はまちまちである。M. J. Franz (2003). "The glycemic index: Not the most effective nutrition therapy intervention." *Diabetes Care* 26: 2466–68.

11 F. S. Atkinson, K. Foster-Powell, and J. C. Brand-Miller (2008). "International tables of glycemic index and glycemic load values: 2008." *Diabetes Care* 31 (12): 2281–83.

12 R. Sender, S. Fuchs, and R. Milo (2016). "Revised estimates for the number of human and bacteria cells in the body." *PLoS Biol.* 14 (8): e1002533.

13 I. Rowland et al. (2018). "Gut microbiota functions: Metabolism of nutrients and other food components." *Eur. J. Nutr.* 57 (1): 1–24.

14 糖類は体を構成するのにも使われる。たとえば、DNAのDはデオキシリボースを指すが、これは食事でとった炭水化物からつくられる糖分子だ。

15 "Secretion of Bile and the Role of Bile Acids in Digestion," Colorado State University、2020年3月13日アクセス、http://www.vivo.colostate.edu/hbooks/pathphys/digestion/liver/bile.html。

16 M. J. Monte, J. J. Marin, A. Antelo, and J. Vazquez-Tato (2009). "Bile acids: Chemistry, physiology, and pathophysiology." *World J. Gastroenterol.* 15 (7): 804–16.

17 S. L. Friedman, B. A. Neuschwander-Tetri, M. Rinella, and A. J. Sanyal (2018). "Mechanisms of NAFLD development and therapeutic strategies." *Nat. Med.* 24 (7): 908–22.

18 Wikipedia、2020年3月13日アクセス、https://en.wikipedia.org/wiki/Energy_density。

19 DNAの遺伝子情報がRNAに写しとられ、それに基づいてアミノ酸が並べられ、タンパク質がつくられていくが、ここではその間のいくつかのステップを飛ばして簡単に述べた。一から知りたい方は次のウェブサイトを参照されたい。"Essentials of Genetics," Nature Education, https://www.nature.com/scitable/ebooks/essentials-of-genetics-8/contents/。

20 G. E. Shambaugh III (1977). "Urea biosynthesis I. The urea cycle and relations *Am. J. Clin. Nutr.* 30 (12): 2083–87. ips to the citric acid cycle."

21 C. E. Berryman, H. R. Lieberman, V. L. Fulgoni III, and S. M. Pasiakos (2018). "Protein intake trends and conformity with the Dietary Reference Intakes in the United States: Analysis of the National Health and Nutrition Examination Survey, 2001–2014." *Am. J. Clin. Nutr.* 108 (2): 405–13.

22 Lawrence Cole, *Biology of Life Biochemistry, Physiology and Philosophy* (Academic Press, 2016).

23 J. M. Rippe and T. J. Angelopoulos (2013). "Sucrose, high-fructose corn syrup, and fructose, their metabolism and potential health effects: What do we really know?" *Adv. Nutr.* 4 (2): 236–45.

24 クレブス回路は1937年にハンス・A・クレブスとウィリアム・A・ジョンソンによって発見された。その功績でクレブスはノーベル生理・医学賞を受賞した。彼は1932年に教え子のクルツ・ヘンゼライトとともに

尿素回路を発見している。尿ではなくエネルギーの産生で名を知られることになり、うれしかったのではないだろうか。

25 これらの原子をエネルギーに変えるとすると、アインシュタインの有名な方程式$E=mc^2$に従わなければならず、原子炉が必要になる。その場合、グルコースは1グラムで210億キロカロリーを生み出し、あたり一面すべてのものを蒸発させる。

26 Brian Hare and Vanessa Woods, *The Genius of Dogs: How Dogs Are Smarter Than You Think* (Dutton, 2013).（邦訳はブライアン・ヘア、ヴァネッサ・ウッズ『あなたの犬は「天才」だ』古草秀子訳、早川書房。2013年）

27 R. M. Soo et al. (2017). "On the origins of oxygenic photosynthesis and aerobic respiration in Cyanobacteria." *Science* 355 (6332): 1436–40.

28 "Flash Facts About Lightning," *National Geographic*、2020年3月13日アクセス、https://news.nationalgeographic.com/news/2004/06/flash-facts-about-lightning/。

29 K. Lührig et al. (2015). "Bacterial community analysis of drinking water biofilms in southern Sweden." *Microbes Environ.* 30 (1): 99–107.

30 "How Much Water Is There on Earth?" USGS, https://water.usgs.gov/edu/earthhowmuch.html.

31 Lynn Margulis, *Origin of Eukaryotic Cells* (Yale University Press, 1970).

第3章

1 Wikipedia、2020年3月13日アクセス、https://en.wikipedia.org/wiki/Phlogiston_theory。

2 "Joseph Priestley and the Discovery of Oxygen," American Chemical Society, International Historic Chemical Landmarks、2020年3月13日アクセス、http://www.acs.org/content/acs/en/education/whatischemistry/landmarks/josephpriestleyoxygen.html。

3 Esther Inglis-Arkell, "The Guinea Pig That Proved We Have an Internal Combustion Engine," Gizmodo、2013年6月23日最終更新、https://io9.gizmodo.com/the-guinea-pig-that-proved-we-have-an-internal-combusti-534671441。

4 マックス・ルブナーの先駆的研究をご覧いただきたい。Max Rubner (1883). "Uber den Einfluss der Korpergrosse auf Stoff- und Kraftwechsel." *Zeitschr. f. Biol.* 19: 535–62.

5 B. E. Ainsworth et al. (2011). "Compendium of Physical Activities: A second update of codes and MET values." *Medicine and Science in Sports and Exercise* 43 (8): 1575–81.

6 Jonas Rubenson et al. (2007). "Reappraisal of the comparative cost of human locomotion using gait-specific allometric analyses." *J. Experi. Biol.* 210: 3513–24.

7 H. Pontzer et al. (2012). "Hunter-gatherer energetics and human obesity." *PLoS One* 7 (7): e40503.

8 P. Zamparo et al. (2005). "Energy cost of swimming of elite long-distance swimmers." *Eur. J. Appl. Physiol.* 94 (5–6): 697–704.

9 P. E. di Prampero (2000). "Cycling on Earth, in space, on the Moon." Eur. J. Appl. Physiol. 82 (5–6): 345–60.

10 Elaine E. Kozma (2020), *Climbing Performance and Ecology in Humans, Chimpanzees, and Gorillas* (PhD dissertation, City University of New York).

11 D. Abe, Y. Fukuoka, and M. Horiuchi (2015). "Economical speed and energetically optimal transition speed evaluated by gross and net oxygen cost of transport at different gradients." *PLoS One* 10: e0138154.
12 H. J. Ralston (1958). "Energy–speed relation and optimal speed during level walking." *Int. Z. Angew. Physiol. Einschl. Arbeitphysiol.* 17 (4): 277–83.
13 M. H. Bornstein and H. G. Bornstein (1976). "The pace of life." *Nature* 259: 557–59.
14 Andrew Biewener and Shelia Patek, *Animal Locomotion*, 2nd ed. (Oxford Univ. Press, 2018).
15 M. I. Lambert and T. L. Burgess (2010). "Effects of training, muscle damage and fatigue on running economy." *Internat. SportMed J.* 11(4): 363–79.
16 C. J. Arellano and R. Kram (2014). "The metabolic cost of human running: Is swinging the arms worth it?" *J. Exp. Biol.* 217: 2456–61.
17 "McDonald's Nutrition Calculator," McDonald's、2020年3月13日アクセス、https://www.mcdonalds.com/us/en-us/about-our-food/nutrition-calculator.html。
18 "Nutrition." Dunkin' Donuts、2020年3月13日アクセス、https://www.dunkindonuts.com/en/food-drinks/donuts/donuts。
19 次の文献を要約。C. J. Henry (2005). "Basal metabolic rate studies in humans: Measurement and development of new equations." *Publ. Health Nutr.* 8: 1133–52.
20 臓器の消費カロリーについてはこの論文を参照されたい。ZiMian Wang et al. (2012). "Evaluation of specific metabolic rates of major organs and tissues: Comparison between nonobese and obese women." *Obesity* 20 (1): 95–100.
21 M. Horiuchi et al. (2017). "Measuring the energy of ventilation and circulation during human walking using induced hypoxia." *Scientific Reports* 7 (1): 4938. doi: 10.1038/s41598-017-05068-8.
22 J. E. Gerich, C. Meyer, H. J. Woerle, and M. Stumvoll (2001). "Renal gluconeogenesis: Its importance in human glucose homeostasis." *Diabetes Care* 24 (2): 382–91.
23 多くの動物、たとえばある種のヒトデは穴を1つしかもたず、栄養をとり入れるのも、老廃物を排出するのもその穴を使う。A. Hejnol and M. Q. Martindale (2008). "Acoel development indicates the independent evolution of the bilaterian mouth and anus." *Nature* 456 (7220): 382–86. doi: 10.1038/nature07309.
24 S. M. Bahr et al. (2015). "Risperidone-induced weight gain is mediated through shifts in the gut microbiome and suppression of energy expenditure." *EBioMedicine* 2 (11): 1725–34. doi: 10.1016/j.ebiom.2015.10.018.
25 M. Bélanger, I. Allaman, and P. J. Magistretti (2011). "Brain energy metabolism: Focus on astrocyte-neuron metabolic cooperation." *Cell Metabolism* 14 (6): 724–38.
26 R. W. Backs and K. A. Seljos (1994). "Metabolic and cardiorespiratory measures of mental effort: The effects of level of difficulty in a working memory task." *Int. J. Psychophysiol.* 16 (1): 57–68; N. Troubat, M.-A. Fargeas-Gluck, M. Tulppo, and B. Dugué (2009). "The stress of chess players as a model to study the effects of psychological stimuli on physiological responses: An example of substrate

oxidation and heart rate variability in man." *Eur. J. Appl. Physiol.* 105 (3): 343–49.
27 C. W. Kuzawa et al. (2014). "Metabolic costs of human brain development." *Proc. Nat. Acad. Sciences* 111 (36): 13010–15. doi: 10.1073/pnas.1323099111.
28 B. R. M. Kingma, A. J. H. Frijns, L. Schellen, and W. D. V. Lichtenbelt (2014). "Beyond the classic thermoneutral zone: Including thermal comfort." *Temperature* 1 (2): 142–49.
29 R. J. Brychta et al. (2019)."Quantification of the capacity for col -induced thermogenesis in young men with and without obesity." *J. Clin. Endocrin. Metab.* 104 (10): 4865–78. doi: 10.1210/jc.2019-00728.
30 W. R. Leonard et al. (2002). "Climatic influences on basal metabolic rates among circumpolar populations." *Am. J. Hum. Biol.* 14 (5): 609–20.
31 F. Haman and D. P. Blondin (2017). "Shivering thermogenesis in humans: Origin, contribution and metabolic requirement." *Temperature* 4 (3): 217–26. doi: 10.1080/23328940.2017.1328999.
32 M. Gurven and H. Kaplan (2007). "Longevity among hunter-gatherers: A cross-cultural examination." *Pop. and Devel. Rev.* 33 (2): 321–65.
33 M. P. Muehlenbein, J. L. Hirschtick, J. Z. Bonner, and A. M. Swartz (2010). "Toward quantifying the usage costs of human immunity: Altered metabolic rates and hormone levels during acute immune activation in men." *Am. J. Hum. Biol.* 22: 546–56.
34 M. D. Gurven et al. (2016). "High resting metabolic rate among Amazonian forager-horticulturalists experiencing high pathogen burden." *Am. J. Physical Anth.* 161 (3): 414–25. doi: 10.1002/ajpa.23040.
35 S. S. Urlacher et al. (2019). "Constraint and trade-offs regulate energy expenditure during childhood." *Science Advances* 5 (12): eaax1065. doi: 10.1126/sciadv.aax1065.
36 J. C. Waterlow (1981). "The energy cost of growth. Joint FAO/WHO/UNU Expert Consultation on Energy and Protein Requirements." Rome、2020年3月14日アクセス、http://www.fao.org/3/M2885E/M2885E00.htm。
37 N. F. Butte and J. C. King (2005). "Energy requirements during pregnancy and lactation." *Publ. Health Nutr.* 8: 1010–27.
38 T. J. Case (1978). "On the evolution and adaptive significance of postnatal growth rates in the terrestrial vertebrates." *Quar. Rev. Biol.* 53 (3): 243–82.
39 K. A. Nagy, I. A. Girard, and T. K. Brown (1999). "Energetics of free-ranging mammals, reptiles, and birds." *Ann. Rev. Nutr.* 19: 247–77.
40 著者の未発表の分析。AnAgeデータベース(https://genomics.senescence.info/species/index.html)を利用し、成体の体重、成長率(グラム/年)、生殖生産量(グラム/年)のアロメトリーを回帰分析した。R. Tacutu et al. (2018). "Human Ageing Genomic Resources: New and updated databases." *Nucleic Acids Research* 46 (D1): D1083–90.
41 Max Kleiber, *The Fire of Life: An Introduction to Animal Energetics* (Wiley, 1961). サミュエル・ブロディとフランシス・ベネディクトもこの発見に貢献した。
42 著者の未発表の分析。AnAgeデータベース(https://genomics.senescence.info/species/

index.html)を利用し、成体の体重、成長率(グラム／年)、生殖生産量(グラム／年)のアロメトリーを回帰分析した。R. Tacutu et al. (2018). "Human Ageing Genomic Resources: New and updated databases." *Nucleic Acids Research* 46 (D1): D1083–90.

43 Aristotle, *On Longevity and Shortness of Life. Written 350 B.C.E.* G. R. T. ロス訳、2020年3月16日アクセス、http://classics.mit.edu/Aristotle/longev_short.html。「長命と短命について」(邦訳はアリストテレス『アリストテレス全集7』の「自然学小論集」所収、坂下浩司訳、岩波書店。2014年)。

44 Max Rubner, *Das Problem det Lebensdaur und seiner beziehunger zum Wachstum und Ernarnhung* (Oldenberg, 1908).

45 Raymond Pearl, *The Biology of Death* (J. B. Lippincott, 1922).

46 Denham Harman (1956). "Aging: A theory based on free radical and radiation chemistry." *J. Gerontol.* 11 (3): 298–300.

47 抗酸化物質に死亡リスクを抑えるはたらきがあるとする研究もあるが(L.-G. Zhao et al. [2017]. "Dietary antioxidant vitamins intake and mortality: A report from two cohort studies of Chinese adults in Shanghai." *J. Epidem.* 27 [3]: 89–97など)、まったく効果を認めないものもある(U. Stepaniak et al. [2016]. "Antioxidant vitamin intake and mortality in three Central and Eastern European urban populations: The HAPIEE study." *Eur. J. Nutr.* 55 [2]: 547–60など)。

48 この論文では懐疑的見方が示される。J. R. Speakman (2005). "Body size, energy metabolism, and lifespan." *J. Exp. Biol.* 208: 1717–30.

49 J. R. Speakman and S. E. Mitchell (2011). "Caloric restriction." *Mol. Aspects Med.* 32: 159–221.

50 J. Nielsen et al. (2016). "Eye lens radiocarbon reveals centuries of longevity in the Greenland shark *(Somniosus microcephalus).*" *Science* 353 (6300): 702–04.

51 C. R. White and M. R. Kearney (2014). "Metabolic scaling in animals: Methods, empirical results, and theoretical explanations." *Compr. Physiol.* 4 (1): 231–56. doi: 10.1002/cphy.c110049.

52 J. A. Harris and F. G. Benedict (1918). "A biometric study of human basal metabolism." *PNAS* 4 (12): 370–73. doi: 10.1073/pnas.4.12.370.

53 1METは1時間に体重1キログラム当たり1キロカロリーを消費する状態で、平均的な人のBMRに等しい。PARは各人のBMR、あるいは推定BMRの倍数として表される。

54 FAO Food and Nutrition Technical Report Series 1, FAO/WHO/UNU (2001). "Human energy requirements." http://www.fao.org/docrep/007/y5686e/y5686e00.htm#Contents.

55 L. Orcholski et al. (2015). "Under-reporting of dietary energy intake in five populations of the African diaspora." *Brit. J. Nutri.* 113 (3): 464–72. doi: 10.1017/S000711451400405X.

56 Marion Nestle and Malden Nesheim, *Why Calories Count: From Science to Politics* (Univ. of California Press, 2013).

57 A. Prentice (1987). "Human energy on tap." *New Scientist,* November: 40–44.

58 N. Lifson, G. B. Gordon, M. B. Visscher, and A. O. Nier (1949). "The fate of utilized

molecular oxygen and the source of the oxygen of respiratory carbon dioxide, studied with the aid of heavy oxygen." *J. Biol. Chem.* 180 (2): 803–11.

59 N. Lifson, G. B. Gordon, R. McClintock (1955). "Measurement of total carbon dioxide production by means of D218O." *J. Appl. Physiol.* 7: 704–10.

60 J. R. Speakman (1998). "The history and theory of the doubly labeled water technique." *Am. J. Clin. Nutr.* 68 (suppl): 932S–38S.

61 D. A. Schoeller and E. van Santen (1982). "Measurement of energy expenditure in humans by doubly labeled water." *J. Appl. Physiol.* 53: 955–59.

62 L. Dugas et al. (2011). "Energy expenditure in adults living in developing compared with industrialized countries: A meta-analysis of doubly labeled water studies." *Am. J. Clin. Nutr.* 93: 427–441; N. F. Butte (2000). "Fat intake of children in relation to energy requirements." *Am. J. Clin. Nutr.* 72 (5 Suppl): 1246S–52S; H. Pontzer et al. (2012). "Hunter-gatherer energetics and human obesity." *PLoS One* 7 (7): e40503.

第4章

1 L. Gabunia et al. (2000). "Earliest Pleistocene hominid cranial remains from Dmanisi, Republic of Georgia: Taxonomy, geological setting, and age." *Science* 288 (5468): 1019–25.

2 D. Lordkipanidze et al. (2005). "The earliest toothless hominin skull." *Nature* 434: 717–18.

3 人類の進化における他のすべてものと同様に、歯の必要性、あるいは歯がないことから生じる助けの必要性についても盛んに議論されている。この気の毒な人物はだれの手も借りず、石器で食物をつぶしたり、かたまりのまま飲み込んだりして生き延びたのだろうとする見方もある。確かな答えはわからない。だが、重い病気のときなどはとくに、この人物が助けなしでやっていけたとは私には考えにくい。類人猿の間に見られる助け合い以上の助けが必要だったのではないだろうか。

4 R. W. Sussman (1991). "Primate origins and the evolution of angiosperms." *Am. J. Primatol.* 23 (4): 209–23.

5 ホミニンの進化に関してはこのテキストが詳しい。Glenn C. Conroy and Herman Pontzer, *Reconstructing Human Origins*, 3rd ed. (W. W. Norton, 2012).

6 Conroy and Pontzer, *Reconstructing Human Origins.*

7 S. Harmand et al. (2015). "3.3-million-year-old stone tools from Lomekwi 3, West Turkana, Kenya." *Nature* 521: 310–15.

8 次の論文の図表をもとに作成。Herman Pontzer (2017). "Economy and endurance in human evolution." *Curr. Biol.* 27 (12): R613–21. doi: 10.1016/j.cub.2017.05.031.

9 M. Domínguez-Rodrigo, T. R. Pickering, S. Semaw, and M. J. Rogers (2005). "Cutmarked bones from Pliocene archaeological sites at Gona, Afar, Ethiopia: Implications for the function of the world's oldest stone tools." *J. Hum. Evol.* 48 (2): 109–21.

10 Charles Darwin, *The Descent of Man* (D. Appleton, 1871).（邦訳はチャールズ・ダーウィン『人間の由来（上・下）』長谷川眞理子訳、講談社学術文庫。2016年）

11 A. V. Jaeggi, M. A. van Noordwijk, and C. P. van Schaik (2008). "Begging for

information: Mother- offspring food sharing among wild Bornean orangutans." *Am. J. Primatol.* 70 (6): 533–41. doi: 10.1002/ajp.20525.
12 A. V. Jaeggi and C. P. Van Schaik (2011). "The evolution of food sharing in primates." *Behav. Ecol. Sociobiol.* 65: 2125–40.
13 R. M. Wittig et al. (2014). "Food sharing is linked to urinary oxytocin levels and bonding in related and unrelated wild chimpanzees." *Proc. Biol.* Sci. 281 (1778): 20133096. doi: 10.1098/rspb.2013.3096.
14 S. Yamamoto (2015). "Non-reciprocal but peaceful fruit sharing in wild bonobos in Wamba." *Behaviour* 152: 335–57.
15 A. Lister (2013). "Behavioural leads in evolution: Evidence from the fossil record." *Bio. J. Linnean Soc.* 112: 315–31.
16 K. Hawkes et al. (1998). "Grandmothering, menopause, and the evolution of human life histories." *PNAS* 95 (3): 1336–39. doi: 10.1073/pnas.95.3.1336.
17 S. C. Antón, R. Potts, and L. C. Aiello (2014). "Evolution of early Homo: An integrated biological perspective." *Science* 345 (6192): 1236828. doi: 10.1126/science.1236828.
18 D. M. Bramble and D. E. Lieberman (2004). "Endurance running and the evolution of Homo." *Nature* 432: 345–52. doi: 10.1038/nature03052.
19 A. S. Brooks et al. (2018). "Long-distance stone transport and pigment use in the earliest Middle Stone Age." *Science* 360 (6384): 90–94.
20 A. Jerardino, R. A. Navarro, and M. Galimberti (2014). "Changing collecting strategies of the clam *Donax serra* Röding (Bivalvia: Donacidae) during the Pleistocene at Pinnacle Point, South Africa." *J. Hum. Evol.* 68: 58–67. doi: 10.1016/j.jhevol.2013.12.012.
21 M. Aubert et al. (2018). "Palaeolithic cave art in Borneo." *Nature* 564: 254–57.
22 H. Pontzer (2017). "Economy and endurance in human evolution." *Curr. Biol.* 27 (12): R613–21. doi: 10.1016/j.cub.2017.05.031.
23 H. Thieme (1997). "Lower Palaeolithic hunting spears from Germany." *Nature* 385: 807–10. doi: 10.1038/385807a0.
24 H. Kaplan, K. Hill, J. Lancaster, and A. M. Hurtado (2000). "A theory of human life history evolution: Diet, intelligence, and longevity." *Evol. Anthro.* 9 (4): 156–85.
25 M. E. Thompson (2013). "Comparative reproductive energetics of human and nonhuman primates." *Ann. Rev. Anthropol.* 42: 287–304.
26 Nick Longrich, "Were other humans the first victims of the sixth mass extinction?" The Conversation, 2019年11月21日掲載、2020年3月16日アクセス、https://theconversation.com/were-other-humans-the-first-victims-of-the-sixth-mass-extinction-126638。
27 S. Sankararaman, S. Mallick, N. Patterson, and D. Reich (2016). "The combined landscape of Denisovan and Neanderthal ancestry in present-day humans." *Curr. Biol.* 26 (9): 1241–47. doi: 10.1016/j.cub.2016.03.037.
28 D. L. Hoffmann et al. (2018). "U-Th dating of carbonate crusts reveals Neandertal

origin of Iberian cave art." *Science* 359 (6378): 912–15. doi: 10.1126/ science.aap7778.

29 N. J. Conard, M. Malina, and S. C. Münzel (2009). "New flutes document the earliest musical tradition in southwestern Germany." *Nature* 460: 737–40.

30 W. Rendu et al. (2014). "Neandertal burial at La Chapelle-aux-Saints." *PNAS* 111 (1): 81–86. doi: 10.1073/pnas.1316780110.

31 Brian Hare and Vanessa Woods, *Survival of the Friendliest* (Random House, 2020); Richard W. Wrangham, *The Goodness Paradox* (Pantheon, 2019).（邦訳はブライアン・ヘア、ヴァネッサ・ウッズ『ヒトは〈家畜化〉して進化した』藤原多伽夫訳、白揚社。2022年／リチャード・ランガム『善と悪のパラドックス』依田卓巳訳、NTT出版。2020年）

32 Risk Factors Collaborators (2016). "Global Burden of Disease 2015." *Lancet* 388 (10053): 1659–1724.

33 Steven Pinker, *The Better Angels of Our Nature* (Penguin, 2012).（邦訳はスティーブン・ピンカー『暴力の人類史（上・下）』幾島幸子、塩原通緒訳、青土社。2015年）

34 H. Pontzer et al. (2016). "Metabolic acceleration and the evolution of human brain size and life history." *Nature* 533: 390–92.

35 H. Pontzer et al. (2012). "Hunter-gatherer energetics and human obesity." *PLoS One* 7 (7): e40503. doi: 10.1371/journal.pone.0040503.

第5章

1 ハッザ族の生活や身体活動に関する説明、データが必要な方はこちらを参照されたい。Frank W. Marlowe, *The Hadza: Hunter-Gatherers of Tanzania* (Univ. of California Press, 2010); D. A. Raichlen et al. (2017). "Physical activity patterns and biomarkers of cardiovascular disease risk in hunter- gatherers." *Am. J. Hum. Biol.* 29: e22919. doi: 10.1002/ajhb.22919.

2 H. Pontzer, B. M. Wood, and D. A. Raichlen (2018). "Hunter-gatherers as models in public health." *Obes. Rev.* 19 (Suppl 1): 24–35.

3 H. Pontzer et al. (2012). "Hunter-gatherer energetics and human obesity." *PLoS One* 7: e40503.

4 S. Urlacher et al. (2019). "Constraint and trade-offs regulate energy expenditure during childhood." *Science Advances* 5 (12): eaax1065. doi: 10.1126/sciadv.aax1065.

5 M. D. Gurven et al. (2016). "High resting metabolic rate among Amazonian forager-horticulturalists experiencing high pathogen burden." *Am. J. P ys. Anth.* 161 (3): 414–25. doi: 10.1002/ajpa.23040.

6 K. E. Ebersole et al. (2008). "Energy expenditure and adiposity in Nigerian and African-American women." *Obesity* 16 (9): 2148–54. doi: 10.1038/oby.2008.330.

7 L. R. Dugas et al. (2011). "Energy expenditure in adults living in developing compared with industrialized countries: A meta-analysis of doubly labeled water studies." *Am. J. Clin. Nutr.* 93: 427–41.

8 H. Pontzer et al. (2016). "Constrained total energy expenditure and metabolic adaptation to physical activity in adult humans." *Curr. Biol.* 26 (3): 410–17. doi: 10.1016/j.cub.2015.12.046.

9 K. R. Westerterp et al. (1992). "Long-term effect of physical activity on energy balance and body composition." *Brit. J. Nutr.* 68: 21–30.

10 計画では、1セッション60分を週に4日、となっていた。これを1マイル(約1.6キロメートル)9分36秒の速さで走ると、週に25マイル(約40キロメートル)走ることになる。

11 H. Pontzer (2015). "Constrained total energy expenditure and the evolutionary biology of energy balance." *Exer. Sport. Sci. Rev.* 43: 110–16; T. J. O'Neal et al. (2017). "Increases in physical activity result in diminishing increments in daily energy expenditure in mice." *Curr. Biol.* 27 (3): 423–30.

12 H. Pontzer et al. (2014). "Primate energy expenditure and life history." PNAS 111 (4): 1433–37; Y. Nie et al. (2015). "Exceptionally low daily energy expenditure in the bamboo-eating giant panda." *Science* 349 (6244): 171–74.

13 K. R. Westerterp and J. R. Speakman (2008). "Physical activity energy expenditure has not declined since the 1980s and matches energy expenditures of wild mammals." *Internat. J. Obesity* 32: 1256–63.

14 J. E. Donnelly et al. (2003). "Effects of a 16-month randomized controlled exercise trial on body weight and composition in young, overweight men and women: The Midwest Exercise Trial." *Arch. Intern. Med.* 163 (11): 1343–50.

15 S. D. Herrmann et al. (2015). "Energy intake, nonexercise physical activity, and weight loss in responders and nonresponders: The Midwest Exercise Trial 2." *Obesity* 23 (8):1539–49. doi: 10.1002/oby.21073.

16 D. L. Swift et al. (2014). "The role of exercise and physical activity in weight loss and maintenance." *Prog. Cardiov. Dis.* 56 (4): 441–47. doi: 10.1016/j.pcad.2013.09.012.

17 L. Christopher et al. (2019). "High energy requirements and water throughput of adult Shuar forager-horticulturalists of Amazonian Ecuador." *Am. J. Hum. Biol.* 31: e23223. doi: 10.1002/ajhb.23223.

18 D. A. Schoeller (1999). "Recent advances from application of doubly labeled water to measurement of human energy expenditure." *J. Nutr.* 129: 1765–68.

19 S. R. Zinkel et al. (2016). "High energy expenditure is not protective against increased adiposity in children." *Pediatr. Obes.* 11 (6): 528–34. doi: 10.1111/ijpo.12099.

20 D. L. Johannsen et al. (2012). "Metabolic slowing with massive weight loss despite preservation of fat-free mass." *J. Clin. Endocrinol. Metab.* 97 (7): 2489–96. doi: 10.1210/jc.2012-1444.

21 E. Fothergill et al. (2016). "Persistent metabolic adaptation 6 years after 'The Biggest Loser' competition." *Obesity* 24 (8): 1612–19. doi: 10.1002/oby.21538.

22 F. G. Benedict (1918). "Physiological effects of a prolonged reduction in diet on twenty-five men." *Proc. Am. Phil. Soc.* 57 (5): 479–90.

23 Ancel Keys, Josef Brozek, and Austin Henschel, *The Biology of Human Starvation*, vol. 1 (Univ. of Minnesota Press, 1950).

24 A. G. Dulloo, J. Jacquet, and L. Girardier (1997). "Poststarvation hyperphagia and body fat overshooting in humans: A role for feedback signals from lean and fat

tissues." *Am. J. Clin. Nutr.* 65 (3): 717–23.
25 神経系を介した空腹と満腹の制御について知りたい方はこの本を参照されたい。Stephan Guyenet, *The Hungry Brain: Outsmarting the Instincts That Make Us Overeat* (Flatiron Books, 2017).（邦訳はステファン J. ギエネ『脳をだませばやせられる』野中香方子訳、ダイヤモンド社。2018年）
26 L. M. Redman and E. Ravussin (2009). "Endocrine alterations in response to calorie restriction in humans." *Mol. Cell. Endocrin.* 299 (1): 129–36. doi: 10.1016/j.mce.2008.10.014.
27 利用できるカロリーの量が人の生殖に及ぼす影響についてはこの本が詳しい。Peter Ellison, *On Fertile Ground* (Harvard Univ. Press, 2003).
28 N I. Williams et al. (2010). "Estrogen and progesterone exposure is reduced in response to energy deficiency in women aged 25–40 years." *Hum. Repro.* 25 (9): 2328–39. doi: 10.1093/humrep/deq172.
29 S. E. Mitchell et al. (2015). "The effects of graded levels of calorie restriction: I. Impact of short term calorie and protein restriction on body composition in the C57BL/6 mouse." *Oncotarget* 6: 15902–30.
30 H. Pontzer, B. M. Wood, and D. A. Raichlen (2018). "Hunter-gatherers as models in public health." *Obes. Rev.* 19 (Suppl 1): 24–35.
31 R. L. Leibel, M. Rosenbaum, and J. Hirsch (1995). "Changes in energy expenditure resulting from altered body weight." *N. Engl. J. Med.* 332 (10): 621–28.
32 S. Stenholm et al. (2015). "Patterns of weight gain in middle-aged and older US adults, 1992–2010." *Epidemiology* 26 (2): 165–68. doi: 10.1097/EDE.0000000000000228.
33 E. E. Helander, B. Wansink, and A. Chieh (2016). "Weight gain over the holidays in three countries." *N. Engl. J. Med.* 375 (12): 1200–02. doi: 10.1056/NEJMc1602012.
34 R. Hertzberg, "Why insects like moths are so attracted to bright lights." *National Geographic*, 2018年10月5日掲載, 2020年3月18日アクセス、https://www.nationalgeographic.com/animals/2018/10/moth-meme-lamps-insects-lights-attraction-news/。
35 "Dieters move away from calorie obsession," CBS、2014年4月12日掲載、https://www.cbsnews.com/news/dieters-move-away-from-calorie-obsession/。

第6章

1 ノドグロミツオシエは初め、学名が *Cuculus indicator* で、カッコウ目に入れられていた。他の鳥の巣に卵を産み、何も知らない巣の持ち主をだますからだ。A. Spaarman, "An account of a journey into Africa from the Cape of Good-Hope, and a description of a new species of cuckow." *Phil. Trans. Roy. Soc. London* (Royal Society of London, 1777), 38–47.
2 B. M. Wood et al. (2014). "Mutualism and manipulation in Hadza–honeyguide interactions." *Evol. Hum. Behav.* 35: 540–46.
3 J. Kruger and D. Dunning (1999). "Unskilled and unaware of it: How difficulties in recognizing one's own incompetence lead to inflated self-assessments." *J. Pers. Soc.*

Psych. 77 (6): 1121–34.
4 Charles Darwin, *Descent of Man* (John Murray & Sons, 1871), 3.（邦訳はチャールズ・ダーウィン『人間の由来（上・下）』長谷川眞理子訳、講談社学術文庫。2016年）
5 これが冗談だとおわかりになっただろうか。わからなかった人は、ダニング・クルーガー効果に陥っているのかもしれない。
6 "Is It Really Natural? The Truth About Humans and Eating Meat," PETA, 2018年1月23日掲載、2020年3月18日アクセス、https://www.peta.org/living/food/really-natural-truth-humans-eating-meat/。
7 H. Pontzer (2012). "Overview of hominin evolution." *Nature Education Knowledge* 3 (10): 8、2020年3月18日アクセス、https://www.nature.com/scitable/knowledge/library/overview-of-hominin-evolution-89010983/。
8 L. R. Backwell and F. d'Errico (2001). "Evidence of termite foraging by Swartkrans early hominids." *PNAS* 98 (4): 1358–63. doi: 10.1073/pnas.021551598.
9 G. Laden and R. Wrangham (2005). "The rise of the hominids as an adaptive shift in fallback foods: Plant underground storage organs (USOs) and australopith origins." *J. Hum. Evol.* 49 (4): 482–98.
10 K. Jaouen et al. (2019). "Exceptionally high δ15N values in collagen single amino acids confirm Neandertals as high-trophic level carnivores." *PNAS* 116 (11): 4928–33. doi: 10.1073/pnas.1814087116.
11 L. C. Aiello and P. Wheeler (1995). "The expensive tissue hypothesis: The brain and the digestive system in human and primate evolution." *Curr. Anthropol.* 36: 199–221.
12 A. G. Henry, A. S. Brooks, and D. R. Piperno (2014). "Plant foods and the dietary ecology of Neanderthals and early modern humans." *J. Hum. Evol.* 69: 44–54; R. C. Power et al. (2018). "Dental calculus indicates widespread plant use within the stable Neanderthal dietary niche." *J. Hum. Evol.* 119: 27–41.
13 A. Arranz-Otaegui et al. (2018). "Archaeobotanical evidence reveals the origins of bread 14,400 years ago in northeastern Jordan." *PNAS* 115 (31): 7925–30. doi: 10.1073/pnas.1801071115.
14 G. P. Murdock, *Ethnographic Atlas* (Univ. Pittsburgh Press, 1967).
15 S. Ståhlberg and I. Svanberg (2010). "Gathering food from rodent nests in Siberia." J. Ethnobiol. 30 (2): 184–202.
16 S. K. Raatz, L. K. Johnson, and M. J. Picklo (2015). "Consumption of honey, sucrose, and high-fructose corn syrup produces similar metabolic effects in glucose-tolerant and -intolerant individuals." *J. Nutr.* 145 (10): 2265–72. doi: 10.3945/jn.115.218016.
17 H. Pontzer, B. M. Wood, and D. A. Raichlen (2018). "Hunter-gatherers as models in public health." *Obes. Rev.* 19 (Suppl 1): 24–35.
18 Davi Perlmutter, *Grain Brain: The Surprising Truth About Wheat, Carbs, and Sugar* (Little, Brown Spark, 2013), 35.（邦訳はデイビッド・パールマター他『「いつものパン」があなたを殺す』白澤卓二訳、三笠書房。2015年）

19 L. Cordain et al. (2000). "Plant-animal subsistence ratios and macronutrient energy estimations in worldwide hunter-gatherer diets." *Am. J. Clin. Nutr.* 71: 682–92.
20 Loren Cordain, *The Paleo Diet* (John Wiley & Sons, 2002).
21 S. D. Phinney (2004). "Ketogenic diets and physical performance." *Nutr. Metab.* (London) 1 (2). doi: 10.1186/1743-7075-1-2.
22 B. S. Arbuckle and E. L. Hammer (2018). "The rise of pastoralism in the ancient Near East." *J. Archaeol. Res.* 27: 391–449. doi: 10.1007/s10814-018-9124-8.
23 D. G. Bamforth (2011). "Origin stories, archaeological evidence, and post-Clovis Paleoindian bison hunting on the Great Plains." *American Antiquity* 76 (1): 24–40.
24 "Inuit Ancestor Archaeology: The Earliest Times." CHIN, 2000、2020年3月18日アクセス、http://www.virtualmuseum.ca/edu/ViewLoitLo.do?method=preview&lang=EN&id=10101。
25 H. Pontzer, B. M. Wood, and D. A. Raichlen (2018). "Hunter-gatherers as models in public health." Obes. Rev. 19 (Suppl 1): 24–35; L. Christopher et al. (2019). "High energy requirements and water throughput of adult Shuar forager-horticulturalists of Amazonian Ecuador." *Am. J. Hum. Biol.* 31: e23223. doi: 10.1002/ajhb.23223.
26 S. A. Tishkoff et al. (2007). "Convergent adaptation of human lactase persistence in Africa and Europe." *Nature Genetics* 39 (1): 31–40. doi: 10.1038/ng1946.
27 G. H. Perry et al. (2007). "Diet and the evolution of human amylase gene copy number variation." *Nature Genetics* 39 (10): 1256–60. doi: 10.1038/ng2123.
28 A. Sabbagh et al. (2011). "Arylamine N-acetyltransferase 2 (NAT2) genetic diversity and traditional subsistence: A worldwide population survey." *PloS One* 6 (4): e18507. doi: 10.1371/journal. pone.0018507.
29 S. Mathieson and I. Mathieson (2018). "FADS1 and the timing of human adaptation to agriculture." *Mol. Biol. Evol.* 35 (12): 2957–70. doi: 10.1093/molbev/msy180.
30 M. Apata, B. Arriaza, E. Llop, and M. Moraga (2017). "Human adaptation to arsenic in Andean populations of the Atacama Desert." *Am. J. Phys. Anthropol.* 163 (1): 192–99. doi: 10.1002/ajpa.23193. Epub 2017 Feb 16.
31 M. Fumagalli et al. (2015). "Greenlandic Inuit show genetic signatures of diet and climate adaptation." *Science* 349 (6254): 1343–47.
32 F. J. Clemente et al. (2014). "A selective sweep on a deleterious mutation in CPT1A in Arctic populations." *Am. J. Hum. Gen.* 95 (5): 584–89. doi: 10.1016/j.ajhg.2014.09.016.
33 "Dr. Oz's detox water," *Women's World Magazine*, May 27, 2019.
34 M. E. Clegg and C. Cooper (2012). "Exploring the myth: Does eating celery result in a negative energy balance?" *Proc. Nutr. Soc.* 71 (oce3): e217.
35 体が氷水を温めるためにエネルギーを余分に燃やすという証拠はない。たとえ温めたとしても、グラスに入った0度の氷水240ミリリットルを体温まで上げるのに必要なエネルギーは8880カロリー(240×37)で、約9キロカロリーにすぎない。
36 A. G. Dulloo et al. (1989). "Normal caffeine consumption: Influence on thermogenesis and daily energy expenditure in lean and posto ese human

volunteers." *Am. J. Clin. Nutr.* 49 (1): 44–50.
37 L. Hooper, N. Martin, A. Abdelhamid, and G. D. Smith (2015). "Reduction in saturated fat intake for cardiovascular disease." *Cochrane Database Syst. Rev.* 6: CD011737. doi: 10.1002/14651858.CD011737; F. M. Sacks et al. (2017). "Dietary fats and cardiovascular disease: A presidential advisory from the American Heart Association." *Circulation* 136 (3): e1–e23. doi: 10.1161/CIR.0000000000000510.
38 Margaret Keys and Ancel Keys, *The Benevolent Bean* (Doubleday, 1967).
39 K. N. Frayn et al. (2003). "Integrative physiology of human adipose tissue." *Int. J. Obes. Relat. Metab. Disord.* 27: 875–88.
40 D. S. Ludwig and M. I. Friedman (2014). "Increasing adiposity: Consequence or cause of overeating?" *JAMA* 311: 2167–68.
41 K. D. Hall et al. (2016). "Energy expenditure and body composition changes after an isocaloric ketogenic diet in overweight and obese men." *Am. J. Clin. Nutr.* 104 (2): 324–33. doi: 10.3945/ajcn.116.133561.
42 K. D. Hall et al. (2015). "Calorie for calorie, dietary fat restriction results in more body fat loss than carbohydrate restriction in people with obesity." *Cell Metabolism* 22 (3): 427–36. doi: 10.1016/j.cmet.2015.07.021.
43 W. G. Abbott, B. V. Howard, G. Ruotolo, and E. Ravussin (1990). "Energy expenditure in humans: Effects of dietary fat and carbohydrate." *Am. J. Physiol.* 258 (2 Pt 1): E347–51.
44 C. D. Gardner et al. (2018). "Effect of low-fat vs low-carbohydrate diet on 12-month weight loss in overweight adults and the association with genotype pattern or insulin secretion: The DIETFITS randomized clinical trial." *JAMA* 319 (7): 667–79. doi: 10.1001/jama.2018.0245.
45 John Yudkin, *Pure, White and Deadly: The Problem of Sugar* (Davis-Poynter, 1972).（邦訳はジョン・ユドキン『純白、この恐ろしきもの』坂井友吉他訳、評論社。1978年）
46 H. K. Weir et al. (2016). "Heart disease and cancer deaths: Trends and projections in the United States, 1969–2020." *Prev. Chron. Dis.* 13: 160211.
47 "Food Availability (Per Capita) Data System," U DA Economic Research Service、2020年1月9日最終更新、2020年3月18日アクセス、https://www.ers.usda.gov/data-products/food-availability-per-capita-data-system/。
48 C. D. Fryar, M. D. Carroll, and C. L. Ogden, "Prevalence of Overweight, Obesity, and Extreme Obesity Among Adults Aged 20 and Over: United States, 1960–1962 Through 2013–2014," Centers for Disease Control and Prevention, 2016年7月18日最終更新、2020年3月18日アクセス、https://www.cdc.gov/nchs/data/hestat/obesity_adult_13_14/obesity_adult_13_14.htm。
49 CDC's Division of Diabetes Translation, "Long-term Trends in Diabetes April 2017"、2017年4月、2020年3月18日アクセス、https://www.cdc.gov/diabetes/statistics/slides/long_term_trends.pdf。
50 J. Zhao et al. (2018). "Secular trends in energy and macronutrient intakes and distribution among adult females (1991–2015): Results from the China Health and

Nutrition Survey." *Nutrients* 10 (2): 115.
51 R. C. W. Ma (2018). "Epidemiology of diabetes and diabetic complications in China." *Diabetologia* 61: 1249–60. doi: 10.1007/s00125-018-4557-7.
52 T. Bhurosy and R. Jeewon (2014). "Overweight and obesity epidemic in developing countries: A problem with diet, physical activity, or socioeconomic status?" *Sci. World J.* 2014: 964236. doi: 10.1155/2014/964236.
53 C. B. Ebbeling et al. (2018). "Effects of a low carbohydrate diet on energy expenditure during weight loss maintenance: Randomized trial." *BMJ* (Clinical research ed.) 363: k4583. doi: 10.1136/bmj.k4583.
54 K. D. Hall (2019). "Mystery or method? Evaluating claims of increased energy expenditure during a ketogenic diet." *PloS One* 14 (12): e0225944. doi: 10.1371/journal.pone.0225944.
55 K. D. Hall and J. Guo (2017). "Obesity energetics: Body weight regulation and the effects of diet composition." *Gastroenterology* 152 (7): 1718–27.e3. doi: 10.1053/j.gastro.2017.01.052.
56 T. A. Khan, and J. L Sievenpiper (2016). "Controversies about sugars: Results from systematic reviews and meta-analyses on obesity, cardiometabolic disease and diabetes." *Eur. J. Nutr.* 55 (Suppl 2): 25–43. doi: 10.1007/s00394-016-1345-3.
57 S. N. Kreitzman, A.Y. Coxon, and K. F. Szaz (1992). "Glycogen storage: Illusions of easy weight loss, excessive weight regain, and distortions in estimates of body composition." *Am. J. Clin. Nutr.* 56 (1 Suppl): 292S–93S. doi: 10.1093/ajcn/56.1.292S.
58 M. L. Dansinger et al. (2005). "Comparison of the Atkins, Ornish, Weight Watchers, and Zone diets for weight loss and heart disease risk reduction: A randomized trial." *JAMA* 293 (1): 43–53. doi: 10.1001/jama.293.1.43.
59 Susan Rinkunas, "Eating Only One Food to Lose Weight Is a Terrible Idea," The Cut, 2016年8月19日掲載、2020年3月18日アクセス、https://www.thecut.com/2016/08/mono-diet-potato-diet-penn-jillette.html。
60 Madison Park, "Twinkie diet helps nutrition professor lose 27 pounds," CNN、2010年11月8日掲載、http://www.cnn.com/2010/HEALTH/11/08/twinkie.diet.professor/index.html。
61 William Morgan, *Diabetes Mellitus: Its History, Chemistry, Anatomy, Pathology, Physiology, and Treatment* (The Homoeopathic Publishing Company, 1877).
62 S. J. Athinarayanan et al. (2019). "Long-term effects of a novel continuous remote care intervention including nutritional ketosis for the management of type 2 diabetes: A 2-year non-randomized clinical trial." *Fron. Endocrinol.* 10: 348. doi: 10.3389/fendo.2019.00348.
63 R. Taylor, A. Al-Mrabeh, and N. Sattar (2019). "Understanding the mechanisms of reversal of type 2 diabetes." *Lancet Diab. Endocrinol.* 7 (9): 726–36. doi: 10.1016/S2213-8587(19)30076-2.
64 I. Cioffi et al. (2018). "Intermittent versus continuous energy restriction on weight loss and cardiometabolic outcomes: A systematic review and meta-analysis of

randomized controlled trials." *J. Transl. Med.* 16: 371. doi: 10.1186/s12967-018-1748-4.

65 Stephan Guyenet, *The Hungry Brain: Outsmarting the Instincts That Make Us Overeat* (Flatiron Books, 2017).（邦訳はステファン J. ギエネ『脳をだませばやせられる』野中香方子訳、ダイヤモンド社。2018年）

66 M. Alonso-Alonso et al. (2015). "Food reward system: Current perspectives and future research needs." *Nutr. Rev.* 73 (5): 296–307. doi: 10.1093/nutrit/nuv002.

67 M. Journel et al. (2012). "Brain responses to high-protein diets." *Advances in Nutrition* (Bethesda, Md.) 3 (3): 322–29. doi: 10.3945/an.112.002071.

68 K. Timper and J. C. Brüning (2017). "Hypothalamic circuits regulating appetite and energy homeostasis: Pathways to obesity." *Disease Models & Mechanisms* 10 (6): 679–89. doi: 10.1242/dmm.026609.

69 A. Sclafani and D, Sprin er (1976). "Dietary obesity in adult rats: Similarities to hypothalamic and human obesity syndromes." *Physiol. Behav.* 17 (3): 461–71.

70 サル: P. B. Higgins et al. (2010). "Eight week exposure to a high sugar high fat diet results in adiposity gain and alterations in metabolic biomarkers in baboons (*Papio hamadryas* sp.)." *Cardiovasc. Diabetol.* 9: 71. doi: 10.1186/1475-2840-9-71; ゾウ: K. A. Morfeld, C. L. Meehan, J. N. Hogan, and J. L. Brown (2016). "Assessment of body condition in African (*Loxodonta africana*) and Asian (*Elephas maximus*) elephants in North American zoos and management practices associated with high body condition scores." *PLoS One* 11: e0155146. doi: 10.1371/journal. pone.0155146; ヒト: R. Rising et al. (1992). "Food intake measured by an automated food-selection system: Relationship to energy expenditure." *Am. J. Clin. Nutr.* 55 (2): 343–49.

71 S. A. Bowman et al., "Retail Food Commodity Intakes: Mean Amounts of Retail Commodities per Individual, 2007–08," USDA Agricultural Research Service and USDA Economic Research Service, 2013.

72 George Dvorsky, "How Flavor Chemists Make Your Food So Addictively Good," Gizmodo、2012年11月8日掲載、2020年3月18日アクセス、https://io9.gizmodo.com/how-flavor-chemists-make-your-food-so-addictively-good-5958880。

73 K. D. Hall et al. (2019). "Ultra- processed diets cause excess calorie intake and weight gain: An inpatient randomized controlled trial of ad libitum food intake." *Cell Metabol.* 30 (1): 67–77.e3.

74 S. H. Holt, J. C. Miller, P. Petocz, and E. Farmakalidis (1995). "A satiety index of common foods." *Eur. J. Clin. Nutr.* 49 (9): 675–90.

75 C. Bouchard et al. (1990). "The response to long-term overfeeding in identical twins." *N. Engl. J. Med.* 322 (21): 1477–82.

76 A. Tremblay et al. (1997). "Endurance training with constant energy intake in identical twins: Changes over time in energy expenditure and related hormones." *Metabolism* 46 (5): 499–503.

77 L. Yengo et al. and the GIANT Consortium (2018). "Meta-analysis of genome-wide association studies for height and body mass index in ~700000 individuals of European ancestry." *Hum. Mol. Gen.* 27 (20): 3641–49. doi: 10.1093/hmg/ddy271.

78 S. H. Holt, J. C. Miller, P. Petocz, and E. Farmakalidis (1995). "A satiety index of common foods." *Eur. J. Clin. Nutr.* 49 (9): 675–90.
79 B. Hitze et al. (2010). "How the selfish brain organizes its supply and demand." *Frontiers in Neuroenergetics* 2: 7. doi: 10.3389/fnene.2010.00007.
80 E. E. Helander, B. Wansink, and A. Chieh (2016). "Weight gain over the holidays in three countries." *N. Engl. J. Med.* 375 (12): 1200–2. doi: 10.1056/NEJMc1602012.
81 K. A. Scott, S. J. Melhorn, and R. R. Sakai (2012). "Effects of chronic social stress on obesity." *Curr. Obes. Rep.* 1: 16–25.
82 H. Pontzer, B. M. Wood, and D. A. Raichlen (2018). "Hunter-gatherers as mdels in public health." *Obes Rev.* 19 (Suppl 1): 24–35.
83 L. Hooper, N. Martin, A. Abdelhamid, and G. D. Smith (2015). "Reduction in saturated fat intake for cardiovascular disease." *Cochrane Database Syst. Rev.* 6: CD011737. doi: 10.1002/14651858.CD011737.

第7章

1 C. L. Nunn and D. R. Samson (2018). "Sleep in a comparative context: Investigating how human sleep differs from sleep in other primates." *Am. J. Phys. Anthropol.* 166 (3): 601–12.
2 H. Pontzer and R. W. Wrangham (2014). "Climbing and the daily energy cost of locomotion in wild chimpanzees: Implications for hominoid locomotor evolution." *J. Hum. Evol.* 46 (3): 317–35.
3 K. Kawanishi et al. (2019). "Human species-specific loss of CMP-N-acetylneuraminic acid hydroxylase enhances atherosclerosis via intrinsic and extrinsic mechanisms." *PNAS* 116 (32): 16036–45. doi: 10.1073/pnas.1902902116.
4 Justin Yang et al. (2019). "Association between push-up exercise capacity and future cardiovascular events among active adult men." JAMA Network Open 2 (2): e188341. doi: 10.1001/jamanetworkopen.2018.8341.
5 A. Yazdanyar et al. (2014) "Association between 6-minute walk test and all-cause mortality, coronary heart disease-specific mortality, and incident coronary heart disease." *Journal of Aging and Health* 26 (4): 583–99. doi: 10.1177/0898264314525665.
6 "Examples of Moderate and Vigorous Physical Activity," Harvard T. H. Chan School of Public Health、2020年3月20日アクセス、https://www.hsph.harvard.edu/obesity-prevention-source/moderate-and-vigorous-physical-activity/。
7 G. Schuler, V. Adams, and Y. Goto (2013). "Role of exercise in the prevention of cardiovascular disease: Results, mechanisms, and new perspectives." *Eur. Heart J.* 34: 1790–99.
8 G. Kennedy et al. (2017). "How does exercise reduce the rate of age-associated cognitive decline? A review of potential mechanisms." *J. Alzheimers Dis.* 55 (1): 1–18. doi: 10.3233/JAD-160665.
9 D. A. Raichlen and G. E. Alexander (2017). "Adaptive capacity: An evolutionary neuroscience model linking exercise, cognition, and brain health." *Trends Neurosci.*

40 (7): 408–21. doi: 10.1016/j.tins.2017.05.001.
10 Daniel Lieberman, *Exercised: Why Something We Never Evolved to Do Is Healthy and Rew rding* (Pantheon, 2020).
11 M. Whitham et al. (2018). "Extracellular vesicles provide a means for tissue crosstalk during exercise." *Cell Metab.* 27 (1): 237–51.e4.
12 S. E. Mitchell et al. (2015). "The effects of graded levels of calorie restriction: I. Impact of short term calorie and protein restriction on body composition in the C57BL/6 mouse." *Oncotarget* 6: 15902–30.
13 S. S. Urlacher et al. (2018). "Tradeoffs between immune function and childhood growth among Amazonian forager-horticulturalists." *PNAS* 115 (17): E3914–21. doi: 10.1073/pnas.1717522115.
14 H. Pontzer (2018). "Energy constraint as a novel mechanism linking exercise and health." *Physiology* 33 (6): 384–93.
15 M. Gleeson et al. (2011). "The anti-inflammatory effects of exercise: Mechanisms and implications for the prevention and treatment of disease." *Nat. Rev. Immunol.* 11: 607–15.
16 U. Rimmele et al. (2007). "Trained men show lower cortisol, heart rate and psychological responses to psychosocial stress compared with untrained men." *Psychoneuroendocrinology* 32: 627–35.
17 C. Nabkasorn et al. (2006). "Effects of physical exercise on depression, neuroendocrine stress hormones and physiological fitness in adolescent females with depressive symptoms." *Eur. J. Publ. Health* 16: 179–84.
18 A. C. Hackney (2020). "Hypogonadism in exercising males: Dysfunction or adaptive-regulatory adjustment?" *Front. Endocrinol.* 11: 11. doi: 10.3389/fendo.2020.00011.
19 J. C. Brown, K. Winters- Stone, A. Lee, and K. H. Schmitz (2012). "Cancer, physical activity, and exercise." *Compr Physiol.* 2: 2775–809.
20 Lorella Vittozzi, "Historical Evolution of the Doping Phenomenon," *Report on the I.O.A.'s Special Sessions and Seminars 1997*, International Olympic Academy, 1997, 68–70.
21 R. I. Wood and S. J. Stanton (2012). "Testosterone and sport: Current perspectives." *Horm. Behav.* 61 (1): 147–55. doi: 10.1016/j.yhbeh.2011.09.010.
22 K. Lagowska, K. Kapczuk, Z. Friebe, and J. Bajerska (2014). "Effects of dietary intervention in young female athletes with menstrual disorders." *J. Int. Soc. Sports Nutr.* 11: 21.
23 B. M. Wood et al. (2018). "Step counts from satellites: Methods for integrating accelerometer and GPS data for more accurate measures of pedestrian tra el." *J. Meas. Phys. Behav.* 3 (1): 58–66.
24 チンパンジーは普通1日に2〜3キロメートル歩き、100メートル分の木登りをする。これに必要な時間を推定した。H. Pontzer. "Locomotor Ecology and Evolution in Chimpanzees and Humans." In Martin N. Muller, Richard W. Wrangham, and David R. Pilbeam, eds.,

Chimpanzees in Human Evolution (Harvard Univ. Press, 2017), 259–85.
25 チンパンジーの歩幅は約50センチメートルである。: H. Pontzer, D. A. Raichlen, and P. S. Rodman (2014). "Bipedal and quadrupedal locomotion in chimpanzees." *J. Hum. Evol.* 66: 64–82.
26 P. F. Saint-Maurice et al. (2018). "Moderate-to-vigorous physical activity and all-cause mortality: Do bouts matter?" *J. Am. Heart Assoc.* 7(6): e007678. doi: 10.1161/JAHA.117.007678.
27 E. Stamatakis et al. (2019). "Sitting time, physical activity, and risk of mortality in adults." *J. Am. Coll. Cardiol.* 73 (16): 2062–72. doi: 10.1016/j.jacc.2019.02.031.
28 P. Schnohr et al. (2015). "Dose of jogging and long-term mortality: The Copenhagen City Heart Study." *J. Am. Coll. Cardiol.* 65 (5): 411–19. doi: 10.1016/j.jacc.2014.11.023.
29 W. Tigbe, M. Granat, N. Sattar, and M. Lean (2017). "Time spent in sedentary posture is associated with waist circumference and cardiovascular risk." *Int. J. Obes.* 41: 689–96. doi: 10.1038/ijo.2017.30.
30 "Scotland's public health priorities," Scottish Government, Population Health Directorate、2018年掲載、2020年3月20日アクセス、https://www.gov.scot/publications/scotlands-public-health-priorities/pages/2/。
31 G. Yetish et al. (2015) "Natural sleep and its seasonal variations in three pre-industrial societies." *Curr. Biol.* 25 (21): 2862–68. doi: 10.1016/j.cub.2015.09.046.
32 A. W. McHill et al. (2014) "Impact of circadian misalignment on energy metabolism during simulated nightshift work." *PNAS* 111 (48): 17302–07. doi: 10.1073/pnas.1412021111.
33 D. A. Raichlen et al. (2020) "Sitting, squatting, and the evolutionary biology of human inactivity." *PNAS*, Epub ahead of print. doi: 10.1073/pnas.1911868117.
34 Wikipedia、2020年3月20日アクセス、https://en.wikipedia.org/wiki/Howard_Hughes。
35 J. Mayer, P. Roy, and K. P. Mitra (1956). "Relation between caloric intake, body weight, and physical work: Studies in an industrial male population in West Bengal." *Am. J. Clin. Nutr.* 4 (2): 169–75.
36 L. R. Dugas et al. (2017). "Accelerometer-measured physical activity is not associated with two-year weight change in African-origin adults from five diverse populations." *Peer J.* 5: e2902. doi: 10.7717/peerj.2902.
37 A. Prentice and S. Jebb (2004). "Energy intake/physical activity interactions in the homeostasis of body weight regulation." *Nutr. Rev.* 62: S98–104.
38 I. Lee et al. (2012). "Effect of physical inactivity on major non-communicable diseases worldwide: An analysis of burden of disease and life expectancy." *Lancet* (London) 380 (9838): 219–29. doi: 10.1016/S0140-6736(12)61031-9.
39 K. Pavlou, S. Krey, and W. P. Steffee (1989). "Exercise as an adjunct to weight loss and maintenance in moderately obese subjects." *Am. J. Clin. Nutr.* 49: 1115–23.
40 "The National Weight Control Registry"、2020年3月20日アクセス、http://www.nwcr.ws/。
41 D. M. Ostendorf et al. (2018). "Objectively measured physical activity and sedentary

behavior in successful weight loss maintainers." *Obesity* 26 (1): 53–60. doi: 10.1002/oby.22052.

第8章

1 Ocean Rowing, "Atlantic Ocean Crossings West–East from Canada"、2018年8月4日掲載、2020年3月21日アクセス、http://www.oceanrowing.com/statistics/Atlantic_W-E__from_Canada.htm。

2 Christopher Mele, "Ohio teacher sets record for rowing alone across the Atlantic," *New York Times*、2018年8月6日掲載、2020年3月21日アクセス、https://www.nytimes.com/2018/08/06/world/bryce-carlson-rows-atlantic-ocean.html。

3 K. R. Westerterp, W. H. Saris, M. van Es, and F. ten Hoor (1986). "Use of the doubly labeled water technique in humans during heavy sustained exercise." *J. App. Physiol.* 61 (6): 2162–67.

4 B. C. Ruby et al. (2015). "Extreme endurance and the metabolic range of sustained activity is uniquely available for every human not just the elite few." *Comp. Exer. Physiol.* 11(1): 1–7.

5 Mun Keat Looi, "How Olympic swimmers can keep eating such insane quantities of food," Quartz、2016年8月10日掲載、2020年3月21日アクセス、https://qz.com/753956/how-olympic-swimmers-can-keep-eating-such-insane-quantities-of-food/。

6 Alex Hutchinson, *Endure: Mind, Body, and the Curiously Elastic Limits of Human Performance* (William Morrow, 2018).（邦訳はアレックス・ハッチンソン『限界は何が決めるのか?』露久保由美子訳、TAC出版。2019年）

7 以下を参照されたい。S. Marcora et al. (2018). "The effect of mental fatigue on critical power during cycling exercise." *Eur. J. App. Physiol.* 118 (1): 85–92. doi: 10.1007/s00421-017-3747-1.

8 J. A. Romijn et al. (1993). "Regulation of endogenous fat and carbohydrate metabolism in relation to exercise intensity and duration." *Am. J. Physiol.* 265: E380–91.

9 Mike Dash, "The most terrible polar exploration ever: Douglas Mawson's Antarctic journey," *Smithsonian*、2012年1月27日掲載、2020年3月21日アクセス、https://www.smithsonianmag.com/history/the-most-terrible-polar-exploration-ever-douglas-mawsons-antarctic-journey-82192685/。

10 C. Thurber et al. (2019). "Extreme events reveal an alimentary limit on sustained maximal human energy expenditure." *Science Advances* 5 (6): eaaw0341. doi: 10.1126/sciadv.aaw0341.

11 たとえば以下を参照されたい。H. Pontzer et al. (2016). "Constrained total energy expenditure and metabolic adaptation to physical activity in adult humans." *Curr. Biol.* 26 (3): 410–17. doi: 10.1016/j. cub.2015.12.046; S. S. Urlacher et al. (2019). "Constraint and trade-offs regulate energy expenditure during childhood." *Science Advances* 5 (12): eaax1065. doi: 10.1126/sciadv.aax1065.

12 J. A. Levine (2002). "Non- exercise activity thermogenesis (NEAT)." *Best Pract. Res.*

Clin. Endocrinol. Metab. 16 (4): 679–702.
13 E. L. Melanson (2017). "The effect of exercise on non-exercise physical activity and sedentary behavior in adults." *Obes. Rev.* 18: 40–49. doi: 10.1111/obr.12507.
14 K.-M. Zitting et al. (2018). "Human resting energy expenditure varies with circadian phase." *Curr. Biol.* 28 (22): 3685–90.e3. doi: 10.1016/j.cub.2018.10.005.
15 E. Król, M. Murphy, and J. R. Speakman (2007). "Limits to sustained energy intake. X. Effects of fur removal on reproductive performance in laboratory mice." *J. Exp. Biol.* 210 (23): 4233–43.
16 "The Dutch Doping Scandal—Part 3," Cycling News, 1997年11月29日掲載、2020年3月21日アクセス、http://autobus.cyclingnews.com/results/archives/nov97/nov29a.html。
17 H. M. Dunsworth et al. (2012). "Metabolic hypothesis for human altriciality." *PNAS* 109 (38): 15212–16. doi: 10.1073/pnas.1205282109.
18 J. C. K. Wells, J. M. DeSilva, and J. T. Stock (2012). "The obstetric dilemma: an ancient game of Russian roulette, or a variable dilemma sensitive to ecology?" *Am. J. Phys. Anthropol.* 149 (55): 40–71. doi: 10.1002/ajpa.22160.
19 Curtis Charles, "Michael Phelps reveals his 12,000-calorie diet was a myth, but he still ate so much food," *USA Today*、2017年6月16日掲載、2020年3月21日アクセス、https://ftw.usatoday.com/2017/06/michael-phelps-diet-12000-calories-myth-but-still-ate-8000-to-10000-quote。
20 Sabrina Marques, "Here's how many calories Olympic swimmer Katie Ledecky eats in a day. It's not your typical 19-year-old's diet," Spooniversity、2020年3月21日アクセス、https://spoonuniversity.com/lifestyle/this-is-what-olympic-swimmer-katie-ledecky-s-diet-is-like.
21 Ishan Daftardar, "Scientific analysis of Michael Phelps's body structure," Science ABC、2021年1月28日最終更新、2020年3月21日アクセス、https://www.scienceabc.com/sports/michael-phelps-height-arms-torso-arm-span-feet-swimming.html。
22 M. J. Benton et al. (2019). "The early origin of feathers." *Trends in Ecology & Evolution* 34 (9): 856–69.
23 Charles Darwin, *The Descent of Man: And Selection in Relation to Sex* (J. Murray, 1871).（邦訳はチャールズ・ダーウィン『人間の由来（上・下）』長谷川眞理子訳、講談社学術文庫。2016年）
24 S. Számadó and E. Szathmáry (2004). "Language evolution." *PLoS Biology* 2 (10): e346. doi:10.1371/journal.pbio.0020346.

第9章

1 Y. Yang and A. V. Diez-Roux (2012). "Walking distance by trip purpose and population subgroups." *Am. J. Prev. Med.* 43 (1): 11–19. doi: 10.1016/j.amepre.2012.03.015.
2 ボーイング747型機は8800マイルの飛行で乗客1人当たり6000キロワット時のエネルギーを消費する。: David J. C. MacKay, *Sustainable Energy: Without the Hot Air* (UIT Cambridge Ltd, 2009), https://www.withouthotair.com/c5/page_35.shtml.
3 "Syndemics: Health in context." *Lancet* 389 (10072): 881.

4 L. S. B. Leakey, P. V. Tobias, and J. R. Napier (1964). "A new species of the genus *Homo* from Olduvai Gorge." *Nature* 202: 7–9.

5 Glenn C. Conroy and Herman Pontzer, *Reconstructing Human Origins: A Modern Synthesis*, 3rd ed. (W. W. Norton, 2012).

6 H. Pontzer et al. (2017). "Mechanics of archery among Hadza hunter-gatherers." *J. Archaeol. Sci.* 16: 57– 64. doi: 10.1016/j.jasrep.2017.09.025.

7 F. Berna et al. (2012). "Acheulean fire at Wonderwerk Cave." *PNAS* 109 (20): E1215–20. doi: 10.1073/pnas.1117620109.

8 W. Roebroeks and P. Villa (2011). "On the earliest evidence for habitual use of fire in Europe." *PNAS* 108 (13): 5209–14. doi: 10.1073/pnas.1018116108.

9 Richard Wrangham, *Catching Fire: How Cooking Made Us Human* (Basic Books, 2010).（邦訳はリチャード・ランガム『火の賜物』依田卓巳訳、NTT出版。2010年）

10 Wikipedia、2020年3月22日アクセス、https://en.wikipedia.org/wiki/Wood_fuel。

11 C. Koebnick, C. Strassner, I. Hoffmann, and C. Leitzmann (1999). "Consequences of a long-term raw food diet on body weight and menstruation: Results of a questionnaire survey." *Ann. Nutr. Metab.* 43: 69–79.

12 D. W. Bird, R. Bliege Bird, and B. F. Codding (2016). "Pyrodiversity and the anthropocene: The role of fire in the broad spectrum revolution." *Evol. Anthropol.* 25: 105–16. doi: 10.1002/evan.21482; F. Scherjon, C. Bakels, K. MacDonald, and W. Roebroeks (2015). "Burning the land: An ethnographic study of off-site fire use by current and historically documented foragers and implications for the interpretation of past fire practices in the landscape." *Curr. Anthropol.* 56 (3): 299–326.

13 P. R. B. Kozowyk et al. (2017). "Experimental methods for the Palaeolithic dry distillation of birch bark: Implications for the origin and development of Neandertal adhesive technology." *Sci. Rep.* 7: 8033. doi: 10.1038/s41598-017-08106-7.

14 Cristian Violatti, "Pottery in Antiquity," Ancient History Encyclopedia,、2014年9月13日、2020年3月22日アクセス、https://www.ancient.eu/pottery/。

15 "Smelting," Wikipedia、2020年3月22日アクセス、https://en.wikipedia.org/wiki/Smelting。

16 "History of Glass," Wikipedia、2020年3月22日アクセス、https://en.wikipedia.org/wiki/History_of_glass。

17 J. Diamond and P. Bellwood (2003). "Farmers and their languages: The first expansions." *Science* 300 (5619): 597–603.

18 R. D. Stevenson and R. J. Wassersug (1993). "Horsepower from a horse." *Nature* 364: 6434.

19 Eugene A. Avallone et al, *Marks' Standard Handbook for Mechanical Engineers*, 11th ed. (McGraw-Hill, 2007).

20 Nicky Ellis, "How far can a horse travel in a day?" Horses & Foals、2019年4月15日掲載、2020年3月22日アクセス、https://horsesandfoals.com/how-far-can-a-horse-travel-in-a-day/。

21 J.-P. Bocquet-Appel (2011). "When the world's population took off: The springboard of the Neolithic demographic transition." *Science* 333 (6042): 560–61.

doi: 10.1126/science.1208880.
22 N. G. Blurton Jones et al. (1992). "Demography of the Hadza, an increasing and high density population of savanna foragers." *Am. J. Phys. Anthropol.* 89 (2): 159–81.
23 M. Gurven et al. (2017). "The Tsimane Health and Life History Project: Integrating anthropology and biomedicine." *Evol. Anthropol.* 26 (2): 54–73. doi: 10.1002/evan.21515.
24 M. Muthukrishna and J. Henrich (2016). "Innovation in the collective brain." *Phil. Trans. R. Soc.* B 371: 20150192. doi: /10.1098/rstb.2015.0192.
25 帆走の最古の証拠によると、約7500年前、ペルシャ湾で航海が行われていた。R. Carter (2006). "Boat remains and maritime trade in the Persian Gulf during the sixth and fifth millennia BC." *Antiquity* 80 (3071): 52–63。以下も参照されたい。"Ancient Maritime History," Wikipedia、2020年3月22日アクセス、https://en.wikipedia.org/wiki/Ancient_maritime_history。
26 "Watermill," Wikipedia、2020年3月22日アクセス、https://en.wikipedia.org/wiki/Watermill。
27 "Windmill," Wikipedia、2020年3月22日アクセス、https://en.wikipedia.org/wiki/Windmill。
28 エネルギーのデータ: "World Energy Balances 2019," International Energy Agency、2020年3月23日アクセス、https://www.iea.org/data-and-statistics。人口のデータ:"World Population Prospects 2017," United Nations, Department of Economic and Social Affairs, Population Division, 2017—Data Booklet (ST/ESA/SER.A/401)、2020年4月28日アクセス、https://population.un.org/wpp/Publications/Files/WPP2017_DataBooklet.pdf。
29 U.S. Census Bureau, *Historical Statistics of the United States 1780–1945* (1949), 74、2020年3月23日アクセス、https://www2.census.gov/prod2/statcomp/documents/HistoricalStatisticsoftheUnitedStates1789-1945.pdf。
30 "Ag and Food Sectors and the Economy," USDA Economic Research Service、2020年3月23日アクセス、https://www.ers.usda.gov/data-products/ag-and-food-statistics-charting-the-essentials/ag-and-food-sectors-and-the-economy/。U.S. and World Population Clock、2020年3月23日アクセス、https://www.census.gov/popclock/。
31 Randy Schnepf, *Energy Use in Agriculture: Background and Issues*, Congressional Research Service Report for Congress, 2004年11月19日掲載、2020年3月23日アクセス、https://nationalaglawcenter.org/wp-content/uploads/assets/crs/RL32677.pdf。
32 ハッザ族、チマネ族のカロリー獲得量(図9-2)は生産と活動に関するデータに基づいて計算。Frank W. Marlowe, *The Hadza: Hunter-Gatherers of Tanzania* (Univ. of California Press, 2010); M. Gurven et al. (2013) "Physical activity and modernization among Bolivian Amerindians." *PloS One* 8 (1): e55679. doi: 10.1371/journal.pone.0055679.
33 E. L. Chao, and K. P. Utgoff, *100 Years of U.S. Consumer Spending: Data for the Nation, New York City, and Boston*, U.S. Department of Labor、2006年掲載、2020年3月23日アクセス、https://www.bls.gov/opub/100-years-of-u-s-consumer-spending.pdf。
34 Anup Shah, "Sugar," Global Issues、2003年4月25日掲載、2020年3月23日アクセス、https://

www.globalissues.org/article/239/sugar。
35 A. Drewnowski and S. E. Specter (2004). "Poverty and obesity: The role of energy density and energy costs." *Am. J. Clin. Nutr.* 79 (1): 6–16.
36 S. A. Bowman et al., "Retail food commodity intakes: Mean amounts of retail commodities per individual, 2007– 08," USDA, Agricultural Research Service, Beltsville, MD, and USDA, Economic Research Service, Washington, D.C., 2013.
37 H. Pontzer, B. M. Wood, D. A. Raichlen (2018). "Hunter-gatherers as models in public health." *Obes. Rev.* 19 (Suppl 1):24–35.
38 C. E. Copen, M. E. Thoma, and S. Kirmeyer (2015). "Interpregnancy intervals in the United States: Data from the birth certificate and the National Survey of Family Growth." *National Vital Statistics Reports* 64 (3).
39 A. D. Blackwell et al. "Helminth infection, fecundity, and age of first pregnancy in women." *Science* 350 (6263): 970–72. doi: 10.1126/science.aac7902.
40 O. Galor (2012). "The demographic transition: Causes and consequences." *Cliometrica* 6 (1): 1–28. doi: 10.1007/s11698-011-0062-7.
41 H. Pontzer (2012). "Relating ranging ecology, limb length, and locomotor economy in terrestrial animals." *Journal of Theoretical Biology* 296: 6–12. doi:10.1016/j.jtbi.2011.11.018.
42 "U.S. Food System Factsheet," Center for Sustainable Systems, University of Michigan, 2019. http://css.umich.edu/sites/default/files/Food%20System_CSS01-06_e2019.pdf.
43 "U.S. energy facts explained," U.S. Energy Information Administration、2020年3月23日アクセス、https://www.eia.gov/energyexplained/us-energy-facts/。
44 Data and Statistics, "Total primary energy supply (TPES) by source, World 1990–2017," International Energy Agency, 2019年掲載、2020年3月23日アクセス、https://www.iea.org/data-and-statistics。
45 Hannah Ritchie and Max Roser, "Fossil Fuels," Our World in Data, 2020, https://ourworldindata.org/fossil-fuels.
46 National Academy of Sciences, *Climate Change: Evidence and Causes* (National Academies Press, 2014). doi: 10.17226/18730.
47 R. Winkelmann et al. (2015). "Combustion of available fossil fuel resources sufficient to eliminate the Antarctic ice sheet." *Science Advances* 1 (8): e1500589. doi: 10.1126/sciadv.1500589; K. Tokarska et al. (2016). "The climate response to five trillion tonnes of carbon." *Nature Clim. Change* 6: 851–55. doi: 10.1038/nclimate3036.
48 J. P. Kennett and L. D. Stott, "Terminal Paleocene Mass Extinction in the Deep Sea: Association with Global Warming," ch. 5 in National Research Council (US) Panel, *Effects of Past Global Change on Life* (National Academies Press, 1995). https://www.ncbi.nlm.nih.gov/books/NBK231944/.
49 B. U. Haq, J. Hardenbol, and P. R. Vail (1987). "Chronology of fluctuating sea levels since the Triassic." *Science* 235 (4793): 1156–67.
50 G. McGranahan, D. Balk, and B. Anderson (2007). "The rising tide: Assessing the

risks of climate change and human settlements in low elevation coastal zones." *Environment and Urbanization* 19 (1): 17–37. doi: 10.1177/0956247807076960.

51 J. E. Cohen and C. Small (1998). "Hypsographic demography: The distribution of human population by altitude." *PNAS* 95 (24): 14009–14. doi: 10.1073/pnas.95.24.14009.

52 Hannah Ritchie and Max Roser, "Energy," Our World in Data, 2020、2020年3月23日アクセス、https://ourworldindata.org/energy。

53 U.S.: Elizabeth Kneebone and Natalie Holmes, "The growing distance between people and jobs in metropolitan America," Brookings Institute, 2015, https://www.brookings.edu/wp-content/uploads/2016/07/Srvy_ JobsProximity.pdf; Europe: "More than 20% of Europeans Commute at Least 90 Minutes Daily," sdworx, 2018年9月20日掲載、2020年3月23日アクセス、https://www.sdworx.com/en/press/2018/2018-09-20-more-than-20percent-of-europeans-commute-at-least-90-minutes-daily。

54 R. Eisenberg, H. B. Gray, and G. W. Crabtree (2019). "Addressing the challenge of carbon-free energy." *PNAS* 201821674. doi: 10.1073/pnas.1821674116.

55 David Roberts, "Is 100% renewable energy realistic? Here's what we know," Vox、2018年2月7日掲載、2020年3月23日アクセス、https://www.vox.com/energy-and-environment/2017/4/7/15159034/100-renewable-energy-studies。

56 A. Markandya and P. Wilkinson (2007). "Electricity generation and health." *Lancet* 370 (9591): 979–90.

57 K. D. Hall et al. (2019). "Ultra-processed diets cause excess calorie intake and weight gain: An inpatient randomized controlled trial of ad libitum food intake." *Cell Metabolism* 30(1): 67–77.e3. doi:10.1016/j.cmet.2019.05.008.

58 Dunkin' Donuts、2020年3月23日アクセス、https://www.dunkindonuts.com/。

59 A. M. Teng et al. (2019). "Impact of sugar-sweetened beverage taxes on purchases and dietary intake: Systematic review and meta-analysis." *Obes. Rev.* 20 (9): 1187–1204. doi: 10.1111/obr.12868.

60 "Food Access Research Atlas," USDA Economic Research Service、2020年3月23日アクセス、https://www.ers.usda.gov/data-products/food-access-research-atlas。

61 A. Drewnowski and S. E. Specter (2004). "Poverty and obesity: The role of energy density and energy costs." *Am. J. Clin. Nutr.* 79 (1): 6–16.

62 Kimberly Amadeo, "Government Subsidies (Farm, Oil, Export, Etc): What Are the Major Federal Government Subsidies?" The Balance, January 16, 2020、2020年3月23日アクセス、https://www.thebalance.com/government-subsidies-definition-farm-oil-export-etc-3305788。

63 Stephan Guyenet, *The Hungry Brain: Outsmarting the Instincts That Make Us Overeat* (Flatiron Books, 2017).（邦訳はステファン J. ギエネ『脳をだませばやせられる』野中香方子訳、ダイヤモンド社。2018年）

64 I. D. Wyatt and D. E. Hecker (2006). "Occupational changes during the 20th century." *Monthly Labor Review* 129 (3): 35–57.

65 "Physical strength required for jobs in different occupations in 2016 on the

Internet," The Economics Daily, Bureau of Labor Statistics, U.S. Department of Labor、2020年3月23日アクセス、https://www.bls.gov/opub/ted/2017/physical-strength-required-for-jobs-in-different-occupations-in-2016.htm。

66 D. Rojas-Rueda et al. (2016). "Health impacts of active transportation in Europe." *PloS One* 11 (3): e0149990. doi: 10.1371/journal.pone.0149990.

67 O. Egen et al. (2017). "Health and social conditions of the poorest versus wealthiest counties in the United States." *Am. J. Public Health* 107 (1): 130–35. doi: 10.2105/AJPH.2016.303515.

68 J. R. Speakman and S. Heidari-Bakavoli (2016). "Type 2 diabetes, but not obesity, prevalence is positively associated with ambient temperature." *Sci. Rep.* 6: 30409. doi: 10.1038/srep30409; J. Wassink et al. (2017) "Beyond race/ethnicity: Skin color and cardiometabolic health among blacks and Hispanics in the United States." *J. Immigrant Minority Health* 19 (5): 1018–26. doi: 10.1007/s10903-016-0495-y.

69 N. Xia and H. Li (2018). "Loneliness, social isolation, and cardiovascular health." *Antioxidants & Redox Signaling* 28 (9): 837–51. doi: 10.1089/ars.2017.7312.

70 K. M. M. Beyer et al. (2018). "Time spent outdoors, activity levels, and chronic disease among American adults." *J. Behav. Med.* 41 (4): 494–503. doi: 10.1007/s10865-018-9911-1.

71 N. E. Klepeis et al. (2001). "The National Human Activity Pattern Survey (NHAPS): A resource for assessing exposure to environmental pollutants." *J. Expo. Anal. Environ. Epidemiol.* 11 (3): 231–52. https://www.nature.com/articles/7500165.pdf?origin=ppub.

本書は、Herman Pontzer, *Burn: New Research Blows the Lid Off How We Really Burn Calories, Lose Weight, and Stay Healthy* （AVERY, 2021）の全訳である。

編集協力――岩崎義人

著者略歴――――
ハーマン・ポンツァー *Herman Pontzer*
デューク大学人類進化学准教授、デューク・グローバルヘルス研究所グローバルヘルス准教授。人間のエネルギー代謝学と進化に関する研究者として国際的に知られている。タンザニアの狩猟採集民ハッザ族を対象としたフィールドワークや、ウガンダの熱帯雨林でのチンパンジーの生態に関するフィールドワークのほか、世界中の動物園や保護区での類人猿の代謝測定など、さまざまな環境において画期的な研究を行っている。その研究は、ニューヨークタイムズ紙、BBC、ワシントンポスト紙などで取り上げられている。

訳者略歴――――
小巻靖子 こまき・やすこ
大阪外国語大学(現、大阪大学外国語学部)英語科卒業。訳書に『移民の世界史』『サブスクリプション・マーケティング』『ティム・ウォーカー写真集 SHOOT FOR THE MOON』など多数。

運動しても痩せないのはなぜか
——代謝の最新科学が示す「それでも運動すべき理由」

2022年10月21日	第1刷発行
2024年 7 月30日	第4刷発行

著　者　ハーマン・ポンツァー
訳　者　小巻靖子
装幀者　トサカデザイン（戸倉 巌、小酒保子）
発行者　碇　高明
発行所　株式会社 草思社
〒160-0022　東京都新宿区新宿1-10-1
電話　営業 03(4580)7676　編集 03(4580)7680

本文組版　株式会社 キャップス
本文印刷　株式会社 三陽社
付物印刷　株式会社 平河工業社
製本所　加藤製本 株式会社

翻訳協力　株式会社 トランネット

ISBN978-4-7942-2602-0 Printed in Japan　検印省略